手にとるように流れがつかめる!
消化器内視鏡看護

検査・治療の開始前から終了・退院まで

●監修

竜田正晴　地方独立行政法人　大阪府立病院機構
　　　　　大阪府立成人病センター病院特別研究員

若林榮子　地方独立行政法人　大阪府立病院機構
　　　　　大阪府立成人センター元看護部長

戸根妙子　地方独立行政法人　大阪府立病院機構
　　　　　大阪府立成人病センター前看護部長

●編集

湯浅淑子　地方独立行政法人　大阪府立病院機構
　　　　　大阪府立成人病センター看護師長

和田美由紀　地方独立行政法人　大阪府立病院機構
　　　　　　大阪府立成人病センター看護師長

山根康子　地方独立行政法人　大阪府立病院機構
　　　　　大阪府立成人病センター看護師長

安田明日香　地方独立行政法人　大阪府立病院機構
　　　　　　大阪府立成人病センター副看護師長

桝　喜恵　地方独立行政法人　大阪府立病院機構
　　　　　大阪府立成人病センター前薬局長

松尾茂子　地方独立行政法人　大阪府立病院機構
　　　　　大阪府立成人病センター元副看護部長

金芳堂

監修
竜田　正晴　大阪府立成人病センター病院特別研究員
若林　榮子　大阪府立成人病センター元看護部長
戸根　妙子　大阪府立成人病センター前看護部長

編集
湯浅　淑子　大阪府立成人病センター看護師長
和田美由紀　大阪府立成人病センター看護師長
山根　康子　大阪府立成人病センター看護師長
安田明日香　大阪府立成人病センター副看護師長
桝　　喜恵　大阪府立成人病センター前薬局長
松尾　茂子　大阪府立成人病センター元副看護部長

執筆者一覧（施設順，五十音順）

大阪府立成人病センター看護部

●病棟
香川　由美　大阪府立成人病センター副看護師長
金原　優貴　元大阪府立成人病センター看護師
韓　　純江　大阪府立成人病センター主任看護師
西田　梨穂　元大阪府立成人病センター看護師
中島　泰子　大阪府立成人病センター主任看護師
真上　裕子　元大阪府立成人病センター看護師
松岡　李恵　大阪府立成人病センター看護師
高松　智子　大阪府立成人病センター看護師
山根　康子　大阪府立成人病センター副看護師長
和田美由紀　大阪府立成人病センター看護師長

●内視鏡室
門田真由美　元大阪府立成人病センター看護師
関　　英恵　大阪府立成人病センター看護師
安田明日香　大阪府立成人病センター主任看護師
湯浅　淑子　大阪府立成人病センター看護師長

大阪府立成人病センター消化器内視鏡グループ

石原　　立　大阪府立成人病センター消化管内科主任部長
今中　和穂　大阪府立成人病センター肝胆膵内科副部長
上堂　文也　大阪府立成人病センター消化管内科副部長
河田奈都子　大阪府立成人病センター消化管内科医員
竹内　洋司　大阪府立成人病センター消化管内科副部長
東野　晃治　大阪府立成人病センター消化管内科副部長
山本　幸子　大阪府立成人病センター消化管内科診療主任

井上　拓也　大阪大学大学院医学研究科消化器内科学
木津　　崇　大阪大学大学院医学研究科消化器内科学
辻井　芳樹　大阪大学大学院医学研究科消化器内科学

石田　哲士　JR大阪鉄道病院消化器内科
茶谷　里佳　大阪中央病院
玉井　知英　玉井整形外科内科病院
中泉　明彦　創価大学看護学部学部長

執筆協力者
川口　　司　大阪大学大学院医学研究科消化器内科学

序

　早期消化管がんに対する内視鏡治療は，年々新しい治療法や技術が開発され発展している．
　患者にとって，内視鏡治療は侵襲が少なく，機能が保たれ，治療期間が短いことから，QOLを保つことができる優れた治療法である．当大阪府立成人病センターは，都道府県がん診療連携拠点病院として，各種の先進的治療の開発・実践に取り組んでいるが，内視鏡治療においても先端の治療を推進している．
　内視鏡治療に関わる看護の役割も当然専門性を求められる．そこで今回，今現場で行われている最先端の内視鏡検査・治療とそれに関わる看護について，包括的に取りまとめることで，新人からベテラン看護師まで，日々の業務をよりスムーズに行い，より効果的な看護実践を支援する一助として本書を作成した．
　内視鏡検査・治療に伴う看護の役割は，①患者の安全の確保，②検査・治療がスムーズに進行するための介助，③患者の苦痛の軽減と安楽の保持，④合併症の予防と早期発見・対処，⑤適切な説明・指導を通じ，患者が見通しを持って検査治療に臨み，無事に検査治療を乗り越え社会復帰できるように支援すること，などである．
　本書の作成に当たっては，看護の役割を果たす上で必要な知識を分かりやすく提供し，現場で即活用できる実践的なものにする観点から，
　①内視鏡看護実践に必要な知識として，検査及び治療の器材・薬剤・手技・手順を分かりやすく説明する
　②患者用パスと医療者用パスを対比させ，内視鏡看護の流れが理解できるようにする
　③患者へのオリエンテーションや指導内容，よくある質問やワンポイントアドバイスを入れ，患者指導マニュアルとして使えるものとする
　④治療前・中・後の処置や偶発症への対応を記載し，感染症予防・安全管理マニュアルとしても実用性の高いものにする
ことに留意した．
　3章構成で，第1章は内視鏡治療と看護，第2章は内視鏡検査と看護，第3章は内視鏡室における感染管理と安全管理，について紹介している．用語解説やクリニカルパスの実例，薬品の一般名と商品名の対比表なども掲載し，現場即応の知識が分かりやすく得られるだけでなく，医師との連携にも役立つことと思う．
　看護の大きな目標の一つとして患者のQOLの向上がある．内視鏡治療を推進することは，医師とともに，私たち看護師もその役割の一端を担っている．本書が，多くの看護師に読まれ，看護実践に活用され，患者のQOLにつながることを願ってやまない．
　最後に，執筆していただいた消化器内視鏡学会の指導医・専門医である消化管内科の先生方，内視鏡室・消化器内科病棟の看護師諸姉に感謝します．

2010年3月

若林榮子

序

　昭和56（1981）年から，がんは日本人の死因の第1位を占めており，新規がん患者数は増加しています．当院の担っている役割は，がん予防とがん医療の向上に取り組み，がんから人々を守り健康な生活を送ることができるように努めることと，がんになっても社会での役割を果たすことができるように安心して生活が送れるように地域との連携を図ることです．がん治療は，多くの場合副作用や術後侵襲から来る苦痛を伴うことがあります．今回，検査だけではなく治療を行っている内視鏡室の看護を振り返り本にまとめることにより，専門的な知識が整理されて看護師の成長につながり看護の質向上に貢献することができました．

　がんを治すには，早期発見，早期治療が重要なポイントです．早期で転移が見られない病変に対しては内視鏡を用いて局所を切除することにより治癒が可能になっています．治療法は，体表に手術痕を残さず，後遺症も少なく，外科的治療に比べて侵襲が少ない短期間の治療時間です．また内視鏡の技術開発に伴い，従来の方法では切除できなかった大きな病変や潰瘍を伴う病変に対しても内視鏡治療が普及しています．

　当院の内視鏡検査数は，年間約10,500件です．そのうちの治療件数は，上部消化管（食道・胃・十二指腸・下咽頭部位の粘膜切除術・粘膜下層剥離術やステント留置術・消化管拡張術など）は489件，下部消化管（大腸などの粘膜切除術・粘膜下層剥離術・大腸ポリペクトミーなど）は589件，その他，逆行性胆道ドレナージ・光線力学的療法・内視鏡的止血術などが470件です．どの患者さんにも安全で安心して検査・治療が受けられるように看護師は援助を行っています．患者さんのQOLの低下が少ない治療ですが，治療に伴い出血，穿孔など重篤な偶発的ことが起こりえますので，周術期に異常を発見するための観察力や急変時の対応が必要になります．そのために内視鏡に携っている看護師は，患者さんの援助方法，医師の介助，医療機器の管理や感染管理など常に知識・技術の習得と向上に努めています．

　本書を発刊するに当たり内視鏡に携わる人たちがこの本を利用され，これから発展や業務を見直すうえでお役だてくださればば幸いです．

　最後に，多忙な仕事の合間を縫って執筆の労を執っていただいた大阪府立成人病センタースタッフ諸氏には，心から感謝をいたします．また，構成から最終校正に至るまでご尽力いただいた竜田正晴前病院長，若林榮子前看護部長に対して厚くお礼申し上げます．

2011年7月

戸根妙子

刊行にあたって

　新しい内視鏡機器や手法の開発により，消化器内視鏡は現在では消化器疾患の診断のみならず，消化器癌の内視鏡治療などの治療面にも広く用いられるようになっている．しかし，消化器内視鏡の急速な進歩により，内視鏡診断・治療がより高度かつ複雑化したため，内視鏡医一人ではとても対応できず，内視鏡をささえる看護師・内視鏡技師などの「チーム医療」の実践が不可欠となっている．

　内視鏡診断・治療のあり方を内視鏡医・看護師・内視鏡技師などが共に学び理解しえるようなマニュアルはこれまで殆どなく，このことが消化器内視鏡の一層の普及を妨げ，さらには安全性をもおびやかす一因となっていると考えられる．

　本書は，消化器内視鏡による診断法・治療の手順と内視鏡医・看護師・内視鏡技師のそれぞれの役割を具体的にクリニカル・パスに従い記述した．本書が消化器内視鏡のさらなる発展に寄与することを祈念したい．

2011年7月

竜田正晴

Chapter 1 内視鏡治療の看護

A 早期食道癌
内視鏡的粘膜切除術（EMR）／
内視鏡的粘膜下層剥離術（ESD）

基礎知識 2
- 適応 2
  - 絶対的適応 2
  - 相対的適応 2
- 禁忌 2
- 手順 3
  - Strip Biopsy（2チャンネル法） 3
  - EMRC（キャップ法） 3
  - ESD（粘膜下層剥離法） 4
- 手技の実際 4
  - インフォームド・コンセント 4
  - 術前検査 4
  - 用意する器具・薬剤 5
  - 前処置 5
  - セデーションとモニタリング 6
  - 術後管理 6
  - 偶発症と対策 7
  - 評価と経過観察 7

看護 8
- 治療前（入院から治療まで）の看護 8
  - 全身状態の把握 8
  - 治療前の検査 8
  - 治療内容の理解 8
  - 同意の確認 8
  - オリエンテーション 8
  - 内服薬の管理 8
  - 患者の安全 9
  - 生活面での準備 9
- 内視鏡室での看護 9
  - 治療開始までの看護 9
    - 治療室での準備 9
    - 必要物品の準備 9
    - 安全の確認 10
    - 同意書の確認 11
    - オリエンテーション 11
    - 前処置 11
    - セデーションとモニタリング 12
  - 治療中の看護 12
    - 全身状態の把握 12
    - 偶発症と対策 12
    - 安楽の保持 13
    - 治療中の介助 14
  - 治療後の看護 14
    - 全身状態の把握 14
    - 拮抗薬の投与 14
    - 対極板の除去 14
    - 安静 14
    - 情報の伝達 14
- 治療直後から食事開始までの看護 15
  - 患者の受け入れ準備 15
  - 全身状態の把握 15
  - 偶発症と観察・予防ケア 16
  - 患者の安全 17
  - 治療後の安静度 17
- 食事開始から治療後3日目までの看護 17
  - 食事開始時のケア 17
- 治療後3日目～退院までの看護：退院準備 18
  - 退院指導 18
  - 外来への継続看護 19

B 早期胃癌
内視鏡的粘膜切除術（EMR）／
内視鏡的粘膜下層剥離術（ESD）

基礎知識 20
- 適応 20
  - EMR/ESDの使いわけ 20
- 禁忌 20
- 手順 21
  - EMR（キャップ法）（EMRC法） 21
  - EMR（2チャンネル法） 21
  - ESD 22
- 手技の実際 22
  - 器材の準備 22

看護 24
- 治療前（入院から治療まで）の看護 24
  - 全身状態の把握 24
  - 治療前の検査 24
  - 治療内容の理解 24
  - 同意の確認 24
  - オリエンテーション 24
  - 内服薬の管理 27
  - 患者の安全 27
  - 生活面での準備 27
- 内視鏡室での看護 28
  - 治療開始までの看護 28
    - 治療室での準備 28
    - 必要物品の準備 28
    - 安全の確認 29
    - 同意書の確認 29
    - オリエンテーション 29
    - 前処置 29
  - 治療中の看護 30
    - 全身状態の把握 30
    - 偶発症と対策 31
    - 安全の保持 31
    - 治療中の介助 32
  - 治療後の看護 32
    - 全身状態の把握 32
    - 拮抗薬の投与 32
- 治療直後から食事開始までの看護 33
  - 患者の受け入れ準備 33
  - 全身状態の把握 33
  - 偶発症と観察・予防ケア 34
  - 患者の安全 36
  - 治療後の安静度 36
- 食事開始から治療後3日目までの看護 37
  - 食事開始時のケア 37
- 治療後3日目～退院までの看護：退院準備 38
  - 退院指導 38
  - 外来への継続看護 39

C 早期大腸癌
内視鏡的粘膜切除術（EMR）／
内視鏡的粘膜下層剥離術（ESD）

基礎知識 40
- 適応 40
  - EMR 40
  - ESD 40
- 禁忌 41
- 手順 42
  - EMR 42
  - ESD 42
- 手技の実際 42
  - インフォームド・コンセント 42
  - 重篤な多臓器疾患の確認 42
  - 腸管洗浄 42
  - 抗凝固薬・抗血小板薬の内服中止の確認 43
  - 前処置 43
  - セデーション 43
  - モニタリング 43
  - 偶発症時の対応 43
  - 術後の処置 44
  - 経過観察・追加摘徐の可否など 44

看護 45
- 治療前（入院から治療まで）の看護 45
  - 全身状態の把握 45
  - 治療前の検査 45
  - 治療内容の理解 45
  - 同意の確認 45
  - オリエンテーション 45
  - 内服薬の管理 46
  - 腸管洗浄 46
  - 患者の安全 47
  - 生活面での準備 48
- 内視鏡室での看護 48
  - 治療開始までの看護 48
    - 治療室での準備 48
    - 必要物品の準備 48
    - 安全の確認 49
    - 同意書の確認 49
    - オリエンテーション 49
    - 前投薬 49
    - セデーションとモニタリング 50
  - 治療中の看護 50
    - 全身状態の把握 50
    - 安楽の保持 51
    - 治療中の介助 51
    - 偶発症出現時の対応 51
    - 回収した検体の処理 51
  - 治療後の看護 51
    - 全身状態の把握 51
    - 安全の確保 53
- 治療直後から食事開始までの看護 53
  - 患者の受け入れ準備 53
  - 全身状態の把握 53
  - 偶発症と観察・予防ケア 54
- 食事開始から治療後3日目までの看護 56
  - 食事開始時のケア 56
- 治療後3日目～退院までの看護：退院準備 57
  - 退院指導 57
  - 外来への継続看護 58

D ポリペクトミー

基礎知識 59
- 適応 59
- 禁忌 59
- 手順 59
- 手技の実際 59
  - 治療までの流れ 60
  - 抗凝固薬・抗血小板薬の内服中止の確認 60
  - 器材の準備 60
  - 前処置 61
  - 鎮静 61
  - 偶発症の対応 61
  - 術後のスケジュール 62

看護 62

内視鏡室での看護 62
- 治療開始までの看護 62
  - 治療室での準備 62
  - 必要物品の準備 62
  - 安全の確認 63
  - 同意書の確認 63
  - オリエンテーション 63
  - 前投薬 65
  - セデーションとモニタリング 65
- 治療中の看護 65
  - 全身状態の把握 65
  - 安楽の保持 65
  - 治療中の介助 66
  - 偶発症出現時の対応 66
  - 回収した検体の処理 67
- 治療後の看護 67
  - 全身状態の把握 67
  - 安全の確保 67
  - 生活指導 68

E 内視鏡的止血術

基礎知識 69
- 内視鏡治療前の初期治療 69
  - 全身状態の把握 69
  - 検査 70
  - インフォームド・コンセント 71
- 診断 71
- 止血術の際に注意するポイント 72
  - 必要物品・周辺機器 72
  - 前処置 74
  - 治療時の体位 74
  - 内視鏡的止血術の注意点 74
- 各種内視鏡的止血術とその特徴 75
  - クリップ止血法 75
  - 高周波凝固法 76
  - 局注法 76
  - アルゴンプラズマ凝固法（APC） 77
  - 薬剤散布法 77
- 術後管理 77

看護 78

治療前（入院から治療まで）の看護 78
- 全身状態の把握 78
- 治療前の検査 79
- 同意の確認と不安の軽減 79
- 患者の安全 79
- 治療出診時の注意 79

内視鏡室での看護 79
- 治療開始までの看護 79
  - 治療室での準備 79
  - 必要物品の準備 80
  - 安全の確認 80
  - 同意書の確認 81
  - オリエンテーション 81
  - 前処置 81
- 治療中の看護 81
  - 全身状態の把握 81
  - 安全の保持 82
  - 安楽の保持 82
  - 治療中の介助 82
- 治療後の看護 82
  - 全身状態の把握 82
  - 情報の伝達 82

治療直後から食事開始までの看護 83
- 患者の受け入れ準備 83
- 全身状態の把握 83
- 偶発症と観察・予防ケア 84
- 患者の安全 84
- 治療後の安静度 84

食事開始後から退院までの看護 85
- 食事開始時のケア 85
- 内服薬・インスリン 85
- 清潔 85

退院準備期の看護 86
- 退院指導 86

F 内視鏡的乳頭括約筋切開術（EST）

基礎知識 88
- 適応 88
- 禁忌 88
- 手順 88
- 手技の実際 89
  - 術前 89
  - 術当日 90
  - 術後 90
  - 偶発症 90

看護 90

治療前（入院から治療まで）の看護 90
- 全身状態の把握 90
- 治療前の検査 90
- 同意の確認 91
- オリエンテーション 91
- 内服薬の管理 91
- 患者の安全 91
- 生活面での援助 91

内視鏡室での看護 92
- 治療開始までの看護 92
  - 治療室での準備 92
  - 必要物品の準備 92
  - 安全の確認 93
  - 同意書の確認 93
  - オリエンテーション 93
  - 前処置 93
- 治療中の看護 94
  - 全身状態の把握 94
  - 安楽な体位の工夫 94
  - 治療中の介助 95
  - 偶発症の対処 95
- 治療後の看護 95
  - 全身状態の把握 95
  - 安全の確保 95

治療直後から食事開始までの看護 96
- 患者の受け入れ準備 96
- 全身状態の把握 96
- 患者の安全 96
- 偶発症と観察・予防ケア 97

食事開始後から退院までの看護 97
- 食事開始時のケア 97
- 内服薬・インスリン 98
- 治療後の安静 98

退院準備期の看護 98
- 退院指導 98

G 内視鏡的逆行性胆道ドレナージ（ERBD）／内視鏡的経鼻胆道ドレナージ（ENBD）

基礎知識 99
- 適応 99
- 禁忌 99
- 手順 99
  - 内視鏡的逆行性胆道ドレナージ術（ERBD） 100
  - 内視鏡的経鼻胆道ドレナージ術（ENBD） 101
- 手技の実際 101
  - 術前 101
  - 術当日 101
  - 術後 102
  - 経過観察・追加術の可否 102

看護 103

治療前（入院から治療まで）の看護 103
- 全身状態の把握 103
- 治療前の検査 103
- 同意の確認 104
- オリエンテーション 104
- 内服薬の管理 104
- 患者の安全 104
- 絶飲・絶食 105

内視鏡室での看護 105
- 治療開始までの看護 105
  - 治療室での準備 105
  - 必要物品の準備 105
  - 安全の確認 106
  - 同意書の確認 106
  - オリエンテーション 106
  - 前処置 106
- 治療中の看護 107
  - 全身状態の把握 107
  - 安楽な体位の工夫 107
  - 治療中の介助 107
- 治療後の看護 108
  - 全身状態の把握 108
  - 安全の確保 108
  - 情報の伝達 108

治療直後から食事開始までの看護 108
- 患者の受け入れ準備 108
- 全身状態の把握 109
- 偶発症と観察・予防ケア 110
- 患者の安全 111
- 治療後の安静度 112

食事開始後から退院までの看護 112
- 食事開始時のケア 112
- 内服薬・インシュリン 112
- 安静 112
- ドレナージチューブの管理 112
- 退院指導 113
- 継続看護のポイント 113

H 経皮内視鏡的胃瘻造設術（PEG）

基礎知識 114
- 適応 114
- 禁忌 114
  - 絶対禁忌 114
  - 相対禁忌 114
- 手順（ダイレクト法） 115
- 手技の実際 115
  - 術前の確認 115
  - 器材の準備 115
  - セデーションとモニタリング 115
  - 偶発症 116
  - 術後処置 116

看護 116

治療前（入院から治療まで）の看護 116
- 全身状態の把握 116
- 治療内容の理解 116
- 同意の確認 116
- オリエンテーション 117
- 内服薬の確認 117
- 患者の安全 118
- 生活面での準備 118

内視鏡室での看護 118
- 治療開始までの看護 118
  - 治療室での準備 118
  - 必要物品の準備 118
  - 安全の確認 119
  - 同意書の確認 119
  - オリエンテーション 119
  - 前処置 120
  - セデーションとモニタリング 120
- 治療中の看護 120
  - 全身状態の把握 120
  - 安楽の保持 121
  - 安全の確保 121
  - 治療の介助 121
- 治療後の看護 122
  - 全身状態の把握 122
  - 情報の伝達 122

治療直後から経腸栄養開始までの看護 122
- 患者の受け入れ準備 122
- 全身状態の把握 122
- 帰室直後の観察 123
- 偶発症と観察・予防ケア 123
- 患者の安全 124
- 治療後の安静度 124
- 治療後の食事 125

PEGからの栄養管理開始までの看護 125
- PEG周囲のスキンケア 125
- PEGからの栄養剤の注入 126

PEGからの栄養管理確立から退院までの看護 127
- 瘻孔の清潔管理 127
- カテーテルの管理 128
- 口腔ケア 129
- 外来への継続 129

I 光線力学的療法（PDT）

基礎知識 130
- 適応 130
  - 食道癌 130
  - 胃癌 131
- 禁忌 131
- 手順 131
- 手技の実際 131
  - 看護上重要な事項 131

看護 132

治療前（入院から治療まで）の看護 132
- 全身状態の把握 132
- 治療前の検査 132
- 同意の確認 132
- オリエンテーション 133
- 必要物品の説明 134
- 暗室体験 134
- 暗室のセッティング 135
- 身体的準備 135
- 患者の安全 136
- 生活面での指導 136

内視鏡室での看護 136
- 治療開始までの看護 136
  - 治療室での準備 136
  - 必要物品の準備 137
  - 安全の確保 137
  - 同意書の確認 137
  - オリエンテーション 137
  - 前処置 138
  - セデーションとモニタリング 138
- 治療中の看護 138
  - 全身状態の把握 138
  - 安楽の保持 139
- 治療後の看護 139
  - 全身状態の把握 139
  - 安全の確保 139
  - 情報の伝達 139

フォトフリン注射日からレーザー照射前日までの看護 140
- フォトフリン注射 140
- 照度の設定・確認 140

レーザー照射日から退院までの看護 141
- 内視鏡室出診前の準備 141
- 患者の受け入れ準備 141
- 全身状態の把握 141
- 偶発症と観察・予防ケア 142
- 患者の安全 143
- 安静度・食事 144
- 退院指導 144
- 継続看護のポイント 145

J 内視鏡的静脈瘤結紮術（EVL）／内視鏡的静脈瘤硬化療法（EIS）

基礎知識　146
- 適応　146
- 禁忌　146
- 手順　146
  - EVL　146
  - EIS　147
- 手技の実際
  - 抗凝固薬・抗血小板薬の内服中止　147
  - 全身状態の改善　147
  - 前処置および治療中モニタリング　147
  - 偶発症と対策　148
  - 術後管理　148
  - 治療終了後の経過観察　148

看護　148

治療前（入院から治療まで）の看護　148
- 全身状態の把握　148
- 治療前の検査　149
- 治療内容の理解　149
- 同意の確認　149
- オリエンテーション　149
- 内服薬の確認　150
- 患者の安全　150
- 生活面での準備　150

内視鏡室での看護　151
- 治療開始までの看護　151
  - 治療室での準備　151
  - 必要物品の準備　151
  - 安全の確認　151
  - 同意書の確認　152
  - オリエンテーション　152
  - 前処置　152
  - セデーションとモニタリング　152
- 治療中の看護　152
  - 全身状態の把握　152
  - 安楽の保持　153
  - 治療中の介助　154
  - 偶発症出現時の対応　154
- 治療後の看護　154
  - 全身状態の把握　154
  - 情報の伝達　154

治療直後から食事開始までの看護　154
- 患者の受け入れ準備　154
- 全身状態の把握　155
- 偶発症と観察・予防ケア　155
- 患者の安全　156

食事開始後から退院までの看護　157
- 食事開始時のケア　157
- 安静　157

退院準備期の看護　158
- 退院指導　158
- 継続看護のポイント　158

K 消化管狭窄に対する拡張術（消化管拡張術）

基礎知識　159
- 適応　159
  - 基本的適応　159
  - 相対的適応　159
- 適応外　159
- 上部消化管　160
- 手順　160
  - 硬性ブジー法　160
  - バルーン拡張法　160
- 手技の実際　161
  - インフォームド・コンセント　161
  - 術前検査・処置　161
  - 用意する器具・薬剤　162
- 下部消化管　162
- 手順　162
  - TTSバルーン拡張　162
  - OTWバルーン拡張　162
- 手技の実際　163
  - インフォームド・コンセント　163
  - 術前検査・処置　163
  - 用意する器具・薬剤　163
  - 経過観察・追加術の可否　163

看護　164

治療前（入院から治療まで）の看護　164
- 全身状態の把握　164
- 治療前の検査　164
- 治療内容の理解　164
- 同意の確認　164
- オリエンテーション　164
- 内服薬の確認　165
- 患者の安全　165
- 生活面での準備　165

内視鏡室での看護　166
- 治療開始までの看護　166
  - 治療室での準備　166
  - 必要物品の準備　166
  - 安全の確認　166
  - 同意書の確認　167
  - オリエンテーション　167
  - 前処置　167
  - セデーション　167
- 治療中の看護　168
  - 全身状態の把握　168
  - 安楽の保持　168
  - 治療中の介助　169
  - 偶発症出現時の対応　169
- 治療後の看護　169
  - 全身状態の把握　169
  - 安全の確保　169
  - 生活指導　169

治療直後から食事開始までの看護　170
- 患者の受け入れ準備　170
- 全身状態の把握　171
- 偶発症と観察・予防ケア　171
- 患者の安全　172

食事開始後から退院までの看護　172
- 食事開始時のケア　172

退院準備期の看護　173
- 退院指導　173
- 継続看護のポイント　173

L 上部消化管ステント留置術

基礎知識　174
- 適応　174
- 禁忌　174
- 手順　175
- 手技の実際　175
  - 内視鏡の選択　175
  - マーキング用器具の選択　175
  - 消化管用SEMSの選択　175
  - 経過観察・追加術の可否　176

看護　176

治療前（入院から治療まで）の看護　176
- 全身状態の把握　176
- 治療前の検査　177
- 同意の確認　177
- オリエンテーション　177
- 内服薬の管理　177
- 患者の安全　177
- 生活面での準備　178

内視鏡室での看護　178
- 治療開始までの看護　178
  - 治療室での準備　178
  - 必要物品の準備　178
  - 安全の確認　179
  - 同意書の確認　179
  - オリエンテーション　179
  - 前処置　179
  - セデーション　180
- 治療中の看護　180
  - 全身状態の把握　180
  - 安楽の保持　180
  - 治療の介助　181
  - 偶発症出現時の対応　181
- 治療後の看護　182
  - 全身状態の把握　182
  - 情報の伝達　182

治療直後から食事開始までの看護　182
- 患者の受け入れ準備　182
- 全身状態の把握　183
- 偶発症と観察・予防ケア　183
- 患者の安全　184

食事開始後から退院までの看護　185
- 食事開始時のケア　185
- 安静　185

退院準備期の看護　185
- 退院指導　185
- 継続看護のポイント　186

Chapter 2 内視鏡検査の看護

A 上部消化管内視鏡検査

基礎知識　188
- 適応　188
- 禁忌　188
- 手順　188
- 手技の実際　189
    - インフォームド・コンセント　190
    - 内視鏡機器の準備　190
    - 絶食の確認　190
    - 抗凝固薬・抗血小板薬中止の確認　190
    - 前投薬　190
    - セデーションとモニタリング　191
    - 内視鏡検査を受けるのに必要なこと　191
    - 挿入時の注意　191
    - 色素検査法　192
    - 生検法　193
    - 終了時の声かけ　194
    - スコープの取り扱い　194
    - 患者指導　194

看護　195

内視鏡室での看護　195
- 検査開始までの看護　195
    - 検査室での準備　195
    - 必要物品の準備　195
    - 安全の確認　196
    - 同意書の確認　196
    - オリエンテーション　196
    - 前処置　196
    - セデーションとモニタリング　197
- 検査中の看護　197
    - 全身状態の把握　197
    - 安楽の保持　197
    - 検査の介助　198
- 検査後の看護　199
    - 全身状態の把握　199
    - 生活指導　199

B 経鼻内視鏡検査

基礎知識　201
- 適応　201
- 禁忌　201
- 手順　201
- 手技の実際　202
    - 前処置　202
    - 検査前確認　202
    - 偶発症の対応　202
    - インフォームド・コンセント　202

看護　203

内視鏡室での看護　203
- 検査開始までの看護　203
    - 検査室での準備　203
    - 必要物品の準備　203
    - 安全の確認　203
    - 同意書の確認　204
    - オリエンテーション　204
    - 前処置　205
- 検査中の看護　205
    - 全身状態の把握　205
    - 安楽の保持　206
    - 検査の介助　206
- 検査後の看護　207
    - 全身状態の把握　207
    - 生活指導　207

C 大腸内視鏡検査

基礎知識　209
- 適応　209
- 禁忌　209
    - 絶対的禁忌　209
    - 相対的禁忌　209
- 手順　209
- 手技の実際　210
    - インフォームド・コンセント　210
    - 重篤な多臓器疾患の確認　210
    - 大腸内視鏡の選択　211
    - 抗凝固薬・抗血小板薬の内服中止　211
    - 腸管洗浄　211
    - 前投薬　212
    - モニタリング　212
    - 用手圧迫　212
    - 体位変換と呼吸法　212
    - 色素検査法　213
    - 偶発症　213
    - 終了時の声かけ・説明　213

看護　214

内視鏡室での看護　214
- 検査開始までの看護　214
    - 検査室での準備　214
    - 必要物品の準備　214
    - 安全の確認　214
    - 同意書の確認　214
    - オリエンテーション　215
    - 前投薬　217
- 検査中の看護　217
    - 全身状態の把握　217
    - 安楽の保持　217
    - 検査中の介助　217
- 検査後の看護　218
    - 全身状態の把握　218
    - 安全の確保　219
    - 生活指導　219

D 超音波内視鏡検査（EUS）

基礎知識　220
- 適応　220
- 禁忌　221
- 手順　221
    - 専用機を用いる場合　221
    - 超音波プローブを用いる場合　221
- 手技の実際　221
    - インフォームド・コンセント　221
    - 検査当日　221
    - 検査中　222
    - 検査後　222

看護　222

内視鏡室での看護　222
- 検査開始までの看護　222
    - 検査室の準備　222
    - 必要物品の準備　223
    - 安全の確認　223
    - 同意書の確認　223
    - オリエンテーション　223
    - 前処置　224
    - セデーションとモニタリング　224
- 検査中の看護　225
    - 全身状態の把握　225
    - 安楽の保持　225
- 検査後の看護　225
    - 全身状態の把握　225
    - 生活指導　225

E 超音波内視鏡ガイド下穿刺術（EUS-FNA）

基礎知識　227
- 適応　227
    - 診断的穿刺　227
    - 治療的穿刺　228
- 禁忌　228
- 手順　228
- 手技の実際　229
    - 検査前まで　229
    - 検査当日　229
    - 検査後　230

看護　230

検査前(入院から検査まで)の看護　230
- 全身状態の把握　230
- 術前の検査　231
- 同意の確認　231
- オリエンテーション　231
- 内服薬の管理　231
- 患者の安全　232
- 絶飲・絶食　232
- 禁煙　232

内視鏡室での看護　232
- 検査開始までの看護　232
    - 検査室での準備　232
    - 必要物品の準備　232
    - 安全の確認　233
    - 同意書の確認　233
    - オリエンテーション　233
    - 前処置　233
    - セデーションとモニタリング　234
- 検査中の看護　234
    - 全身状態の把握　234
    - 安楽の保持　234
    - 検体採取の介助　235
- 検査後の看護　235
    - 全身状態の把握　235
    - 安全の確保　235

検査直後から食事開始までの看護　236
- 患者の受け入れ準備　236
- 全身状態の把握　236
- 偶発症と観察・予防ケア　237
- 検査後の安静度　238

食事開始後から退院までの看護　238
- 食事開始時のケア　238
- 退院時の看護　239
    - 退院指導　239
    - 継続看護のポイント　239

F 小腸カプセル内視鏡検査

- 適応　240
- 禁忌　240
- 手順　241
    - 検査前日　241
    - 検査当日　241
    - 撮影画像データの流れ　242
- 手技の実際と看護　242
    - 検査前の確認　242
    - 検査日　242

Chapter 3 消化器内視鏡室での安全管理・感染管理

G 内視鏡的逆行性膵胆管造影（ERCP）

基礎知識 243
- 適応 243
- 禁忌 243
- 手順 244
- 手技の実際 244
  - 術前の評価 244
  - 術当日 245
  - 術中 245
  - 術後 245
  - 偶発症 246
  - 経過観察・追加術の可否 246

看護 247

検査前（入院から検査まで）の看護 247
- 全身状態の把握 247
- 同意の確認 247
- オリエンテーション 248
- 内服薬の管理 248
- 患者の安全 248
- 絶飲・絶食 248

内視鏡室での看護 249
- 検査開始までの看護 249
  - 検査室での準備 249
  - 必要物品の準備 249
  - 安全の確認 250
  - 同意書の確認 250
  - オリエンテーション 250
  - 前処置 251
  - セデーションとモニタリング 251
- 検査中の看護 251
  - 全身状態の把握 251
  - 安楽の保持 252
  - 検査中の介助 252
- 検査後の看護 253
  - 全身状態の把握 253
  - 安全の確保 253
  - 情報の伝達 253

検査直後から食事開始までの看護 254
- 患者の受け入れ準備 254
- 全身状態の把握 254
- 患者の安全 254
- 偶発症と観察・予防ケア 254
- 検査後の安静度 255

食事開始後から退院までの看護 256
- 食事開始時のケア 256
- 安静 256
- 退院指導 256
- 継続看護のポイント 256

A 消化器内視鏡室での安全管理

- 患者確認 258
- 適切な薬剤の選択 258
- セデーション時の全身管理 258
- 検体の取り扱い 258
- 熱傷 259
- 転倒・転落の可能性 259
- 同一体位による皮膚損傷 259

B 消化器内視鏡室での感染管理

- 感染管理の原則 260
- 洗浄・消毒の実際 260
- 消化器内視鏡室の環境整備 262

関連情報 スキルアップをはかろう！

薬剤 264
- 抗凝固薬・抗血小板薬 264
  - 作用持続時間 264
  - 内服の確認 264
  - 休薬期間 264
  - 内服の中止・再開の基準 264
- 消泡薬・蛋白分解酵素 265
  - 安心して前処置が受けられる説明のひと工夫 265
- 鎮痙薬 265
  - 臭化ブチルスコポラミン禁忌の確認 265
  - 安心して前処置が受けられる説明のひと工夫 265
- 塩酸リドカイン（キシロカイン） 266
  - リドカイン禁忌の確認 266
  - 比較的安全なキシロカインビスカスの投与法 266
  - リドカインの極量 266
- セデーション 266
  - よく用いられる鎮静薬・鎮痛薬 266
  - 麻薬の内服確認 266
  - 追加するタイミング 266
  - 鎮静薬と拮抗薬 267
  - 拮抗薬の種類と使用上の注意 267
  - リカバリールームからの退出基準 267
  - 鎮痛薬・鎮静薬使用患者の帰宅条件評価基準 267
- 絶食時も内服を続ける薬剤 267

内視鏡の機器・手技 268
- インフォームド・コンセント 268
  - 消化器内視鏡におけるインフォームド・コンセントの内容 268
  - EUS-FNAのインフォームド・コンセントの概要 268
- EMR／ESD 268
  - 高周波ナイフの種類 268
  - 高周波スネアの種類 269
  - EMR/ESDに用いる局注液 269
  - 局注液の実際 269
  - 治療中の介助 269
  - 義歯・金属類の除去 269
- 止血 269
  - アルゴンガスの特徴 269
  - アルゴンガスの適応 270
  - アルゴンガスの注意 270
- 機器 270
  - スコープの名称の意味 270
  - スコープの特徴 270
  - 生検鉗子の種類 270
  - 生検の仕方 270
- 手技・医療安全 271
  - 代表的な色素内視鏡検査法 271
  - 腸管洗浄法の比較 271
  - 大腸検査時の体位変換の介助 272
  - 用手圧迫が有効な部位と状況 272
  - レントゲン被爆を避けるために 272

クリニカルパス 273

- 食道粘膜切除・粘膜下層剥離術 274
  - 入院診療計画書
- 胃粘膜切除・粘膜下層剥離術 276
  - 入院診療計画書／オーバービュー／基準指示用紙／日めくりパス
- 大腸内視鏡的粘膜下層剥離術 284
  - 入院診療計画書／オーバービュー／基準指示用紙／日めくりパス
- 内視鏡的上部消化管止血術 292
  - 入院診療計画書
- 内視鏡的十二指腸乳頭切開術 294
  - 入院診療計画書
- 内視鏡的経鼻胆道ドレナージ 296
  - 入院診療計画書
- 内視鏡的胆道ドレナージ 298
  - 入院診療計画書
- 胃光線力学的療法 300
  - 入院診療計画書
- 食道光線力学的療法 302
  - 入院診療計画書
- 超音波内視鏡下穿刺吸引法 304
  - 膵臓用入院診療計画書
  - 膵臓以外用入院診療計画書
- 膵胆管造影検査 308
  - 入院診療計画書／オーバービュー／基準指示用紙／日めくりパス

索引 315

本書で使用されている略語

略語	英語表記	日本語表記
ADL	activities of daily living	日常生活動作
AED	automated external defibrillator	自動体外式除細動器
AFI	autofluorescence imaging	自家蛍光内視鏡
ALT	alanine aminotransferase	
APC	argon plasma coagulation	アルゴンプラズマ凝固
AST	aspartate aminotransferase	
BUN	blood urea nitrogen	血中尿素窒素
CDC	Centers for Disease Control and Prevention	米国疾病予防管理センター
CRE	controlled radial expansion	
CRP	C-reactive protein	C反応性蛋白質
CT	computed tomography	コンピュータ断層撮影
DIC	disseminated intravascular coagulation	播種性血管内凝固
EIS	endoscopic injection sclerotherapy	内視鏡的静脈瘤硬化療法
EMR	endoscopic mucosal resection	内視鏡的粘膜切除術
EMRC	endoscopic mucosal resection with cap-fitted panendoscope	EMRキャップ法
ENBD	endoscopic nasal biliary drainage	内視鏡的経鼻胆道ドレナージ
ERBD	endoscopic retrograde biliary drainage	内視鏡的逆行性胆道ドレナージ
ERCP	endoscopic retrograde cholangiopancreatography	内視鏡的逆行性膵胆管造影
ESD	endoscopic submucosal dissection	内視鏡的粘膜下層剝離術
EST	endoscopic sphincterotomy	内視鏡的乳頭括約筋切開術
EUS	endoscopic ultrasonography	超音波内視鏡
EUS-FNA	EUS-guided fine needle aspiration	超音波内視鏡ガイド下穿刺術
EVL	endoscopic variceal ligation	内視鏡的静脈結紮術
FDG-PET	fluorodeoxy glucode positron emission tomography	フルオロデオキシグルコースポジトロン断層法
GAVE	gastric antral vascular ectasia	胃前庭部毛細血管拡張症
HBcAb	hepatitis B core antibody	B型肝炎コア抗体
HBsAg	hepatitis B surface antigen	B型肝炎表面抗原
HBV	hepatitis B virus	B型肝炎ウイルス
HCV	hepatitis C virus	C型肝炎ウイルス
HCVAb	hepatitis C virus antibody	C型肝炎ウイルス抗体
HSE	hypertonic saline-epinephrine	高張ナトリウムエピネフリン液
IDUS	intraductal ultrasonography	管腔内超音波検査
IPCL	intra-epithelial papillary capillay loop	乳頭内血管ループ
IVR	interventional radiology	インターベンショナル・ラジオロジー
MRI	magnetic resonance imaging	磁気共鳴撮像
MSW	medical social worker	医療ソーシャルワーカー
NBI	narrow band imaging	狭帯域光内視鏡[狭帯域光観察]
NSAIDs	nonsteroidal anti-inflammatory drugs	非ステロイド性抗炎症薬
NST	nutrition support team	栄養サポートチーム
OTW	over-the-wire	
PDT	photodynamic therapy	光線力学的療法
PEG	percutaneous endoscopic gastrostomy	経皮内視鏡的胃瘻造設術
PPI	proton pump inhibitor	プロトンポンプ阻害薬

略語	英語表記	日本語表記
PS	photosensitizer	光感受性物質
PTBD	percutaneous transhepatic biliary drainage	経皮経肝胆道ドレナージ
PTCD	percutaneous transhepatic cholangio-drainage	経皮経肝胆道ドレナージ
PTGBD	percutaneous transhepatic gallbladder drainage	経皮経管胆嚢ドレナージ
QOL	quality of life	生活の質
SEMS	self-expandable metallic stent	自己拡張型金属ステント
S_PO_2	percutaneous oxygen saturation, oxygen saturation by pulse oximetry	血中酸素飽和度［経皮的酸素飽和度］
TTS	through-the-scope	
UPD	endoscope position detecting unit	内視鏡挿入形状観測装置

●本書の特徴・使い方

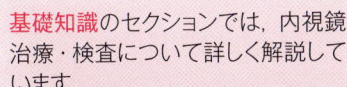

基礎知識のセクションでは，内視鏡治療・検査について詳しく解説しています．
看護のセクションでは，それにかかわる看護の内容をクリニカルパスに従い時系列に沿って手順ごとに丁寧に説明し，煩雑になりがちな業務の流れをしっかりと理解できます．

●本書の構成
消化器内視鏡の各検査・治療法ごとに「基礎知識」と「看護」のセクションで構成しています．

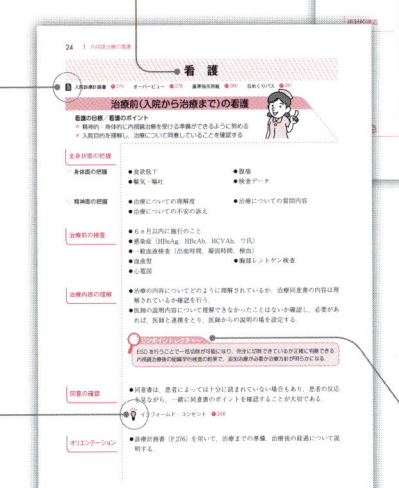
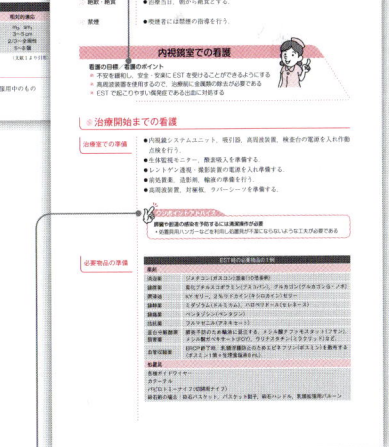

看護の目標／ポイント
看護の目標を各場面の冒頭にまとめています．

クリニカルパス
内視鏡治療・検査の看護で使われるクリニカルパスを巻末（P273〜）にまとめました．このアイコンのページ番号から参照できます．

関連情報
内視鏡治療・検査で使われる薬剤や機器など関連する情報を巻末（P263〜）にまとめました．このアイコンのページ番号から参照できます．

ワンポイントアドバイス
ワンポイントレクチャー
看護の上でのポイント・知っておきたい知識・コツ・アドバイスなど，現場即応の知識を随所に挿入しました．

Chapter 1

内視鏡治療の看護

A 早期食道癌内視鏡的粘膜切除術(EMR)/
　早期食道癌内視鏡的粘膜下層剥離術(ESD) ……… 2
B 早期胃癌内視鏡的粘膜切除術(EMR)/
　早期胃癌内視鏡的粘膜下層剥離術(ESD) ……… 20
C 早期大腸癌内視鏡的粘膜切除術(EMR)/
　早期大腸癌内視鏡的粘膜下層剥離術(ESD) ……… 40
D ポリペクトミー ……… 59
E 内視鏡的止血術 ……… 69
F 内視鏡的乳頭括約筋切開術(EST) ……… 88
G 内視鏡的逆行性胆道ドレナージ(ERBD)/
　内視鏡的経鼻胆道ドレナージ(ENBD) ……… 99
H 経皮内視鏡的胃瘻造設術(PEG) ……… 114
I 光線力学的療法(PDT) ……… 130
J 内視鏡的静脈瘤結紮術(EVL)/
　内視鏡的静脈瘤硬化療法(EIS) ……… 146
K 消化管狭窄に対する拡張術(消化管拡張術) ……… 159
L 上部消化管ステント留置術 ……… 174

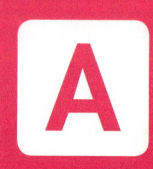

早期食道癌内視鏡的粘膜切除術（EMR）/
Endoscopic mucosal resection for early esophageal cancer /
早期食道癌内視鏡的粘膜下層剝離術（ESD）
Endoscopic submucosal dissection for early esophageal cancer

- 食道粘膜癌のリンパ節転移の頻度は極めて低く，扁平上皮癌を対象とする限り，病変の境界はヨード染色法にて確実に描写できることもあり，EMR の良い適応といえる．
- 粘膜癌を対象とする限り，食道切除術と EMR との間で治療成績に差はないため，食道粘膜癌に対する治療では，手術や放射線治療より簡便な EMR が第 1 選択の治療法と考えられている．[1]

基礎知識

● 適応

絶対的適応
- 粘膜固有層までにとどまる癌：T1a-LPM（m_1, m_2）
  → リンパ節転移の可能性が少ない（5%以下）
- 3 cm 未満である．
- 周在が 2/3 周性以下である．
- 病巣数が 3〜4 個ぐらいまでである．[1]

相対的適応
- 術前診断で T1a-MM（m_3），T1b-SM1（sm_1）までの進達度が予測される病変
  → リンパ節転移の可能性が 10〜15% 程度ありうる
- 病変が著しく多発するもの

食道EMRの適応	絶対的適応	相対的適応
深達度	m_1, m_2	m_3, sm_1
腫瘍径	< 3 cm	3〜5 cm
周在性	≦2/3 周性	2/3〜全周性
病巣数	3〜4 個	5〜8 個

（文献1より引用）

● 禁忌

- 出血傾向のあるもの．抗凝固薬，抗血小板薬を服用中のもの

- 食道静脈瘤があり有効な出血予防策を講じれないもの
- 憩室にまたがるもの
- 生理食塩液を局注しても粘膜の膨隆が得られないもの
- 患者の同意が得られないもの[1]
- 前治療（内視鏡治療，放射線治療など）の影響で病変部の瘢痕化により固有筋層との癒着が疑われるもの．局注しても良好な膨隆が得られない場合
  → 穿孔のリスクが高くなる

手順

- 食道癌に対する内視鏡治療法には3法があり，いずれの方法でも治療成績に大きな相違はない．

Strip Biopsy（2チャンネル法）

① ヨード染色で病変を確認後，病巣直下の粘膜下層に局注液を注入する．
② V字型把持鉗子で病変直前の正常粘膜を含めて把持し，手前に引き上げる．
③ スネアを広げて肛門側から絞り込み，高周波電流を通電して粘膜を切除する．
④ 把持鉗子とともに内視鏡を抜去し，標本を回収する．
⑤ 病変が大きい場合は繰り返し本法を施行する．[1]

EMRC（キャップ法）

① 病巣の大きさに合わせて透明キャップおよび内視鏡を選択する．
② ヨード染色で病変を確認後，病巣直下の粘膜下層に局注液を注入する．
③ 内視鏡のキャップ内にprelooping を行う．
④ キャップを病変に当て内視鏡の吸引をかけキャップ内に粘膜を吸引する．
⑤ スネアを絞り込み高周波電流を通電して切除する．
⑥ 標本をキャップ内に収納して回収する．[1]

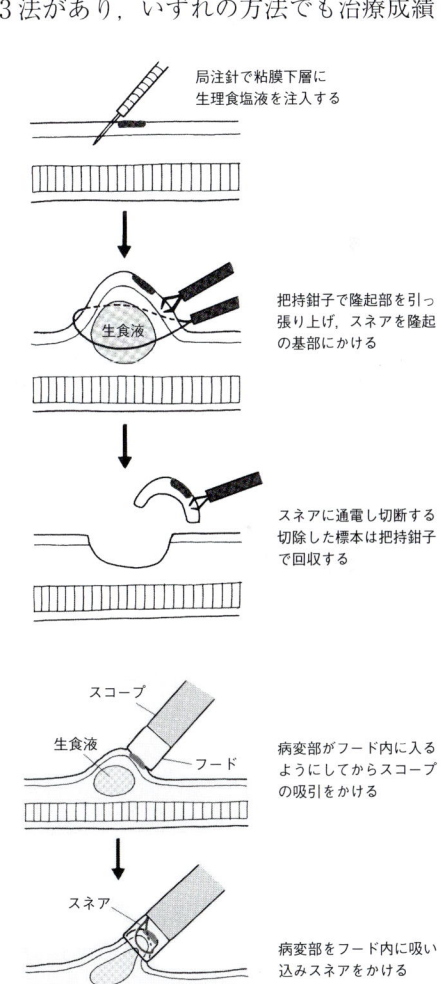

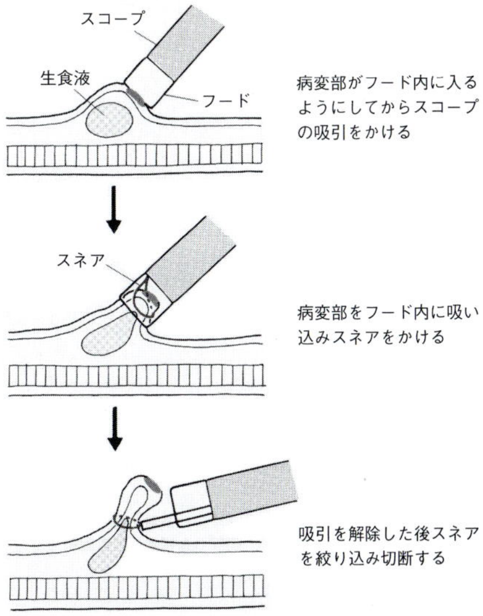

局注針で粘膜下層に生理食塩液を注入する

把持鉗子で隆起部を引っ張り上げ，スネアを隆起の基部にかける

スネアに通電し切断する 切除した標本は把持鉗子で回収する

病変部がフード内に入るようにしてからスコープの吸引をかける

病変部をフード内に吸い込みスネアをかける

吸引を解除した後スネアを絞り込み切断する

（飯石浩康：内視鏡的粘膜切除術，消化器内視鏡テクニックマニュアル，改訂第2版，p.149, p.150, 2000, 南江堂[2] より許諾を得て転載）

ESD（粘膜下層剥離法）

- 2008年4月から食道ESDが保険適応となった．
- とはいえ食道壁は薄く穿孔時の偶発症は胃と比べて重篤になりうるため，胃のESDなどで経験を積んだうえで行うべきである．

① ヨード染色を行い，病変周囲にマーキングを行う．
  - ITナイフを用いる場合にはマーキングはニードルナイフで行う．
  - 内視鏡先端に透明キャップを装着する．

② プレカットを行い，その部位から病変周囲の粘膜切開を行う．
  - 周囲切開と平行して，適宜粘膜下層剥離を行う場合もある．

③ 全周切開が終了すれば残った粘膜下層を剥離する．

④ 剥離中，粘膜下層に太めの血管が認められれば，十分凝固して切離する．

⑤ 病変を切除できれば把持鉗子を用いて標本を回収する．

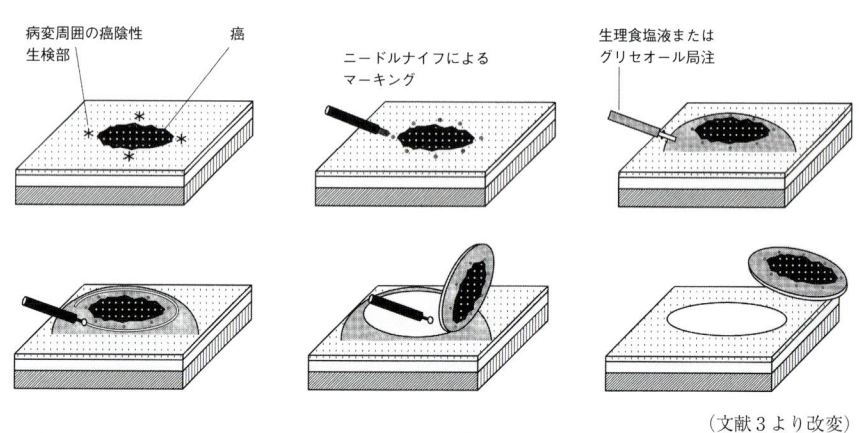

（文献3より改変）

手技の実際

インフォームド・コンセント

- 治療の必要性，方法，診断，治療成績，偶発症を十分に説明する．

 インフォームド・コンセント　P.268

術前検査

通常上部消化管内視鏡

- 内視鏡治療の適応となる早期癌は平坦病変が多く，色調の違いや周囲正常粘膜に見られる血管網の消失などで同定される．
- 同色調の病変ではヨード散布後に初めて確認される場合もある．
- 病変内に隆起や陥凹を伴うものではその部位で粘膜下層浸潤の可能性が高い．

色素内視鏡（ヨード染色）

- 現在も食道癌の診断のゴールデンスタンダードである．
- ヨードを散布すると正常粘膜は褐色に染まるが，癌部は不染となる．
- ヨード不染部が時間経過とともにピンク色に変わる所見をピンクカラーサインと呼び，食道癌を強く疑う指標とされる．

 代表的な色素内視鏡検査法　P.271

狭帯域フィルター内視鏡（NBI）	●吸収する光の波長を制御することにより血管構造を鮮明に描写できる画像法 ●NBI併用拡大観察による乳頭内血管ループ（IPCL）の異常所見は範囲診断，深達度診断に有用とされる．
CT／PET-CT	●食道外病変（リンパ節その他への転移）の除外のため施行する．
用意する器具・薬剤	●内視鏡：細径電子内視鏡，2チャンネル電子内視鏡 ●Strip Biopsy・EMRC用キャップ，細径スネア，ニードルナイフ ●ESD用ナイフ（各施設によって異なるので術前に確認する） 　・フックナイフ：先端がL字型に曲がり任意の方向に引っ掛けて切れる． 　・ITナイフ：先端に絶縁チップがついており穿孔を防止する． 　・フレックスナイフ：先端が鈍で穿孔しにくく，ナイフ長を任意に設定できる． 　・フラッシュナイフ：ナイフ先端より送水できる．局注，洗浄が可能 などがある． 　高周波ナイフの種類　 P268　　高周波スネアの選択　 P269 　　スコープの名称と特徴　 P270 ●高周波装置：VIO 200D（エルベ），VIO 300D（エルベ），ESG 100（オリンパスメディカルシステムズ） ●ホットバイオプシー鉗子（止血用），把持鉗子 ●内視鏡用穿刺針 ●局注液 　・グリセオール：200 mL溶液にボスミン1筒混注 　・ヒアルロン酸ナトリウム（ムコアップ）：原液20 mLにボスミン0.1筒混注 ●散布用ヨード液 ●ディスポーザブル注射器（2.5 mL，5 mL，10 mL，20 mL） 　EMR/ESDに用いる局注液　　局注液の実際　 P269
前処置	
消泡薬・蛋白分解酵素の内服	●粘液除去のためプロナーゼ（プロナーゼMS）2万単位＋炭酸水素ナトリウム1gを10倍希釈したジメチコン（ガスコン）水40 mLに溶解し術前に投与する．
塩酸リドカインによる咽頭麻酔	●リドカイン（キシロカイン）によるアナフィラキシーに備え，救急カートを必ず準備しておくこと ●リドカインの過剰投与による中毒に注意すること

鎮痙薬の投与

- 臭化ブチルスコポラミン（ブスコパン）を投与する．
- 緑内障，心疾患，前立腺肥大患者には禁忌
- 上記に該当する場合には注射用グルカゴン（グルカゴン G・ノボ）1 mg を静注（グルカゴンは褐色細胞腫には禁忌）

💡 **前処置で使用する薬剤** ｜ 消泡薬・蛋白分解酵素　P265　塩酸リドカイン　P266
　　　　　　　　　　　　　鎮痙薬　P265

セデーションとモニタリング

- ESD ではセデーションとモニタリングは不可欠である．

セデーション

- 鎮静薬と鎮痛薬を組み合わせて使用することが多い．通常ミダゾラム（ドルミカム）2.5 mg ＋ペンタゾシン（ペンタジン）15 mg が多く用いられる．
- 術中に覚醒傾向があれば，適宜追加する．
- 上記薬剤で効果がなければハロペリドール（セレネース）などの他の薬剤を考慮する．
- 治療終了後，必要に応じて拮抗薬を投与する（セルシン・ドルミカムには，アネキセート，ペンタジンには，ナロキソン）．
- 拮抗薬は鎮静薬より半減期間が短いため，投与後しばらくして再び意識レベルが低下することがあり，注意が必要である．病棟に戻る際は必ず申し送りする．

💡 **セデーション** ｜ 用いられる鎮静薬・鎮痛薬　P266　拮抗薬　P267

モニタリング

- モニタリング装置を用いて，血中酸素飽和度（S_PO_2），心電図，心拍数，血圧などをモニタリングする．
- S_PO_2 が 90％以下になると警告音が出るように設定する．
- 内視鏡挿入時に S_PO_2 が最も大きく低下する．
- 鎮静薬静注後 3 分以内に S_PO_2 が，5 分後に血圧が変動することが多いためこの時間帯は特に注意する．[1]

術中管理

- 術中はモニタリング装置を中心に患者の状態に細心の注意を払う．
- 異常があれば術者，介助者（医師）にその旨を伝える．
- 唾液の垂れ込みによる誤嚥性肺炎を予防するため，定期的に口腔内吸引を行う．

術後管理

- 治療当日は安静，禁食とする．
- 翌々日より潰瘍食 5 分粥から開始し，1 日ごとにアップしていく．
- 抗凝固薬・抗血小板薬の再開は多くの場合，1 週間後から開始している．
- 術後経過中吐血や発熱，皮下気腫などの症状が出た場合，後出血，遅発穿孔の可能性があるため，バイタルサインを確認し，速やかに医師に報告する．

偶発症と対策

食道穿孔
- 切除時に固有筋層を巻き込むことで穿孔を起こす．
- 胸腔へ穿破していなければ保存的に治癒可能で，縫縮を試みる．
- 縫縮に成功したら，①禁飲食，中心静脈栄養，②抗生剤投与，③穿孔部位が上になる体位を心がける，④経鼻チューブを留置して食道内の間欠的持続吸引を行う．
- 縦隔側胸膜を損傷して気胸となった場合は，緊急手術を行い縫合閉鎖することもある．
- 通常5〜7日間は38℃以上の発熱が続く．白血球数，好中球分画，CRPなどを検査する．
- 膿胸，横隔膜膿瘍を形成した場合はドレナージが必要である．[1]

食道狭窄
- 3/4周以上の粘膜切除で起こりうる．
- 3/4周以内の切除を心がけるが，それ以上の範囲に及ぶ病変の場合，EMR術後に予防的に内視鏡的バルーンを行ったり，病変の2期的分割切除を考慮する．
- 食道狭窄が起こった場合は，胸のつまり感，食事摂取困難が出現する．食事が狭窄部位に詰まった場合は食物の嘔吐，誤嚥性肺炎，窒息などが起こりうる．
- 治療は内視鏡的バルーン拡張または食道ブジーを行う．[1]

術後出血
- 胃に比べるとまれであり，嘔吐などを伴わなければほとんど見られない．
- 術後出血が起こった場合に，吐血が主な症状である．
- 治療は内視鏡的に高周波凝固止血，アルゴンプラズマ止血を行う．

その他
- 発熱，嚥下痛，後出血

評価と経過観察
- 初回は3ヵ月，以降6ヵ月後にヨード染色を併用する内視鏡検査でフォローする．
- 局所再発が2〜3％（1年以内が多い），異時性の食道多発癌の発生率が7％（1年以内が多い）に見られるので注意を要する．
- m_3, sm_1癌では6ヵ月ごとに頸部超音波検査と胸腹部CTを行い，リンパ節腫大がないか確認する．
- 多発癌やヨード不染部の多発する症例では，内視鏡治療後でなくても異時性食道癌の発生頻度が高いので，6ヵ月ごとの経過観察が望ましい．[1]

看　護

📄 入院診療計画書　▶P.274

治療前(入院から治療まで)の看護

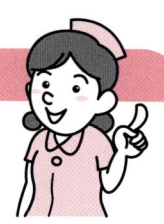

看護の目標／看護のポイント
- 精神的・身体的に内視鏡治療を受ける準備ができるように努める
- 入院目的を理解し，治療について同意していることを確認する

全身状態の把握

身体面の把握
- 食道部の痛み，不快感の有無
- 食事の摂取状況

精神面の把握
- 治療についての理解度
- 治療についての質問内容
- 治療に対する不安の訴え

治療前の検査
- 感染症，血液型，止血機構
- 心電図，胸部レントゲン検査

治療内容の理解
- 治療の内容についてどのように理解されているのか．
- 医師の説明について理解できなかったことはないか．
- カルテの記載内容とずれがないか．
- 上記の内容を確認し，看護師が補足説明を行い，必要があれば，医師と連携をとり，医師からの説明の場を設定する．

同意の確認
- 同意書は，患者によっては十分に読まれていない場合もあり，患者の反応を見ながら，一緒に同意書のポイントを確認する．

オリエンテーション
- 診療計画書(P.274)を用いて，治療までの準備，治療後の経過について説明する．
- 治療にかかる時間，治療時の疼痛，治療中の様子，治療後の経過などを患者の反応を見ながら説明し，患者の気がかりとなっていることが解決でき，治療前の不安が軽減できるように関わる．

（胃ESDを受ける患者の看護：よくある患者の質問と回答　P.25）

内服薬の管理

抗凝固薬・抗血小板薬の内服中止
- 抗凝固薬・抗血小板薬を内服している場合，術中の止血困難や術後出血を予防するために，薬剤中止の説明を外来受診時に受けているので，入院時に中止できているか確認する．
- 中止薬の再開については，医師の指示があることを説明する．

 抗凝固薬・抗血小板薬 ｜ 作用持続時間　内服の確認　内服の中止・再開の基準　▶P.264

絶食時の内服薬	●降圧薬や抗不整脈薬などの薬剤は絶食の時も少量の水で内服できる． ●絶食期間中は，血糖降下薬は中止する． ●絶食期間中に内服する薬，休薬する薬がわかるように，患者のベッドサイドに明示しておく． 絶食時も内服できる薬剤　P267
患者の安全	●患者誤認防止のため入院時にリストバンドを装着する． 　・治療出診時，リストバンド・名前の再確認をする． ●胸部レントゲン検査，心電図，感染症，血液型などを確認する． 　・穿孔などの偶発症の緊急手術に備えて治療前検査が必要である． ●問診表により抗凝固薬・抗血小板薬の内服状況，薬物アレルギー，麻薬の使用を確認する． 薬剤禁忌　塩酸リドカイン　P266　臭化ブチルスコポラミン　P265 　　　　　　麻薬の内服　P266 ●治療出診時は，義歯，時計，指輪，湿布などを外していることを確認する． 義歯・金属類・湿布の除去　P269
生活面での準備	●治療前日の夕食後から絶食とする．水分（水・スポーツドリンク）は治療までは飲用しても良いことを説明する． ●喫煙者には術後の出血予防のために禁煙の必要性を説明する．

内視鏡室での看護

看護の目標／看護のポイント
- 不安なく安全，安楽に治療を受けることができるように努める
- 治療の必要性を十分理解し，治療に対する協力が得られるよう指導・説明を行う

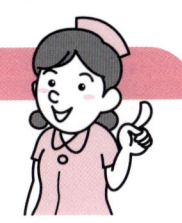

● 治療開始までの看護

治療室での準備	●内視鏡システムユニット，吸引器，高周波装置，検査台の作動点検を行う． ●生体監視モニター，酸素吸入装置，救急カートの準備，処置具ハンガー ●炭酸ガス送気装置
必要物品の準備	（下表参照）

食道EMR／ESD時の必要物品の一例

薬剤	
消泡薬・蛋白分解酵素	プロナーゼ（プロナーゼMS），炭酸水素ナトリウム，ジメチコン（ガスコン）
咽頭麻酔薬	塩酸リドカイン（キシロカイン）ビスカス

鎮痙薬	臭化ブチルスコポラミン(ブスコパン)，グルカゴン(グルカゴンG・ノボ)
鎮静薬	ミダゾラム(ドルミカム)
拮抗薬	フルマゼニル(アネキセート)

処置具類
フックナイフ・フラッシュナイフ・フレックスナイフ
ヨード液
チオ硫酸ナトリウム(デトキソール)
止血鉗子，コアグラスパーまたはラディアルジョー3ホットバイオプシー
把持鉗子
クリップ鉗子，止血用クリップ

局注液
グリセオール，生理食塩液またはムコアップ(ボスミン混注)

その他
アルゴンガス(漏出性出血に有用)，APCプローブ，対極板

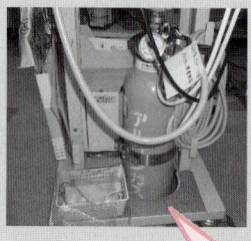
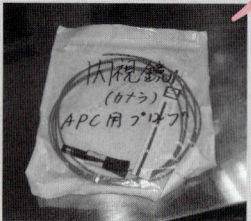
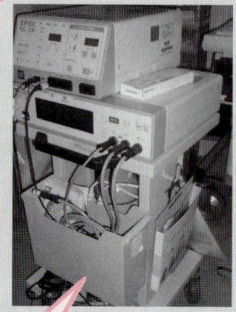

アルゴンガス用プローブ
- アルゴンガスの残量チェック
- テスターを使用し，作動状況の確認

高周波装置の作動確認

> **ワンポイントアドバイス**
> **治療室の環境管理のポイント**
> - 術者や介助医師・看護師の動線を考え，患者のモニタリングに適した配置を工夫する．
> - 機器の接続コードのゆるみや外れは電流が流れず切開不能となる．
> - 体動や汗で対極板が外れることにより熱傷の危険もあるため確認が必要である．
> - コード類を整理し治療の妨げとならないように考える．

💡 アルゴンガスの特徴・適応・注意　🅟 269, 270

安全の確認

患者確認

●患者誤認防止のために，患者と関わるすべての場面で，患者自身より口頭でフルネームを名乗ってもらい，カルテなどの書類の名前と一致しているか確認する．

> **ワンポイントアドバイス**
> **確認時，五感をフルに使って！！**
> 「目」だけではなく「耳」，「鼻」，「口」，「手」，「直感」も使い観察を行いましょう．

内視鏡室での看護 看護　11

早期食道癌内視鏡的粘膜切除術（EMR）
早期食道癌内視鏡的粘膜下層剥離術（ESD）

適切な薬剤の選択	●安全に薬剤を使用するために，既往歴や薬剤アレルギーについてカルテ・問診表を用いて確認を行う． ●抗凝固薬・抗血小板薬を内服している患者には，休薬の有無，休薬期間を確認し，治療が可能か判断できるよう情報収集を行う．
同意書の確認	●内容の確認 ・治療内容，偶発症に対する理解状況 ・精神的に安定した状態で治療を受けることができるように，新たな疑問がないか確認を行う．
オリエンテーション	●治療前日：内視鏡看護師による術前訪問 ・パンフレットを用い治療概要を説明する． ・金属類の除去：高周波装置を使用するので熱傷の可能性がある． ・義歯の除去：治療中の外れ，破損・誤飲の可能性がある． ・口紅の除去：治療中の低酸素血症を知る妨げとなる．
対極板の装着	●背部または臀部の平らなところに貼る． ●対極板を貼布する皮膚に異常がないことを確認しておく．
前処置	
消泡薬・蛋白分解酵素の内服	●粘液除去のため，プロナーゼ（プロナーゼMS）2万単位＋炭酸水素ナトリウム1gを10倍に希釈したジメチコン（ガスコン）水40 mLに溶解し，投与する．

 粘液除去に用いる薬剤　　内服の際の説明の工夫　　**P**265

咽頭麻酔	●嘔吐反射の減弱を図るため，頸部を後屈し開口させた体勢で，舌根部へ塩酸リドカイン（キシロカインビスカス7 mL：140 mg＋単シロップ3 mL）を2分間含んだ後，嚥下してもらう．嚥下できない場合は吐き出す． ⚠アナフィラキシーショック注意，過剰投与による中毒に注意 （リドカインの総投与量は，200 mgまで）

 塩酸リドカイン｜安全な投与法　　極量　　禁忌　　**P**266

鎮痙薬の投与	●必ず血管確保を行い，薬剤を投与する． ●消化管蠕動運動抑制，胃液・唾液分泌抑制のために臭化ブチルスコポラミン（ブスコパン）またはグルカゴン（グルカゴンG・ノボ）を静注

 消化管運動を抑制する薬剤　　内服の際の説明の工夫　　**P**265

セデーションとモニタリング

セデーション
- 必ず血管確保を行い，各種薬剤を投与する．
- 安全に治療を行うため，ミダゾラム（ドルミカム）もしくはペンタゾシン（ペンタジン）の静注，またはハロペリドール（セレネース）の点滴

 内視鏡に用いられる鎮静薬・鎮痛薬　追加するタイミング　P.266

モニタリング
- 鎮静薬の効果は人によって異なる．呼吸抑制や血圧低下が起こった場合は治療を中断し，酸素投与や拮抗薬の投与など適切な対処を行う．
- 治療経過の把握，偶発症の早期発見・対処のために一画面で血圧・脈拍・呼吸回数・S_PO_2・心電図が把握できるモニターを使用する．
- アナフィラキシーショックに対応できるよう救急カートをあらかじめ準備しておく．
- セデーション下では体動による転落に注意が必要である．

● 治療中の看護

全身状態の把握
- 患者は鎮静下におかれ，自ら異常を訴えることができないので，サインを見逃さない．
- 鎮静薬使用後，血圧が著明に低下するのは約 **5 分後**，S_PO_2 が著明に低下するのは約 **3 分後**が多いというデータがあるので，観察を慎重に行う．

観察項目	症状	原因	対処方法
呼吸器系	酸素飽和度低下	・セデーション ・過度の送気により腸管拡張され横隔膜が挙上する． ・分泌物の貯留 ・穿孔による皮下気腫	・酸素吸入 ・口腔内吸引（汚染予防のため，襟元にドレープ使用） ・左側臥位の保持（安全ベルトや体圧分散目的のウレタンフォーム製マットの使用） ・マウスピースの確実な固定 ・炭酸ガス送気を活用する．
循環器系	血圧上昇	・長時間に及ぶ処置，侵襲的な操作などからくる心機能への負担	・降圧薬使用 　ニカルジピン塩酸塩（ペルジピン） 　硝酸イソソルビド（フランドルテープ） ＊血圧が高値となると，止血に難渋する．
循環器系	疼痛		・鎮痛薬・鎮静薬使用 　ペンタゾシン（ペンタジン） 　ミダゾラム（ドルミカム）
循環器系	血圧低下・徐脈	・迷走神経反射刺激	
循環器系	患者の緊張，不安，苦痛		・患者の名前を呼び励ましの声かけ，タッチングなどのケア

偶発症と対策

		原因	対処法	看護
出血	術中	切除時の血管損傷	止血鉗子での凝固止血 クリップでの止血	バイタルサイン確認 吐血による誤嚥防止（吸引・体位変換）

	術後	切除後の潰瘍出血	切除後潰瘍に対し予防的焼灼止血 クリップ 制酸薬の予防投与	バイタルサイン確認 術後便性状の確認
穿孔	術中	切除時の消化管壁損傷	クリップで穿孔部縫縮 経鼻胃管挿入での減圧 制酸薬投与 緊急手術	バイタルサイン確認 気腹の確認
	術後	電気凝固による筋層ダメージ	通電時間の短縮 緊急手術	術後発熱，腹痛の有無確認
誤嚥性肺炎		術中術後嘔吐時の誤嚥		吸引
深部静脈血栓症		長時間の臥床		下肢マッサージ

> **ワンポイントアドバイス**
> 食道壁は薄く漿膜がないため，穿孔していなくても，皮下気腫が出現することがある．
> 治療中は時々皮下気腫の有無を確認する．

安楽の保持

体位の工夫
- 左側臥位になり，膝は軽く曲げ右手は伸ばし右腰の上に置き，左手は軽く曲げ胸に当てることで基底面積が広がり安定し，腹壁の緊張がとれる．
- 頬を枕に付け，首は伸ばし，顎は軽く前に突き出す．
- 枕の高さは，患者の口腔，咽頭，食道が同一平面状にあるように調節する．
- 長時間の鎮静状態での左側臥位では，左側の無気肺が起こりやすい．
- これに唾液や胃内からの内容物の逆流などの誤嚥が重なることで，容易に呼吸状態は悪化する．

> **ワンポイントレクチャー**
> **呼吸状態悪化の要因**
> ・ブスコパンや硫酸アトロピン使用禁忌の症例：唾液分泌が抑制されない．
> ・病変が胃体上部や噴門にかかる症例：逆流しやすい．
> ・気道反射の弱い高齢者・長時間の治療・オーバーチューブの使用など

タッチング
- 静脈麻酔中であるが，治療中は肩や腰などをゆっくり「トントン」すると安心につながる．
- 緊張している首や肩などの部位に触れて「ここの力を抜きましょう」と声をかけると効果的である．

衣類の調節
- 腹部の圧迫を避けるために下着やベルト，ボタンをゆるめる．

転落防止
- セデーションを行うため，無意識の体動による危険性があるので，ベッドのそばにいてつきそう．
- 安全ベルトの装着

治療中の介助

処置具の受け渡し
- 治療の流れを把握しながら，処置具を手渡す．
- 処置具の汚れはその都度落とし，切開能が低下しないよう努める．

 局注により病変が持ち上がらない場合　🅿269

● 治療後の看護

全身状態の把握

観察項目
- バイタルサイン，循環動態の状況
- 胃痛，胃部膨満感，腹痛，嘔気，咽頭痛，気分不良の有無
- 鎮静薬の使用量，拮抗薬使用の有無と覚醒状況

拮抗薬の投与
- 覚醒状況によりフルマゼニル（アネキセート）を使用する．
- アネキセートは半減期が短く，再鎮静が起こる可能性があるため，点滴内への注入とワンショット静注を行うと長時間の覚醒を維持できる．

 鎮静薬と拮抗薬　フルマゼニルの使用上の注意　🅿267

対極板の除去
- 高周波装置の電源がOFFになっていることを確認し対極板を除去する．
- 対極板装着部位の熱傷や発赤の有無を確認する．

安静
- 患者の身の回りを整える．
- 病棟看護師がストレッチャーで迎えに来るまで，転落防止のために検査台は下げておく．
- 患者には動かないよう伝え，目を離さない．

情報の伝達
- 医師に治療状況，治療後の指示の確認を行う．
- 病棟看護師に治療中の状態や病棟で継続して観察・介入すべき問題点を申し送る．
- 治療時間，使用薬剤（鎮痛薬・鎮静薬・拮抗薬など），薬剤使用量，治療部位，大きさ
- 治療中の出血量，穿孔の有無，クリップ使用の有無，バイタルサインの変化など

治療直後から食事開始までの看護

看護の目標／看護のポイント
- 偶発症の早期発見に努め，穿孔，出血，縦隔炎を起こさないように努める

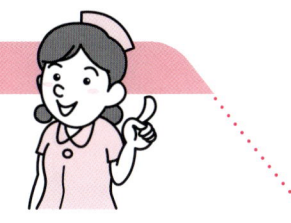

患者の受け入れ準備

病室の準備
- 出血など排泄物による汚染を予防するために，ベッドの頭部から腰部にかけて横シーツを入れる．
- 嘔吐，吐血の可能性もあるため膿盆を準備する．
- 事前の情報により，治療後に不穏状態が予測される時は，離床センサーを準備する．
  - 必要があれば，観察用 TV モニターが使用できる病室に転室させる．
  - 本人，家族に個室の使用について説明しておく．
  - 高齢者や以前の治療に際して不穏症状を起こしたことがある患者は特に注意が必要である．

病室への移送
- ストレッチャーで病室に移送する．

全身状態の把握

申し送り
- 内視鏡室看護師から，患者の状態について申し送りを受ける．
  - 治療時間
  - 使用薬剤：鎮痛薬，鎮静薬，鎮静薬拮抗薬
  - 治療部位，病変の大きさ
  - 治療中の問題点（治療中の出血量，穿孔の有無，クリップの使用の有無など）
  - バイタルサインの変化など
  - 治療後の医師指示

帰室後の観察のポイント
- 申し送り内容から問題点を把握し，継続してケアする．
  - バイタルサイン
  - 吐下血の有無，量，性状
  - 顔色，口唇色，四肢冷感・チアノーゼの有無
  - 咳嗽の有無，程度
  - 胸痛の有無，程度
  - 腹痛，腹部不快感の有無，程度
  - 呼吸状態，血中酸素飽和濃度
  - 覚醒状態
  - 指示された安静が守られているか

偶発症と観察・予防ケア

穿孔

観察のポイント
- 胸痛の有無，程度
- 皮下気腫の有無
- 呼吸状態，S_PO_2
- 顔色，口唇色，四肢冷感・チアノーゼの有無
- 咳嗽の有無，程度
- 縦隔炎症状：前胸部痛（圧痛・自発痛）の強さ（鎮痛薬を使用しても効果がない），皮下気腫の有無と範囲，呼吸困難感の有無
- 炎症所見：白血球，CRP の上昇，発熱の持続

看護
- 鎮痛薬を使用しても痛みの軽減が図れない場合は，穿孔，縦隔炎の偶発症を考慮し，全身状態の観察を行い，主治医へ報告する．
- 皮下気腫が出現している時は，範囲をマーキングし広がりを確認する．
- 呼吸状態に注意し観察を行い，必要時，酸素吸入を準備する．

> **ワンポイントレクチャー**
>
> **疼痛に注意**
> - 治療中に穿孔が起きた場合は，クリップによる縫縮が行われる．穿孔の程度により，術後の安静度，絶食期間の延長となる．治療後の縦隔炎症状を注意して観察する．
> - 医師の指示により治療直前から1日2回，3日間抗生剤の点滴を開始する．前胸部痛など患者の自覚症状がない場合もCRPなどの検査所見を合わせて患者を観察する．
> - 強い前胸部痛や発熱があれば穿孔，縦隔炎を疑い，胸腹部レントゲン検査やCTなどの検査が必要となるため早めに医師に報告する．

吐下血

観察のポイント
- 嘔吐物に血液の混入がないか，吐血の有無，下血の有無
- バイタルサインの測定，ショック症状の有無

看護
- 強い咳嗽や怒責を避けるように説明する．
- 治療後の観便の必要性について説明する．
  - 出血の指標となるため，食事開始後3回目までは排便時にナースコールを押してもらい，看護師が出血の有無を確認する．
- 吐下血時はバイタルサインの測定や量や性状の観察・ショック症状の有無の観察など迅速に対応する．
- 吐血時は誤嚥に注意し，吸引を準備する．
- 吐物の量や臭いで，患者の不安を助長させたり，嘔気が増強するため，素早く片付ける．
- 吐下血は患者や家族にとって生命危機を感じさせる不安を与えるため，落ち着いた対応をする．

患者の安全

転倒・転落の防止
- 術中に行ったセデーション（ドルミカム，ペンタゾシン）により，歩行時ふらつくことがある．患者が初回歩行をする時には 看護師が付き添うことを説明する．
- 帰室時はナースコールを患者の手元に準備する．
- 治療後の安静や飲水制限などについては，患者は鎮静がかかっているため家族にも同席してもらい説明する．

> **ワンポイントアドバイス**
> 術中はドルミカムで鎮静をかけている．終了後よりアネキセートを使用し覚醒を促す．アネキセートは使用後3時間程度で効果がなくなるため，帰室直後のみでなく，帰室後も継続して覚醒状態，呼吸状態の観察が必要である．

治療後の安静度

安静
- 術当日はベッド上安静，医師の指示があればトイレ歩行のみ可
- 翌日，朝から歩行可．患者の状態に合わせ，病棟内歩行まで可
- 術後2日目病棟内歩行可
- 3日目から病院内歩行可

清潔
- 治療後2日間は体調が良ければ清潔保持のため清拭を行う．
- 3日目以降はシャワーを行い，症状がなければ入浴可

食事開始から治療後3日目までの看護

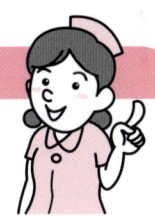

看護の目標／看護のポイント
- 食事開始後，偶発症状の出現がなく経過するように努める

食事開始時のケア

食事の形態

治療日数	治療当日	治療後1日目	2日目	3日目	4日目	5日目以降
食事形態	絶食	絶食	5分粥	7分粥	全粥	常食

- 出血・腹痛がなければ，治療後2日目の朝から5分粥を開始する．
- 食事開始後，腹痛などの症状がなければ点滴は終了する．
- 病院食以外は摂取しないように説明する．

> **ワンポイントアドバイス**
> - 食事開始後の刺激により治療部位から出血することがある．
> - 大量の出血であれば新鮮血の吐血として現れ，少量ずつの出血であれば後日下血（タール便）として現れる．
> - 食事後腹痛などの症状がないか十分に観察し，出血の兆候があれば医師に報告する．

食事開始時の患者指導
- 食事時はよく咀嚼し，ゆっくりと摂取するように説明する．
- 食事摂取時に痛みが伴う場合も多い．患者と相談し，食事形態の工夫や食前に鎮痛薬の投与を行う．
- 観便の必要性について説明する．

治療後3日目〜退院までの看護：退院準備

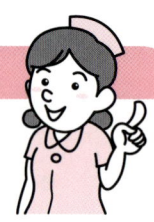

看護の目標／看護のポイント
- 退院後の自己観便ができ，退院後の生活について理解できるようにする

退院指導
- 通常，治療後6日目〜7日目に退院になる．
- 治療後2日目に退院指導パンフレットに沿って退院指導を行う．
- 治療後1週間頃に後出血が起こることがあり，継続して観便が必要であることを説明する．食道ESDの場合は，気分不良が起こり突然吐血する場合もあることを説明しておく．
- 後出血を予防するための生活指導を行う（治療後の創部は潰瘍となり治癒するのに約2ヵ月かかる）．

運動と仕事
- 日常の家事やデスクワークは可能であるが，腹圧のかかる重いものを持つなどの重労働は避ける．

スポーツ
- どんな運動でも少なからず腹圧がかかるので，スポーツについては，退院後の初回外来受診時に主治医に確認するように伝える．自転車も避ける．

食事
- 退院後1〜2週間は消化の良いものをとるように心がけるよう説明する．極端に熱いもの，冷たいものは避ける．

飲酒・喫煙
- アルコールは血行を促進するため創部からの出血の原因になる．最低，2週間は禁酒をする．煙草も同様に2週間の禁煙が必要である．

異常時の対応
- 黒い便や出血が疑われたり，我慢できない腹痛や嘔吐などがあれば，病院に連絡し指示を受けるように説明する．

外来への継続看護	
継続看護のポイント	●切除した組織の病理検査の結果の説明は，退院日または，初回外来受診時に医師が行う． 　・腫瘍が粘膜下層まで進展している場合は外科手術が必要となるため，治療が終了しても結果が出るまでは，気がかりが続くこととなり，継続的に精神的サポートが必要となる． ●喫煙歴やアルコール歴などもふまえ，退院後の継続看護のポイントを看護サマリーに記載し外来看護師へ情報を伝える．

文献 ▶▶▶

1) 幕内博康，他：早期食道癌内視鏡治療ガイドライン．日本消化器内視鏡学会（監）：消化器内視鏡ガイドライン，第3版，pp249-256，2006，医学書院．
2) 竜田正晴，他：消化器内視鏡テクニックマニュアル，第2版，pp149-150，2000，南江堂．
3) 小野裕之，他：早期胃癌内視鏡治療ガイドライン ②ESD．日本消化器内視鏡学会（監）：消化器内視鏡ガイドライン，第3版，p276，2006，医学書院．

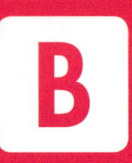

早期胃癌内視鏡的粘膜切除術(EMR)/
Endoscopic mucosal resection for early gastric cancer /

早期胃癌内視鏡的粘膜下層剝離術(ESD)
Endoscopic submucosal dissection for early gastric cancer

- 早期胃癌,腺腫など腫瘍性の病変に対して内視鏡を使用し病巣を切除する方法
- 開腹を必要としないため,患者のQOLの向上に大いに貢献
- 出血,穿孔などの偶発症を0.2〜1.2%(EMR),0〜3.6%(ESD)程度に認める.

基礎知識

●適応

組織型	粘膜内癌(術前診断cM癌)			
	潰瘍病変を伴わない		潰瘍病変を伴う	
	2cm以下	2cm以上	3cm以下	3cm以上
分化型腺癌				
未分化型腺癌				

■胃癌治療ガイドライン2004年における適応病変　■適応拡大病変

(文献1より改変)

EMR/ESDの使いわけ

- 従来のEMRと比較してESDの優れている点は大きい病変を一括切除できる点である.一括切除することで病変の正確な評価ができる.EMRではデバイスのサイズ,病変の形状などにより一括で切除可能な大きさに限界があったため2cm以上の病変ではEMRよりESDが適している.ただしESDはEMRと比較し時間がかかるため,患者の全身状態や病変の大きさや部位でどちらを選択するか決める必要がある.

●禁忌

①出血傾向がある場合,抗凝固薬を中止不能の場合
②重篤な心疾患や肺疾患などのために長時間の内視鏡施行に耐えられない場合

③UL-ⅢまたはⅣの潰瘍瘢痕がある場合
④患者の同意が得られていない場合

● 手順

EMR（キャップ法）（EMRC法）

- 切除時の粘膜を挙上する力としてスコープの吸引する力を利用し，スコープ先端に装着したキャップ（フード）内に病変を引き込み，スネアで絞扼・切除する方法

①内視鏡にて病巣を観察．インジゴカルミン色素内視鏡，NBI拡大観察も併用し，病巣の広がりを正確に診断する．
②切除する範囲の一周り外側にニードルナイフでマーキングする．
③局注針にて局注液（エピネフリン加生理食塩液，グリセオール）を注入し病変を挙上する．
④マーキングを含めて病変をキャップ内に吸引し（a, b），スネアで病巣を絞扼する（c）．

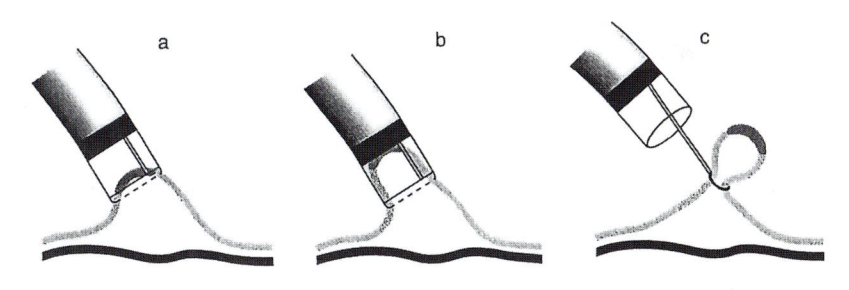

（文献2より改変）

⑤吸引を解除し，スコープの視野を遠景とし，絞扼した粘膜の状況をチェックする．
⑥スネアに電流（凝固電流）を流し病巣を切除する．
⑦切除面の露出血管などに対して予防的な止血術を施行する．
⑧切除した病変を回収する．

EMR（2チャンネル法）

- 鉗子孔が2つある2チャンネルスコープを用い，一方より把持鉗子を挿入し病変を挙上し，他の鉗子孔より挿入したスネアにて病変を切除する方法
- スネアがかかりにくい平坦から陥凹型病変が適応

①内視鏡にて病巣を観察．インジゴカルミン色素内視鏡，NBI拡大観察を併用し，病巣の広がりを正確に診断する．
②切除する範囲の一周り外側にニードルナイフでマーキングする．
③局注針にて局注液（エピネフリン加生理食塩液，グリセオール）を注入し病変を挙上する．
④一方のチャンネルから把持鉗子を出し，病変を把持して牽引挙上させ，もう一方のチャンネルから出したスネアで病巣部を絞扼する．
⑤スネアに電流を流し病巣を切除する．
⑥切除面の露出血管などに対して予防的な止血術を施行する．
⑦切除した病変を回収する．

病変の観察 → 局注 → スネアリング → 通電，切除

（文献3より改変）

ESD

- 癌の周辺の粘膜を切開し，粘膜下層を剥離し，癌巣を剥離する方法
- 平成18年4月保険収載された．「経内視鏡的に高周波切除器を用いて病変の周囲を全周性に切開し，粘膜下層を剥離することで病変部を含む3cm以上の範囲を一括で切除した場合」に算定するとされている．

①内視鏡にて病巣を観察．インジゴカルミン色素内視鏡，NBI拡大観察を併用し，病巣の広がりを正確に診断する．
②切除する範囲の一周り外側にニードルナイフでマーキングする．
③局注針にて全周に局注液（エピネフリン加生理食塩液，グリセオール，ヒアルロン酸ナトリウム）を注入し病変を挙上する．
④粘膜下層を全周切開する（ITナイフなどを使用）．
⑤適宜局注液を追加しながら粘膜下層を剥離する（ITナイフ，フックナイフ，フラッシュナイフ，フレックスナイフなどを使用）．
⑥切除面の露出血管などに対して予防的な止血術を施行する．
⑦切除した病変を回収する．

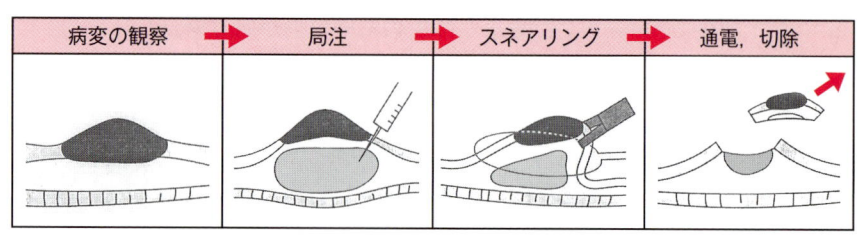

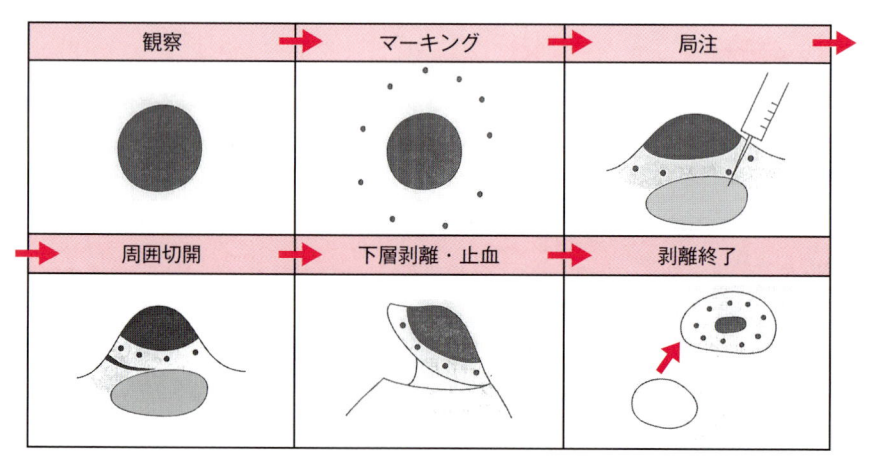

観察 → マーキング → 局注 → 周囲切開 → 下層剥離・止血 → 剥離終了

（文献3より改変）

●手技の実際

器材の準備

内視鏡の選択

- 内視鏡にはGIF-Q240Z，GIF-2T，GIF-M260，GIF-H260Z，GIF-Q260J（オリンパスメディカルシステムズ）など．

- 内視鏡によって処置具の出る位置やウォータージェット機能がついているかなどが異なるため，どの内視鏡を使用するのか術者に確認が必要である．

💡 スコープの名称と特徴　📄270

局注液の選択

- EMR/ESDにて病変を安全かつ確実に切除するためには適切な局注液の選択が重要である．
- 局注液には，それぞれメリット・デメリットがあるため，病変の大きさなどで使い分ける．
- 通常は，止血能の向上をめざしてアドレナリン（ボスミン）を添加する．
- 粘膜下層を視認しやすくするためインジゴカルミンを少量添加（0.2%程度）することもある．

💡 EMR/ESDに用いる局注液　局注液の実際　📄269

高周波ナイフの選択

- ニードルナイフ，ITナイフ，フックナイフ，フラッシュナイフ，フレックスナイフなど
- 方向性を問わない，穿孔が起きにくい，長い距離を切れる，長さを調整できるなどナイフによって特徴が違うため病変の部位や大きさなどで使い分ける．使用する高周波ナイフの種類は術者に確認が必要

💡 高周波ナイフの種類　📄268

高周波スネアの選択

- 楕円形，六角形など大きさも種類があるため，病変の大きさや部位によって使い分ける．使用する高周波スネアの種類は術者に確認する．

💡 高周波スネアの選択　📄269

止血鉗子の選択

- コアグラスパー，ホットバイオプシー鉗子，モノポーラー止血鉗子など．
- 凝固範囲などが異なるため，どの止血鉗子を使用するかは術者に確認が必要である．

先端キャップ（フード）の選択

- 視野を確保するため先端キャップを使用．ストレート型，斜め型，斜め広口型などがある．内視鏡の口径によっても使用するキャップが異なるためどの先端キャップを使用するかは術者に確認する．

高周波装置の選択

- VIO 200D（エルベ），VIO 300D（エルベ），ESG 100（オリンパスメディカルシステムズ）など．機種によって点検方法が異なるので，添付されている使用説明書にしたがって点検する．出力モードを適宜選択できるようになっているため，どの高周波装置を使用するかは術者に確認のこと．

看　護

入院診療計画書 P.276　　オーバービュー P.278　　基準指示用紙 P.280　　日めくりパス P.281

治療前（入院から治療まで）の看護

看護の目標／看護のポイント
- 精神的・身体的に内視鏡治療を受ける準備ができるように努める
- 入院目的を理解し，治療について同意していることを確認する

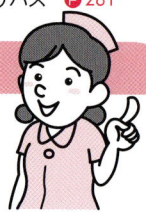

全身状態の把握

身体面の把握
- 食欲低下
- 嘔気・嘔吐
- 腹痛
- 検査データ

精神面の把握
- 治療についての理解度
- 治療についての不安の訴え
- 治療についての質問内容

治療前の検査
- 6ヵ月以内に施行のこと
- 感染症（HBsAg，HBcAb，HCVAb，ワ氏）
- 一般血液検査（出血時間，凝固時間，検血）
- 血液型
- 胸部レントゲン検査
- 心電図

治療内容の理解
- 治療の内容についてどのように理解されているか，治療同意書の内容は理解されているか確認を行う．
- 医師の説明内容について理解できなかったことはないか確認し，必要があれば，医師と連携をとり，医師からの説明の場を設定する．

> **ワンポイントレクチャー**
> ESDを行うことで一括切除が可能になり，完全に切除できているか正確に判断できる．内視鏡治療後の組織学的検査の結果で，追加治療が必要か治療方針が明らかになる．

同意の確認
- 同意書は，患者によっては十分に読まれていない場合もあり，患者の反応を見ながら，一緒に同意書のポイントを確認することが大切である．

💡 インフォームド・コンセント P.268

オリエンテーション
- 診療計画書（P.276）を用いて，治療までの準備，治療後の経過について説明する．

治療前（入院から治療まで）の看護 看護　25

早期胃癌内視鏡的粘膜切除術（EMR）
早期胃癌内視鏡的粘膜下層剥離術（ESD）

患者に渡す書類

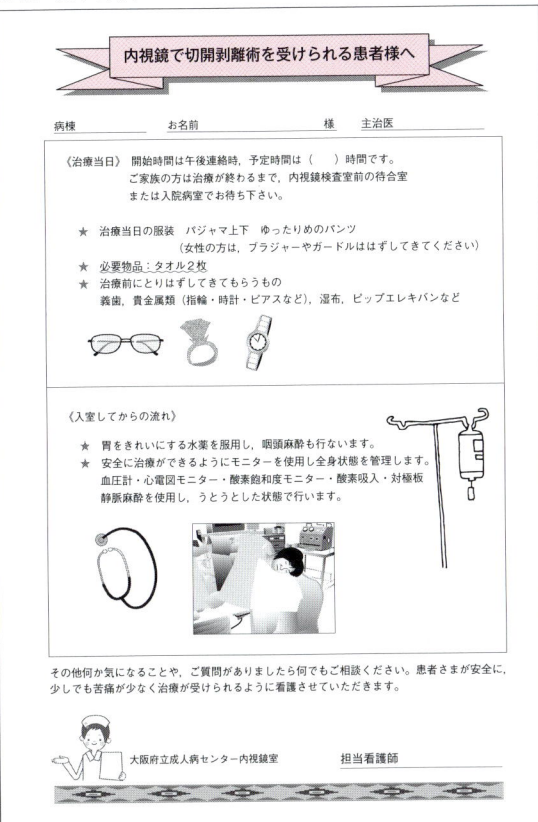

内視鏡で切開剥離術を受けられる患者様へ

病棟　　　　　お名前　　　　　　　様　主治医

《治療当日》　開始時間は午後連絡時，予定時間は（　）時間です。
ご家族の方は治療が終わるまで，内視鏡検査室前の待合室
または入院病室でお待ち下さい。

★ 治療当日の服装　パジャマ上下　ゆったりめのパンツ
　（女性の方は，ブラジャーやガードルははずしてきてください）
★ 必要物品：タオル2枚
★ 治療前にとりはずしてきてもらうもの
　義歯，貴金属類（指輪・時計・ピアスなど），湿布，ピップエレキバンなど

《入室してからの流れ》

★ 胃をきれいにする水薬を服用し，咽頭麻酔も行ないます。
★ 安全に治療ができるようにモニターを使用し全身状態を管理します。
　血圧計・心電図モニター・酸素飽和度モニター・酸素吸入・対極板
　静脈麻酔を使用し，うとうとした状態で行います。

その他何か気になることや，ご質問がありましたら何でもご相談ください。患者さまが安全に，
少しでも苦痛が少なく治療が受けられるように看護させていただきます。

大阪府立成人病センター内視鏡室　　　担当看護師

内視鏡問診表（病棟用）

フリガナ（　　　　　　　　　　）
氏　名（　　　　　　　　　　　）

1. 当院での内視鏡検査は何回目ですか。(初回・2回目以上)
2. 下記の該当している項目に〇印をつけてください。
( ) 緑内障（あおそこひ）
( ) 尿が出にくい（前立腺肥大症など）
( ) 血圧が高い
( ) 降圧薬を日頃飲んでいる
( ) 心臓病（心筋梗塞・狭心症・不整脈・弁の病気など）
( ) ペースメーカーを植え込んでいる
( ) 抗凝固薬（血の流れを良くする薬）を飲んでいる
　例：パナルジン・小児用バファリン・バイアスピリン・ワーファリン・プレタール
　　　ベルサンチン・その他（　　　　　　　　　　　　　　　）
　☆抗凝固薬を中止していますか【　はい（　　月　　日から）・いいえ　】

( ) 血がとまりにくい
( ) 糖尿病
( ) 薬に過敏（ピリン・抗生剤・歯の麻酔・ヨード・造影剤・アルコール綿など）
( ) 喘息・アレルギー体質・肺結核
( ) 乳腺（右・左）の手術を受けたことがある
( ) 麻薬性鎮痛薬を使用している
( ) テープにかぶれやすい
( ) 該当する項目はない

3. 大腸の検査・治療を受ける方のみお答え下さい。
開腹手術を受けたことがありますか。(はい・いいえ)
受けたことがある人は，手術名を書いて下さい。　例：盲腸の手術
（　　　　　　　　　　　　　　　　　　　　　　　　）

日　付			
看護師サイン			

Q&A 患者からよくある質問

入院時の患者の心理
・がんの診断に関すること
・手術の成功に関すること
・手術の後の偶発症に関すること
・手術の痛みに関すること
・手術後の生活に関すること
・入院生活に関すること

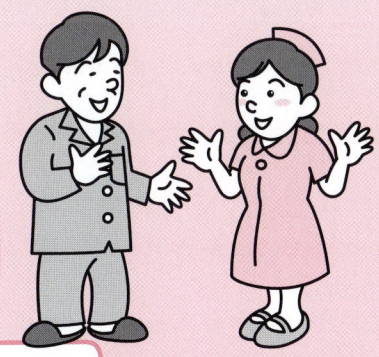

Q　血がとまらなかったらどうするのですか？
A　内視鏡治療中に止血処置を行います。
治療後も便に血が混じったり，吐いたものに血が混じることがあれば，医師が診察し，必要があれば，カメラで出血がないかの確認をします。

Q　手術後はいつから動けるのですか？手術後の食事はいつから始まるのですか？食事は普通に食べられるのですか？
A　治療直後は鎮痛・鎮静薬の影響で頭がぼーっとしたり，ふらつきがあります。治療後のトイレはベッドサイドに準備をします。翌日，はき気・痛みなどの症状が強くなければトイレまで歩行できます。食事は治療2日後から，5分粥から始まります。

Q　手術は痛くないのですか？
A　内視鏡挿入前に静脈麻酔を行い，うとうとした状態でカメラのチューブを挿入します。
治療中も痛みがでれば，医師が鎮痛薬を追加します。うとうとした状態で治療は進んでいきます。

説明内容	
①内視鏡室の場所	⑤出診時間
②食事，飲水制限	⑥持参物
③点滴の開始時間	⑦家族の待合
④絶食時の内服薬	

- 治療にかかる時間，治療時の疼痛，治療中の様子，治療後の経過などを患者の反応を見ながら説明し，患者の気がかりとなっていることが解決でき，治療前の不安が軽減できるように関わる．

内視鏡看護師による術前訪問

目的
- 内視鏡室の担当看護師が手術前に患者と会いコミュニケーションを図ることで，患者の内視鏡室での不安を軽減することができる．
- 内視鏡担当看護師が内視鏡室でのオリエンテーションを実施することで，患者は内視鏡室で治療を受ける状態がイメージできる．
- 内視鏡担当看護師は，病棟看護師，患者から情報を得ることで，内視鏡室での患者の安全・安楽の援助ができる．

内容
- オリエンテーション用紙に沿って説明する．
  - 枕の高さの調節，治療室・検査台，治療中の体位，ESDのイメージ写真
- エプロン型ドレープ，酸素カニューレ，対極板，パルスオキシメーターなどを持参し，実物を見せながら説明する．

> **ワンポイントアドバイス**
> ESDのイメージ写真は，リアルなため嫌がる患者もいる．
> 「ESDとは？」と質問があった場合に写真を見せ説明する．

情報収集
- 年齢，感染症の有無，血液型，主治医，薬歴，日常生活動作（ADL），看護上の問，転倒・転落アセスメントスコア，治療日の特別な指示の有無などを確認する．
- 治療に関する同意書，問診表を確認する．

病棟看護師と情報を共有
- 術前訪問時に得た情報は，病棟看護師・医師に申し送りをする．
- 患者からカルテにない情報が得られた場合や不安が強い時などは，病棟看護師と情報を共有し，協力して患者の準備にあたる．
- 患者の治療に対する思い，気がかり，生活上の困難さなど情報を内視鏡室の看護師と共有する．

治療前（入院から治療まで）の看護 **看護** 27

内服薬の管理

抗凝固薬・抗血小板薬の内服中止
●術中の止血困難と術後出血を予防するために，入院前から中止する．

💡 抗凝固薬・抗血小板薬 ｜ 作用持続時間　内服の確認　内服の中止・再開の基準　**P264**

絶食時の内服薬
●降圧薬や抗不整脈薬などの薬剤は絶食の時も少量の水で内服する．
●中止薬については，いつまで中止となるのか，再開時は指示があることを説明する．

💡 絶食時も内服できる薬剤　**P267**

プロトンポンプ阻害薬（PPI）
●術中・術後の出血予防のためPPIを治療前日から8週間内服する．
　Rp）パリエット　20mg　1錠　朝のみ　1回経口投与

患者の安全

リストバンドの装着
●患者誤認防止の目的で入院時にリストバンドを装着してもらう．
・治療出診時，リストバンド・名前を再確認する．

検査の確認
●胸部レントゲン，心電図，感染症，血液型などの検査の確認
・穿孔など偶発症の緊急手術に備えて治療前には検査が必要である．

適切な薬剤の選択
●治療前の問診表を用いて薬物アレルギー，麻薬を使用を確認する．
・内視鏡室の担当看護師が，内視鏡治療前日の術前訪問時に問診表をもとに禁忌薬剤の有無など適切に薬剤が選択できるように情報収集する．

💡 薬剤禁忌 ｜ 塩酸リドカイン　**P266**　　臭化ブチルスコポラミン　**P265**
　　　　　　麻薬の内服　**P266**

治療出診時の確認
●義歯，時計，指輪，湿布などを外しているか確認する．

💡 義歯・金属類・湿布の除去　**P269**

生活面での準備

●絶飲・絶食の指示
・治療前日の夕食後から絶食
・水分は治療当日，治療前までは少量は飲用してもよい．
●禁煙指導の確認
・禁煙者には禁煙の必要性を説明する．

> 脱水予防のため，治療当日は，朝から点滴を開始

B 早期胃癌内視鏡的粘膜切除術（EMR）早期胃癌内視鏡的粘膜下層剥離術（ESD）

内視鏡室での看護

看護の目標／看護のポイント
- 不安なく安全, 安楽に治療を受けることができるように努める
- 治療の必要性を十分理解し, 治療に対する協力が得られるよう指導・説明を行う

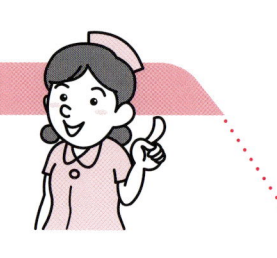

●治療開始までの看護

治療室での準備
- 内視鏡システムユニット, 吸引器, 高周波装置, 検査台の電源を入れ作動点検を行う.
- 生体監視モニター, 酸素吸入装置, 救急カート, 処置具ハンガーを準備する.

必要物品の準備

胃EMR／ESD時の必要物品の一例	
薬剤	
消泡薬・蛋白分解酵素	プロナーゼ(プロナーゼMS), 炭酸水素ナトリウム, ジメチコン(ガスコン)
咽頭麻酔薬	塩酸リドカイン(キシロカイン)ビスカス
鎮痙薬	臭化ブチルスコポラミン(ブスコパン), グルカゴン(グルカゴンG・ノボ)
鎮痛薬	ペンタゾシン(ペンタジン)
鎮静薬	ミダゾラム(ドルミカム)
拮抗薬	フルマゼニル(アネキセート)
処置具類	
ESD	ITナイフ, ニードルナイフ, インジゴカルミン溶液
EMR	ディスポスネア(大, 小)または下咽頭細径半月スネア, 透明キャップ
共通	止血鉗子：コアグラスパーまたはラディアルジョー3ホットバイオプシー把持鉗子, クリップ鉗子, 止血用クリップ
局注液	
グリセオールまたは生理食塩液またはムコアップ(ボスミン混注)	
その他	
アルゴンガス(漏出性出血に効果がある), 対極板	

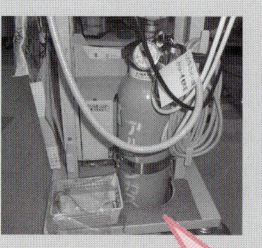

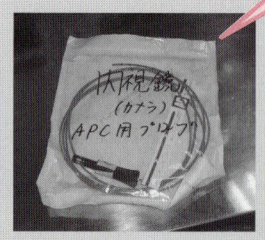

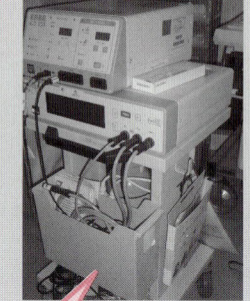

> アルゴンガス用プローブ

- アルゴンガスの残量チェック
- テスターを使用し, 作動状況の確認

> 高周波装置の作動確認

💡 アルゴンガスの特徴・適応・注意 ▶269, 270

安全の確認

患者確認
- 患者誤認防止のために，患者と関わるすべての場面で，患者自身より口頭でフルネームを名乗ってもらい，名前とカルテなどの書類と一致しているか確認

> **ワンポイントアドバイス**
> 確認時，五感をフルに使って！！
> 「目」だけではなく「耳」，「鼻」，「口」，「手」，「直感」も使い観察を行いましょう．

適切な薬剤の選択
- 安全に薬剤を使用するために，既往歴や薬剤アレルギーについて，カルテ，問診表を用いて確認する．

同意書の確認
- 内容の確認
- 治療内容，偶発症に対する理解状況
- 精神的に安定した状態で治療を受けることが出来るように，新たな疑問がないか確認を行う．

オリエンテーション
- 治療前日：内視鏡看護師による術前訪問
  - パンフレットを用い治療概要を説明する．
  - 金属類の除去：高周波装置を使用するので熱傷の可能性がある．
  - 義歯の除去：治療中の外れ，破損・誤飲の可能性がある．
  - 口紅の除去：治療中の低酸素血症を知る妨げとなる．

前処置

ルート確保
- 緊急時の対処のため

消泡薬・蛋白分解酵素の内服
- 粘液除去のため，プロナーゼ（プロナーゼMS）2万単位＋炭酸水素ナトリウム1gを10倍に希釈したジメチコン（ガスコン）水40 mLに溶解し，投与する．

💡 粘液除去に用いる薬剤　　内服の際の説明の工夫　P265

咽頭麻酔
- 嘔吐反射の減弱を図るため，頸部を後屈し開口させた体勢で，舌根部へ塩酸リドカイン（キシロカインビスカス7 mL：140 mg＋単シロップ3 mL）を2分間含んだ後，嚥下してもらう．嚥下できない場合は吐き出す．
  ⚠ アナフィラキシーショック注意，過剰投与による中毒に注意
  （リドカインの総投与量は，200 mgまで）

💡 塩酸リドカイン｜安全な投与法　　極量　　禁忌　P266

内視鏡室での看護 **看護**

B 早期胃癌内視鏡的粘膜切除術（EMR）早期胃癌内視鏡的粘膜下層剝離術（ESD）

鎮痙薬の投与	●消化管蠕動運動抑制，胃液・唾液分泌抑制のために，臭化ブチルスコポラミン（ブスコパン）をまたはグルカゴン（グルカゴン G・ノボ）を静注または筋注
	💡 消化管運動を抑制する薬剤　内服の際の説明の工夫　**P265**
鎮静薬・鎮痛薬の投与	●必ず血管確保を行い，各種薬剤を投与する． ●安全に治療を行うため，ミダゾラム（ドルミカム）もしくはペンタゾシン（ペンタジン）の静注，またはハロペリドール（セレネース）の点滴
	💡 内視鏡に用いられる鎮静薬・鎮痛薬　追加するタイミング　**P266**

●治療中の看護

全身状態の把握	●患者は鎮静下におかれ，自ら異常を訴えることができないことを理解し，サインを見逃さない！！ ●鎮静薬使用後，血圧が著明に低下するのは約5分後，S_PO_2 が著明に低下するのは約3分後が多いというデータあり． ●血管圧迫による酸素飽和度低下から酸素飽和計は逆につける．

観察項目	症状	原因	対処方法
呼吸器系	酸素飽和度低下	・セデーション ・過度の送気により腸管拡張され横隔膜が挙上する． ・分泌物の貯留	・酸素吸入 ・口腔内吸引(汚染予防のため，襟元にドレープ使用) ・左側臥位の保持(安全ベルトや体圧分散目的のウレタンフォーム製マットの使用) ・マウスピースの確実な固定
循環器系	血圧上昇	・長時間に及ぶ処置，侵襲的な操作などからくる心機能への負担	・降圧薬使用 　ニカルジピン塩酸塩（ペルジピン） 　硝酸イソソルビド（フランドルテープ） 　＊血圧が高値となると，止血に難渋する．
	疼痛		・鎮痛薬・鎮静薬使用 　ペンタゾシン（ペンタジン） 　ミダゾラム（ドルミカム）
	血圧低下・徐脈	・迷走神経反射刺激	
	患者の緊張，不安，苦痛		・患者の名前を呼び励ましの声かけ，タッチングなどのケア
	血圧低下・頻脈・ST 変化・顔面蒼白・冷汗	・出血性ショック	・一般状態の観察，出血量の確認を行い，周囲の協力も求め，緊急に対処

偶発症と対策

		原因	対処法	看護
出血	術中	切除時の血管損傷	止血鉗子での凝固止血 クリップでの止血	バイタルサイン確認 吐血による誤嚥防止（吸引・体位変換）
	術後	切除後の潰瘍出血	切除後潰瘍に対し予防的焼灼止血 クリップ 制酸薬の予防投与	バイタルサイン確認 術後便性状の確認
穿孔	術中	切除時の消化管壁損傷	クリップで穿孔部縫縮 経鼻胃管挿入での減圧 制酸薬投与 緊急手術	バイタルサイン確認 気腹の確認
	術後	電気凝固による筋層ダメージ	通電時間の短縮 緊急手術	術後発熱，腹痛の有無確認
誤嚥性肺炎		術中術後嘔吐時の誤嚥		吸引
深部静脈血栓症		長時間の臥床		下肢マッサージ

安全の保持

金属類の除去・対極板装着
- 熱傷予防のために行う．
- 貼布部位の皮膚の状態を観察し，異常のない平らな背部に貼付する．

体位の工夫

左側臥位
- 長時間の鎮静状態での左側臥位では，左側の無気肺が起こりやすい．
- これに唾液や胃内からの内容物の逆流などの誤嚥が重なることで，容易に呼吸状態は悪化する．

> **ワンポイントレクチャー**
> **呼吸状態悪化の要因**
> - ブスコパンや硫酸アトロピン使用禁忌の症例：唾液分泌が抑制されない．
> - 胃体上部や噴門にかかる症例：逆流しやすい．
> - 気道反射の弱い高齢者・長時間の治療・オーバーチューブの使用など．

顔の位置
- 首は伸ばし，顎は軽く前に突き出す．
- 首を強くそらせたり顎は引きすぎない．

枕の高さ調節
- 患者の口腔，咽頭，食道が同一平面状にあるように調節する．

転落防止
- セデーションを行うため，無意識の体動による危険性があるので，そばにいてつきそう．
- 安全ベルトの装着

タッチング
- 静脈麻酔中であるが，治療中は肩や腰などゆっくり「トントン」すると安心につながる．

	●緊張している部位（首や肩など）に触れて「ここの力を抜きましょう」と声をかけると効果的である．
衣服の調節	●腹部の圧迫を避けるため，ゆったりしたパジャマを着用する．
治療中の介助	●画面を見ながら治療の介助を行う．

> **ワンポイントアドバイス**
> **治療室の環境管理のポイント**
> ・術者や介助医師・看護師の動線を考え，患者のモニタリングに適した配置を工夫する．
> ・機器の接続コードのゆるみやはずれは電流が流れず切開不能となる．
> ・また体動や汗で対極板がはずれることにより熱傷の危険もあるため確認が必要である．
> ・コード類を整理し治療の妨げとならないように考える．

局注	●病変が頂上に挙上されるよう局注する． 💡 局注により病変が持ち上がらない場合　P269
処置具の受け渡し	●治療の流れを把握しながら，処置具を手渡す． ●処置具の汚れはその都度落とし，切開能が低下しないよう努める．

●治療後の看護

全身状態の把握	●バイタルサイン，胃痛，胃部膨満感，腹痛，嘔気，咽頭痛，気分不良の有無 ●鎮静薬の使用量・拮抗薬使用の有無と覚醒状況
拮抗薬の投与	●覚醒状況によりフルマゼニル（アネキセート）を使用する． 💡 鎮静薬と拮抗薬　フルマゼニルの使用上の注意　P267
病棟への伝達	●患者の状態（覚醒状況，痛みの有無）によりストレッチャーにて迎えを依頼する． ●病棟看護師に治療中の状態や病棟で継続し観察，介入すべき問題点を申し送る．

治療直後から食事開始までの看護

看護の目標／看護のポイント
- 重篤な偶発症（出血・穿孔による腹膜炎）の早期発見に努める

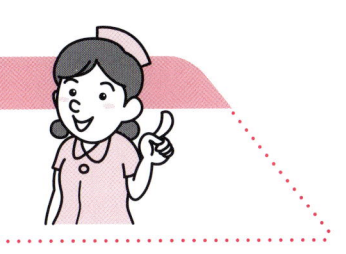

患者の受け入れ準備

病室の準備
- 出血など排泄物による汚染を予防するために，ベッドの頭部から腰部にかけて横シーツを入れる．
- 嘔吐，吐血の可能性もあるため膿盆を準備する．
- 事前の情報から治療後に不穏状態が予測される時は，離床センサーを準備する．

病室への移送
- ストレッチャーで病室に移送
  - 患者の安全を守るためストレッチャーを使用し，治療室からの移送には細心の注意を払う．

全身状態の把握

申し送り
- 内視鏡看護師から，患者の状態について申し送りを受ける．
  - 治療時間
  - 使用薬剤：鎮痛薬，鎮静薬，鎮静拮抗薬
  - 治療部位，病変の大きさ
  - 治療中の問題点（治療中の出血量，穿孔の有無，クリップの使用の有無）
  - バイタルサインの変化など
  - 治療後の医師指示

帰室後の観察のポイント
- 申し送り内容から問題点を把握し継続してケアする．
  - バイタルサイン
  - 吐下血の有無，量，性状
  - 顔色，口唇色，四肢冷感，チアノーゼの有無
  - 腹痛，腹部不快感の有無・程度
  - 呼吸状態，血中酸素飽和濃度
  - 覚醒状態
  - 指示された安静が守られているか

観察	問題となる症状	原因	看護
・意識レベル ・不穏状態の有無	・意識レベルの低下 ・傾眠傾向 ・不穏状態	・鎮痛・鎮静薬の使用により，意識レベルが低下する	安全な環境の提供 ・ベッド柵の工夫 ・ベッドの高さを低くする ・必要に応じて，離床センサー（ウーゴ君，まった君）を設置する ・病室に戻ったら，覚醒状況を確認しながら，治療が終了したことを説明する

		・治療終了時に鎮静薬が効きすぎている場合は，拮抗薬（アネキセート）を使用するが，半減期が短いため，再び意識レベルが低下することがある	・鎮静薬の影響が残っているので，1回目の歩行は看護師が付き添うことを伝え，ナースコールを患者の手元に準備する ・家族にも鎮静薬の影響について説明する
呼吸状態 ・S_PO_2 ・呼吸数・呼吸の形 ・肺音聴取 ・ぜん鳴の有無 ・舌根沈下の有無	・S_PO_2の低下 ・呼吸不規則・浅表 ・舌根沈下	・術中の鎮痛・鎮静薬の使用により，術中の呼吸抑制が継続する ・内視鏡時の送気により腸管が拡張し横隔膜が挙上する ・分泌物の貯留	・S_PO_2 95％以下であれば，医師の指示により酸素吸入を開始する ・舌根沈下がある場合は，枕を外し，必要時，肩枕を挿入する ・呼吸状態が不安定な場合は，主治医に報告をする
血圧	血圧の上昇	・長時間に及ぶ処置からくる心機能への負担 ・疼痛	・医師の指示により，最高血圧が180 mmHg以上の場合は，フランドルテープを貼付する
腹部症状 ・腹痛 ・腹壁の緊張 ・腹部膨満 ・嘔気・嘔吐	腹痛	・治療直後の腹痛は，内視鏡時の送気により腸管が拡張し，腸管内圧が上昇していることが影響している ・排ガス後も強い痛みが残り，腹壁の張りが軽減しない場合は，穿孔を疑う	・治療時に空気を送り込んでいるため，腹満感があり，それが原因で痛みがある可能性があると説明する．排ガスは我慢しないように説明する ・トイレ歩行が可能であれば，便意がなくてもトイレに座ることで，排ガスが促されることを説明する ・腹痛時は指示の鎮痛薬を使用する ・痛みが軽減しない場合は，医師に報告する
	嘔気・嘔吐	・鎮痛薬の使用が影響 ・治療直後の腹痛は，内視鏡時の送気により腸管が拡張し，腸管内圧が上昇していることが影響している	・排ガスを促す （上記内容参照）

偶発症と観察・予防ケア

出血

原因	対処法	看護上の注意点
切除後の潰瘍からの出血	・切除後の潰瘍に対する予防的な焼灼止血 ・クリッピング止血 ・制酸薬の予防投与	・術後の便性状を確認する ・バイタルサインを確認する

観察のポイント
- 腹痛，腹部膨満感，吐下血などを観察
- バイタルサインの測定，ショック症状の有無

> **ワンポイントアドバイス**
> ・高血圧の既往や術中に血圧上昇が見られた場合は出血のリスクが高く注意が必要である．
> ・「急に気分が悪くなったり，冷や汗がでたり，立ちくらみがしたらすぐに知らせて下さいね」など具体的に患者に説明をしておく．出血が疑われる場合は主治医に連絡するように指導する．

看護
- 治療後は出血の早期発見のため観便が必要なことを説明する．
- 治療後2回目までは看護師が観便を行い，以降は自己観便することを説明する．

> **ワンポイントアドバイス**
> 下血というと「出血＝赤い便」と思い込む患者も多いため，黒っぽい便が出ることを説明する．

- 後出血の予防や潰瘍治療を早める目的でプロトンポンプ阻害薬（PPI）を投与する（治療前日より内服中）
  Rp）パリエット 20 mg　1錠　朝のみ1回経口投与
- 治療翌日に血液検査を行い，出血の有無を確認する．赤血球数，ヘモグロビンを測定する．

> **ワンポイントアドバイス**
> - 胃体部は血管が豊富で出血のリスクが高いため特に注意を要する．
> - 特に術当日と翌日，食事開始後に出血することが多いため注意を要する．
> - 退院後の暴飲暴食や過度な運動などによる出血も見られるため十分な指導が必要である．

穿孔

原因	対処法	看護上の注意点
電気凝固による筋層へのダメージ	・通電時間を短くし予防する ・緊急手術	術後の腹痛，発熱などの有無を確認する

> **ワンポイントアドバイス**
> - 胃体部は血管が豊富で治療が困難であり，穿孔のリスクも高く要注意！
> - 穿孔の疑いがある場合やクリップを使用した場合は，偶発症の出現が高く特に注意を要する．

観察のポイント
- 腹膜炎症状の観察
  - 腹痛（圧痛，自発痛）の強さ
  - 鎮痛薬を使用しても効果がない
  - 炎症所見（白血球数・CRPの上昇，発熱の持続）
  - 腹部レントゲン検査
  - 腹壁の硬さ
  - バイタルサイン

看護
- 鎮痛薬を使用しても痛みの軽減が図れない強い痛みの場合は，穿孔，腹膜炎を疑って，腹部レントゲン検査やCTが必要である．症状があれば腹部が硬くないかなど触診し主治医に連絡する．
- 治療後の痛みは，治療の経過による痛みか穿孔による痛みなのか見極めることが大切である．
- 穿孔の疑いがある時や減圧目的のため，胃チューブ（Mチューブ）が留置される場合がある．胃チューブが留置されていれば排液量・性状を観察し，患者の体勢などで抜けないように固定する．
- 腹痛，吐下血がなければ治療翌日に医師が胃チューブを抜去する．必要時胸部レントゲン検査を行い，穿孔がないことを確認する．

- 治療翌日に血液検査を行い，穿孔による炎症反応（白血球数・CRPの上昇）がないか確認する．
- 高熱や腹痛があれば治療直後から医師の指示により，抗生剤を開始する．

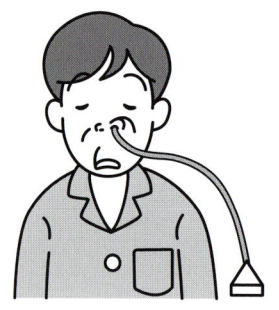

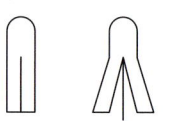

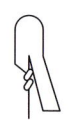

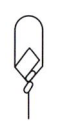

> **ワンポイントアドバイス**
>
> ☀ Mチューブを鼻で固定する時のポイント ☀
>
> ① テープの角に丸みを持たせる
> ② 鼻に貼る
> ③ 片方をチューブに巻きつける
> ④ もう片方は一回りして上方向に止めると貼り替えの時にはがしやすい
>
> **Q&A**
> Q チューブを頬で固定する時は…？
> A チューブが直接肌に当たらないよう，テープを絡ませて固定
>
> Q Mチューブを衣服で固定する時は…？
> A テープ等でボタンホールを作ったり，安全ピンで固定

患者の安全

転倒・転落の防止
- 十分に覚醒するまでは家族に付き添いを依頼するか離床センサーを用いるなどして危険防止に努める．
- 点滴ルートには十分注意するよう説明し，トイレなどの第一歩行は看護師が付き添い，ふらつきがないか確認する．

誤嚥の防止
- 治療後約1時間は咽頭麻酔の影響が残るため，絶飲・絶食であることを説明する．
- 誤嚥予防として初めは水分を少量飲んで，むせなどがないことを確認する．

ベッド周囲の環境整備
- ベッド上安静が必要なため，ベッド周囲の環境整理を行い，ナースコールが手元にあることを確認する．
- 腹痛や気分不良があればナースコールを押して看護師を呼ぶように説明する．

治療後の安静度

安静
- 意識が清明になれば治療後の安静度について説明する．
  - 治療当日はベッド上安静とし，排泄は尿器またはポータブル便器を使用する．翌日から点滴に注意して病棟内を歩行できることを説明する．
  - 治療当日・翌日は治療部位の安静のため，絶食とする．セデーションか

ら十分に覚醒すれば治療後1時間後から水分は摂取できるが，誤嚥しないように注意が必要である．

安静度の目安						
	治療当日	治療後1日目	2日目	3日目	4日目	5日目以降
安静度	トイレ歩行以外は安静	病棟内フリー	院内フリー		
清潔	入浴禁止	清拭	清拭	シャワー	入浴	

清潔
- 治療後2日間は体調がよければ清潔保持のため清拭を行う．
- 3日目以降はシャワーを行い，症状がなければ入浴が可能である．

食事開始から治療後3日目までの看護

看護の目標／看護のポイント
- 食事摂取開始後も腹痛の増強や吐下血・発熱が出現せず経過するように努める

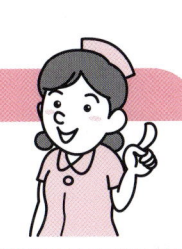

食事開始時のケア

食事の形態

治療日数	治療当日	治療後1日目	2日目	3日目	4日目	5日目以降
食事形態	絶食	絶食	5分粥	7分粥	全粥	常食

- 出血・腹痛がなければ，治療後2日目の朝から5分粥を開始する．
- 食事開始後，腹痛などの症状がなければ点滴は終了する．
- 病院食以外は摂取しないように説明する．

食事開始時の患者指導
- 食事はよく咀嚼し，ゆっくりと摂取するように説明する．
- 食事開始後，腹部不快感や腹満感が強く現れる時は看護師に伝えるように説明する．
- 観便の必要性について説明する．

> **ワンポイントアドバイス**
> - 食事開始後刺激により治療部位から出血することがある．
> - 食事後腹痛などの症状がないか十分に観察し，出血の兆候があれば医師に報告する．
> - 大量の出血であれば新鮮血の吐血として現れ，少量ずつの出血であれば後日下血（タール便）として現れる．

治療後3日目〜退院までの看護：退院準備

看護の目標／看護のポイント
- 退院後の自己観便ができ，退院後の生活について理解できるよう支援する

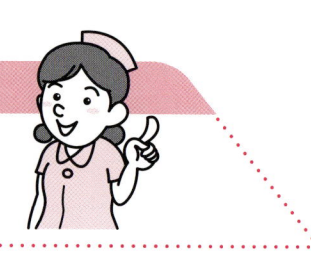

退院指導
- 退院の目安：通常，治療後6〜7日目に退院できる．
- 退院基準：経口摂取開始後も偶発症（吐下血，穿孔に伴う疼痛・発熱）の徴候がみられない．
  - 治療2日目以降にパンフレットに沿って家族に含め退院指導を行う．

退院パンフレット

胃・食道の内視鏡切除術を受けられた患者様へ

退院後はいつもの生活に戻りますが，傷口が完全に治るまでに約2か月かかります。以下のことに気をつけてお過ごしください。

飲食について
治療後2週間は消化が良いものをよく噛んで食べるようにしてください。刺激物（香辛料の多いもの、辛いもの、コーヒー、炭酸飲料）、繊維の多いもの（セロリ、ごぼう）、熱すぎるもの冷たすぎるものは避けてください。2週間以降は通常の食事を摂っていただいてかまいません。

飲酒・喫煙について
傷口からの出血の原因となる可能性があります。
治療後2週間は飲酒・喫煙を控えてください。

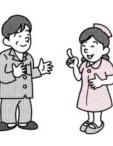

運動・仕事について
治療後2週間は激しい運動・重労働・泊りがけの旅行、重い物を持つなどの行為を控えてください。
2週間以降は通常どおりの運動・仕事をしていただいてかまいません。

入浴について
出血の危険があるため治療後2週間は長時間の入浴、熱湯のお風呂などを控えてください。

内服について
処方された薬を正確に内服してください。
次回受診日には必ず受診してください。

注意事項
治療後2週間は便を観察して下さい。激しい腹痛、吐血、下血（真っ黒な便、赤黒い便）など異常がみられた時はすぐにご連絡ください。

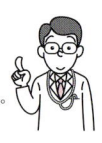

＜連絡先＞
独立行政法人大阪府立病院機構
大阪府立成人病センター
ＴＥＬ：06-6972-1181（代表）

運動と仕事
- 日常の家事やデスクワークは可能であるが，腹圧のかかる重いものを持つなどの重労働は避ける．
- 水泳やゴルフなどの激しい運動は退院2ヵ月後の内視鏡検査終了時まで控える．

自己観便の継続
- 治療後1週間頃に後出血が起こることがあり，継続して観便が必要であることを説明する．気分不良から突然，下血，吐血が起こることを説明しておく．

PPIの投与	●治療後創部は潰瘍となっており治癒するまでには約2ヵ月かかる． ・EMR／ESD前日からPPIの内服を8週間続けるように指導する． ・退院前には薬剤師からの服薬指導がある． ・薬の自己管理が困難な場合は，家族に服薬指導を行う．
食事	●退院後1～2週間は消化の良いものをとるように心がけるように説明する． ●極端に熱いもの，冷たいものは避ける．
飲酒・喫煙	●アルコールは血行を促進するので創部からの出血の原因になる．最低2週間は禁酒する．煙草も同様に2週間の禁煙が必要である．
異常時の対応	●黒い便や吐血など出血が疑われる時，我慢できない腹痛や嘔吐などがあれば病院に連絡し指示を受けるように説明する．

外来への継続看護

継続看護のポイント	●切除した組織の病理結果の説明は，退院日または，初回外来受診時に医師から説明があることを知らせておく． ・腫瘍が粘膜下層まで進展している場合は外科手術が必要となり，継続的に精神的サポートが必要となる． ●禁煙歴やアルコール歴などもふまえ，退院後の継続看護のポイントを看護サマリーに記載し外来看護師へ情報を伝える．

文献 ▶▶▶

1) Gotoda T, et al: Endoscopic resection of early gastric cancer. Gastric Cancer 10: 1-11, 2007.
2) 谷 雅夫，他：消化器内視鏡，11：667-674，1999．
3) 山根康子，他：消化器肝胆膵ケア，13：4-13，2008．

C

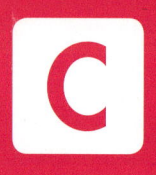

早期大腸癌内視鏡的粘膜切除術（EMR）/
Endoscopic mucosal resection for early colon cancer /
早期大腸癌内視鏡的粘膜下層剥離術（ESD）
Endoscopic submucosal dissection for early colon cancer

- 大腸内視鏡を用いて大腸腫瘍を摘除する方法
- 適応はリンパ節転移の可能性がない腫瘍に限られる．
- 内視鏡治療のメリットは外科手術と比較して侵襲が少ないことである．

基礎知識

適応

EMR
- 大腸腺腫と大腸癌では治療方針が全く異なるので術前内視鏡診断が重要
- 腺腫，癌の診断や癌の深達度診断には pit pattern 診断が有用である．

大腸癌
- 内視鏡治療の原則
  ①リンパ節転移の可能性がほとんどない．
  ②粘膜癌（m 癌），粘膜下層への軽度浸潤癌（1 mm までの粘膜下層浸潤）
  ・リンパ節転移の有無の正確な評価のためには，病変を一括摘除することが必要
  ③最大径が 2 cm 未満

大腸腺腫
- 5 mm より大きい腺腫は可能な限り内視鏡摘除を行う．
  ①5 mm 以下の腺腫は表面陥凹型でなければ，基本的には摘除の必要はなく，経過観察でよい．
  ②将来的な癌化を予防するという意味で腺腫を摘除することより，大腸癌のリスクを軽減できる．
  ③大腸腺腫はリンパ節転移の可能性がないので必ずしも一括摘除にこだわる必要はなく，大腸癌と異なり大きさに制限はない．

ESD
- 病変の組織学的検索には一括摘除が必要だが，EMR では一括摘除ができない病変が適応になる．

- EMRで一括摘除できる大きさは最大2cmであるが，ESDでは大きさに関わらず，一括摘除が可能である．
- ESDは食道癌・胃癌に対して保険収載されているが，大腸癌に対しては2011年3月現在保険未収載である（2009年6月に先進医療として承認されている）．
- EMRと比較して難易度が高く，特に穿孔などの偶発症が多いことなどから，現時点では一般的治療法ではない．

pit patternとその解釈

pit pattern	シェーマ	腺口形態の特徴	治療方針	意義
I		円形	健常腺管	正常
II		星芒状・乳頭状	過形成性変化	過形成性ポリープ
IIIs		正常pitより小型の管状・類円形	管状腺管	管状腺腫
IIIL		正常pitより大型の管状・類円形	分岐の少ないストレートな管状腺管	腺腫・粘膜内癌
IV		樹枝状・脳回転状	管状絨毛腺管	管状絨毛腺腫
VI		不整なpit構造	表層腺管の構造異型	粘膜内癌・sm微小浸潤癌
VN		無構造(pit構造の消失)	腺管・被蓋上皮の破壊，間質のdesmoplastic reactionの露呈	sm深部浸潤癌

（文献1, 2より改変）

禁忌

- 大腸内視鏡検査が禁忌の症例（P.209）
- インフォームド・コンセントが得られていない症例
- 出血傾向がある症例，抗凝固薬，抗血小板薬を服用中の症例
- 粘膜下層への高度浸潤，それより深く浸潤していることが予測される症例

手順

EMR

① 全大腸内視鏡検査を行い，病変を詳細に観察し，組織型，深達度を予測し，EMRの適応と判断されれば摘除する．
② 穿孔時に少しでも腸管外に漏出する腸管内容物を減らすため，洗腸液はなるべく吸引しておく．
③ 大腸腺腫は境界が明瞭なことが多く，マーキングを必要としないことが多い．
④ 粘膜下層へ局注液（主に生理食塩液）を局注し，病変を隆起させる．
⑤ スネアで病変部を絞扼し，高周波焼灼装置からの通電により摘除する．
⑥ 出血した場合や，出血が予測される場合には，クリップや止血鉗子で止血処置を施行する．
⑦ 摘除組織は回収し，組織学的検索を行い，転移の可能性があれば外科的追加摘除を行う．

ESD

① 全大腸内視鏡検査を行い，病変を詳細に観察し，組織型，深達度を予測し，ESDの適応と判断されれば摘除する．
② 穿孔時に少しでも腸管外に漏出する腸管内容物を減らすため，洗腸液はなるべく吸引しておく．
③ 大腸腺腫は境界が明瞭なことが多く，マーキングを必要としないことが多い．
④ 粘膜下層へ局注液（主にヒアルロン酸ナトリウムやグリセオール）を局注し，病変を隆起させる．
⑤ 高周波ナイフ（主にフラッシュナイフ，フックナイフ）を用いて病変周囲を切開し，粘膜下層を剥離する．
⑥ 処置中に適宜止血を行う．
⑦ 摘除組織は回収し，組織学的検索を行い，転移の可能性があれば外科的追加切除を行う．

手技の実際

インフォームド・コンセント

● 病名を告げ以下の内容を説明する．
  a. 治療の目的，必要性，有効性
  b. 治療内容
  c. 偶発症と発生率
  d. 偶発症発生時の対応
  e. 代替可能な治療
  f. 治療が行わなかった場合に予測される経過

重篤な多臓器疾患の確認

● 心・血管疾患，呼吸器疾患，肝疾患，腎疾患，甲状腺疾患，糖尿病，前立腺肥大，緑内障，出血傾向，薬剤アレルギー，妊娠，抗血小板薬・抗凝固薬の服用の有無などを確認

腸管洗浄

● 前日は繊維の多いもの（根菜類など）は避け，消化の良いものを中心に摂取するよう指導する．

- 前日から下剤を投与し，治療当日朝から腸管洗浄液を服用する．
  - クエン酸マグネシウム（マグコロールＰ）100 g（等張マグコロールＰ法）もしくはニフレック１袋（Golytely法）を1.8 Lの水で溶かしたものを約１時間かけて飲む．

💡 腸管洗浄法の比較　P271

抗凝固薬・抗血小板薬の内服中止の確認

- 内視鏡治療を行う場合には抗凝固薬・抗血小板薬の内服中止が必要である．

💡 抗凝固薬・抗血小板薬｜内服の中止・再開の基準　P264

前処置

- 鎮痙薬（臭化ブチルスコポラミンもしくはグルカゴン）を投与する．
- 必要に応じ鎮静薬，鎮痛薬を投与しセデーションをする．
- 適切な位置に対極板を貼る．対極板は病変より近い位置の背部に貼る．決して足には貼らない．病変より距離が離れると抵抗が増大し，切除しにくくなる．
- 身体に金属類（ピン，指輪，眼鏡，磁石入り絆創膏）がないか確認する．

セデーション

鎮静薬

- ミダゾラム（ドルミカム）初回1.25～2.5 mgを静注し，その後必要に応じて1.25 mgずつ追加する．

鎮痛薬

- ペンタゾシン（ペンタジン）15 mgを筋注

モニタリング

- モニタリングとは患者の状態の変化を把握することであり，偶発症の予防，早期発見のために行う．
  - 基本は患者観察である．患者の顔色や呼吸状態を常に観察し，必要に応じてモニタリング装置で経皮的酸素飽和度および脈拍，血圧，心電図を測定し，状態に変化がないかをチェックする．
  - 特に一般状態の悪い患者，高齢者，セデーション下の患者では慎重にモニタリングを行う．

偶発症時の対応

- 偶発症の多くは出血と穿孔である．
- その他には頻度は低いが，意識障害，呼吸停止，痙攣，ショックなどの危険性がある．

出血

- 出血の発生頻度は１～３％である．
- 切除直後の出血だけでなく，切除後10日程度までは後出血の可能性がある．
- 大量出血した場合には輸血が必要となる．
- 内視鏡でほとんど止血できるが，内視鏡で止血困難な場合（出血が多く内視鏡での観察が困難な場合や，血圧が低下し内視鏡が危険と判断された場

	合など）には，血管造影および経カテーテル的な止血処置や開腹手術が必要となる．
穿孔	● 穿孔の発生頻度は EMR で 0〜0.1%，ESD では経験数の良い施設で数%である． ● 穿孔が生じると便汁が腹腔内に漏出し腹膜炎を併発する． ● 小穿孔であれば内視鏡的にクリップで縫縮し，絶食，補液，抗生剤投与による保存的治療が可能な場合があるが，原則的には緊急開腹手術が必要となる． ● 切除時の高周波電流で腸管壁の熱損傷が生じ，穿孔が生じなくても腹痛や発熱が生じることがある．
術後の処置	● 多臓器疾患がなく，抗凝固薬・抗血小板薬を服用していない患者では，摘除病変の大きさが 10 mm 未満，数が 3 個程度以内であれば外来 EMR が可能である．それ以外の病変に対する EMR や ESD は全症例入院のうえで治療を行う方が良い．
食事開始時期	● 外来 EMR では当日夕食より開始 ● 入院 EMR では翌日より低残渣食から開始し，翌々日より普通食 ● ESD では翌々日より低残渣食より開始し，3 日後より普通食
抗凝固薬・抗血小板薬の再開	● 消化器内視鏡ガイドラインでは，後出血の危険性がないことを確認でき次第再開すると記載されているが，実際には後出血の危険性がないことを確認するのが困難なため，症例ごとに再出血のリスクと抗凝固薬・抗血小板薬中止による血栓症のリスクを考慮し，再開時期を決定する．
治療後 1 週間の処置	● 消化の良い食事を心がけ，刺激が強いものやアルコールを控えるように指導する． ● 安静を心がけ，激しい運動（ジョギング，ゴルフなど）や出張，旅行などの遠出は控える． ● 入浴は避け，シャワー程度にするよう指導する． ● 腹痛，下血，発熱などが見られた場合，病院に連絡し主治医の指示を仰ぐ．
経過観察・追加摘除の可否など	● 病理組織学的検索で摘除垂直断端陽性（側方断端陽性であれば，追加内視鏡治療が可能な場合もある）であれば外科的追加摘除を考慮する． ● 摘除垂直断端陰性であっても粘膜下層への高度浸潤病変（1 mm 以上の粘膜下層浸潤），脈管浸潤陽性，低分化腺癌，未分化癌であれば外科的追加摘除を考慮する． ● 摘除後の経過観察期間についてはアメリカとイギリスで行われた研究の結果から 3〜5 年が適切とされているが，日本のガイドラインでは至適な大腸内視鏡検査の間隔は確立されていない． ● 多分割摘除など，局所遺残発生率が高い場合が術後サーベイランスをより短期間（3〜6 ヵ月）で行う．

医師のワンポイントアドバイス

内視鏡治療の術者は手技に集中するため，患者の全体像やモニターに注意が及ばなくなることがある．術者以外の医療従事者によるモニタリングが，偶発症の予防・早期発見に重要である．

看　護

入院診療計画書 P.284　　オーバービュー P.286　　基準指示用紙 P.288　　日めくりパス P.289

治療前（入院から治療まで）の看護

看護の目標／看護のポイント
- 精神的・身体的に内視鏡治療を受ける準備ができるよう努める
- 入院目的を理解し，治療について同意していることを確認する

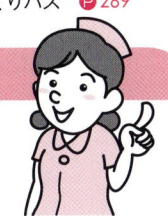

全身状態の把握

身体面の把握
- 腹部症状（腹痛，腹満感の有無）
- 排便困難の有無，排便の性状など

精神面の把握
- 治療についての理解度
- 治療についての質問内容
- 治療に対する不安の訴え

治療前の検査
- 感染症，血液型，止血機能
- 心電図，胸部レントゲン検査

治療内容の理解
- 治療の内容についてどのように理解されているのか
- 医師の説明について理解できなかったことはないか
- カルテの記載内容とずれがないか
- 上記の内容を確認し，看護師が補足説明を行い，必要があれば，医師と連携をとり，医師からの説明の場を設定する．

同意の確認
- 同意書は，患者によっては十分に読まれていない場合もあり，患者の反応を見ながら，一緒に同意書のポイントを確認する．

💡 インフォームド・コンセント P.268

オリエンテーション
- 診療計画書（P.284）を用いて，治療までの準備，治療後の経過について説明する．
- 治療にかかる時間，治療時の疼痛，治療中の様子，治療後の経過などを患者の反応を見ながら説明し，患者の気がかりとなっていることが解決でき，治療前の不安が軽減できるように関わる．

（胃ESDを受ける患者の看護：よくある患者の質問と回答　P.25）

内服薬の管理

抗凝固薬・抗血小板薬の内服中止

- 抗凝固薬・抗血小板薬を内服している場合，術中の止血困難や術後出血を予防するために，薬剤中止の説明を外来受診時に受けているため，入院時に中止できているか確認する．
- 中止薬の再開については，医師の指示があることを説明する．

💡 抗凝固薬・抗血小板薬 ｜ 作用持続時間　内服の確認　内服の中止・再開の基準　P264

絶食時の内服薬

- 降圧薬や抗不整脈薬などの薬剤は絶食の時も少量の水で内服できる．
- 絶食期間中は，血糖降下薬は中止する．
- 絶食期間中に内服する薬，休薬する薬がわかるように，患者のベッドサイドに明示する．

💡 絶食時も内服できる薬剤　P267

腸管洗浄

- 便が残っていると大腸を十分に観察できず，治療がスムーズに行われないことを説明し，腸管洗浄の必要性を理解してもらう．
- 便の性状表（P.47）を患者にわたし，便のレベルが④以上（もろもろがない，うすい黄色透明な状態）にすることが必要なことを説明する．

下剤の投与

- 前日は毎食後センナ（ヨーデルS 2錠）を内服し，午後7時にマグコロールP 50 gを内服する．
  - 入院前の排便習慣を確認し，頑固な便秘がある場合は，食事を入院時から低残渣食に変更し，患者自身の排便のコントロール方法を確認し，前日の緩下剤の種類や量を調整する．

腸管洗浄液

- 治療当日6時から腸管洗浄液（マグコロールP 100 gを水1.8 Lに溶解）を2時間程度かけてゆっくりと内服させる．
  - 腸管洗浄液は1.8 Lと多いため，まずは1 Lを服用し，腹痛，腹部膨満感が出現すれば，看護師に伝えるように説明をしておく．
  - 冷やした方が服用しやいため，溶解後は冷蔵庫で保管するとよい．
  - 腸管洗浄のためにニフレックを使用する場合もある．

便の性状の観察

- 服用後，5回目からの便は流さずトイレのナースコールを押すように患者に説明しておく．
- 便の性状が，性状表の④以上であることが確認できれば，内視鏡室に腸管の洗浄が終了したことを伝える．
  - 腸管洗浄液内服後，排便がない，または便の性状が④以上にならない場合には，グリセリン浣腸を施行する．浣腸後も便の性状が④以上にならない場合は，医師に報告し，追加処置の指示を受ける．

便の性状表

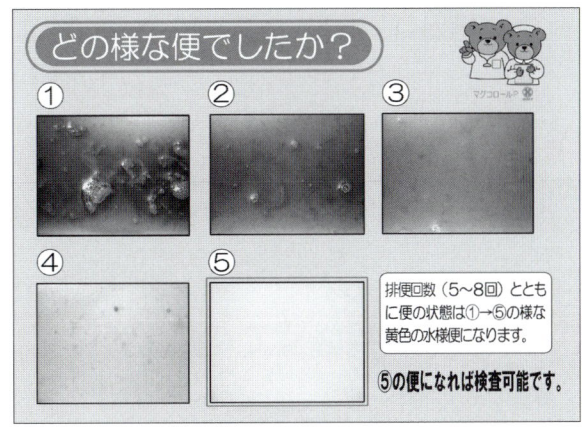

どの様な便でしたか？

① ② ③ ④ ⑤

排便回数（5〜8回）とともに便の状態は①→⑤の様な黄色の水様便になります。

⑤の便になれば検査可能です。

（堀井薬品工業）

ワンポイントアドバイス

なぜ，腸管洗浄を徹底的にするのか？
- 便中には大量の腸内細菌が存在しているため，治療前に可能な限り腸管内容を除去し，細菌数を最低限にし，治療後の感染を防ぐことが重要である．
- 腸管内に便が残存すれば，治療操作や病変の同定の妨げになる．

ワンポイントレクチャー

腸管洗浄時の留意点
- 腸管洗浄液を大量に服用することで，頻回に排便するようになり，体内の水，電解質のバランスが崩れ脱水症状を起こす危険がある．特に高齢者の場合は注意が必要である．
- 経口腸管洗浄液の服用で腹部膨満感を感じるために，服用が終了すると水分を摂取しない患者がいる．脱水予防のために水・お茶などの水分摂取が必要であることを必ず，服用前に説明しておくことが大切である．
- 抗凝固薬・抗血小板薬を休薬している患者では，前処置により，脳梗塞や心筋梗塞などの虚血性疾患を起こすリスクが高いため，脱水症状には特に注意する．
- 歩行障害などADLに問題がある患者や高齢者などでは，腸管洗浄液を内服後，トイレまで間に合わないことが予測される．事前に患者と相談し，ポータブル便器を設置する．
- 腸管洗浄液を一度に大量に服用すると，嘔吐を繰り返すことがある．頻回の嘔吐反射は胃の粘膜裂傷を招き，マロリー・ワイス症候群を引き起こすことがある．また，イレウスを伴った穿孔を起こすこともある．腸管洗浄液を服用する前に1Lを1時間ぐらいのペースで服用するように説明する．

患者の安全

- 患者誤認防止のため入院時にリストバンドを装着してもらう．
  - 治療出診時，リストバンド・名前を再確認する．
- 胸部レントゲン検査，心電図，感染症，血液型などを確認する．
  - 穿孔などの偶発症の緊急手術に備えて治療前検査が必要である．
- 問診表により抗凝固薬・抗血小板薬の内服状況，薬物アレルギー，麻薬の使用を確認する．

💡 薬剤禁忌｜塩酸リドカイン ▶266　臭化ブチルスコポラミン ▶265
麻薬の内服 ▶266

- 治療出診時は，義歯，時計，指輪，湿布などを外していることを確認する．

💡 義歯・金属類・湿布の除去 ▶P269

生活面での準備
- 治療前日の夕食後から絶食とする．水分（水・お茶）は治療までは飲用しても良いことを説明する．
- 喫煙者には術後の出血予防のために禁煙の必要性を説明しておく．

内視鏡室での看護

看護の目標／看護のポイント
- 不安なく安全，安楽に治療を受けることができるよう努める
- 治療が長時間になる可能性があるので，苦痛に対する援助を行う

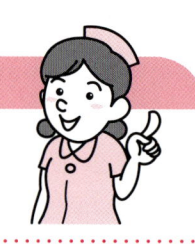

● 治療開始までの看護

治療室での準備
- 内視鏡システムユニット，吸引器，高周波装置，検査台の電源を入れ作動点検を行う．
- 生体監視モニター，酸素吸入装置，挿入形状観測装置（コロナビ：UPD）の準備
- 炭酸ガス送気装置，経皮的炭酸ガス濃度測定モニター

必要物品の準備

大腸EMR／ESD時の必要物品の一例	
薬剤	
消泡薬	ジメチコン（ガスコン）
鎮痙薬	臭化ブチルスコポラミン（ブスコパン），グルカゴン（グルカゴンG・ノボ）
潤滑油	KYゼリー，2％リドカイン（キシロカイン）ゼリー
鎮静薬	ミダゾラム（ドルミカム），ハロペリドール（セレネース）
鎮痛薬	ペンタゾシン（ペンタジン）
拮抗薬	フルマゼニル（アネキセート）
色素	
インジゴカルミン（インジゴカルミン8筒＋蒸留水100 mL）	
0.05％クリスタルバイオレット（ピオクタニン）	
処置具	
高周波装置（VIO200D，VIO300D，ESG100），対極版	
高周波スネア（楕円形，六角形，半月型など）	
ESD用ナイフ（各施設，術者によって異なるので術前に確認する）　　フレックスナイフ：先端が鈍でやや穿孔しにくく，ナイフ長を任意に設定できる　　フラッシュナイフ：ナイフ先端より送水できる，局注，洗浄が可能	
留置スネア（ポリープの大きさによってサイズを選ぶ）	
止血鉗子：コアグラスパー，ホットバイオプシー鉗子，モノポーラ止血鉗子など	
クリップ鉗子，止血用クリップ	
把持鉗子（大きさなど種類がある）：バスケット型，三脚型	
大腸用局注針（局注用）	
スライディングチューブ（必要に応じて）	

局注液
グリセリン・フルクトース(グリセオール注200 mL＋ボスミン1筒) ヒアルロン酸ナトリウム(ムコアップ)20 mL，もしくはグリセオールにて2倍希釈

その他
検体採取の準備：ホルマリン容器，ピンセット，マジック 組織固定用針と固定板，メジャー 生理食塩液でしめらせたハイゼガーゼ(プラストコップに準備) 処置具かけの支柱台，ビニール袋 ベストシーツ(検査台の上に敷き患者ごとに交換) アルファマット ゴム手袋

💡 スコープの名称と特徴 ▶270

安全の確認

患者確認

- 患者誤認防止のために，患者と関わるすべての場面で，患者自身より口頭でフルネームを名乗ってもらい，カルテなどの書類の名前と一致しているか確認する．

> **ワンポイントアドバイス**
> 確認時，五感をフルに使って！！
> 「目」だけではなく「耳」，「鼻」，「口」，「手」，「直感」も使い観察を行いましょう．

適切な薬剤の選択

- 安全に薬剤を使用するために，既往歴や薬剤アレルギーについてカルテ・問診表を用いて確認を行う．
- 抗凝固薬・抗血小板薬を内服している場合，休薬の有無・休薬期間を確認し，治療が可能か判断できるよう情報を収集する．

同意書の確認

- 治療内容・偶発症に対する理解状況を確認する．
- 精神的に安定した状態で治療を受けることができるように，新たな疑問や不安はないか確認を行う．

オリエンテーション

- 金属類の除去：治療時の熱傷防止
- 治療中の体位：治療中は医師の指示のもと，適宜，体位変換を行う．
- 治療中の苦痛について説明する．
  - 術者の手技の熟練度によって患者が感じる苦痛の程度に差があること
  - 熟練者が行う場合でも，腹部手術後の癒着例や腸過長症例は苦痛を伴うことが多いことも説明しておくとよい．

前投薬

鎮痙薬の投与

- 大腸の蠕動運動を抑制するため，臭化ブチルスポコラミン(ブスコパン

20 mg）または，グルカゴン（グルカゴンG・ノボ）を投与

💡 消化管運動を抑制する薬剤　内服の際の説明の工夫　📄265

セデーションとモニタリング

セデーション
- 内視鏡医の判断や患者の希望で，ミダゾラム（ドルミカム）を静注し，持続的に生体監視モニターで血圧・脈拍・S_pO_2を観察し，偶発症の予防に努める．
- ESDの場合
  - 通常の内視鏡検査に比べて時間がかかるため，患者の苦痛を和らげる目的でセデーションを行う．
  - 治療開始前に血管確保を行う．
- EMRの場合
  - 患者の希望と必要に応じて，セデーションを行うか否か内視鏡医が判断する．

💡 内視鏡に用いられる鎮静薬・鎮痛薬　追加するタイミング　📄266

モニタリング
- 薬剤投与直後に循環動態の変動が起きやすいため，患者のそばでモニタリングを行う．
- 救急カート（挿管器具・昇圧薬など）を内視鏡室に常備し，緊急時すぐに対応できるようにする．
- 鎮静薬静注3分後にS_pO_2が，5分後に血圧が変動することが多いので，特にこの時間に注意する．
- セデーション下では体動による転落に注意する．

💡 鎮静薬と拮抗薬　フルマゼニルの使用上の注意　📄267

● 治療中の看護

全身状態の把握

観察項目
- バイタルサイン・循環動態の変動の有無
- 腹痛・腹部膨満感の有無
- 表情・意識・呼吸状態
- 迷走神経反射の有無

観察項目	症状	原因	対処方法
呼吸器系	酸素飽和度低下	・セデーション ・過度の送気により腸管拡張され横隔膜が挙上する	・酸素吸入

循環器系	血圧上昇	・長時間に及ぶ処置・浸襲的な操作などから来る心機能への負担	・降圧薬使用 ニカルジピン塩酸塩（ペルジピン） 硝酸イソソルビド（フランドルテープ）
	疼痛		・鎮痛・鎮静薬使用 ペンタゾシン（ペンタジン） ミダゾラム（ドルミカム）
	血圧低下・徐脈	・迷走神経反射刺激	
	患者の緊張・不安・苦痛		・患者の名前を呼び励ましの声かけ，タッチングなどのケア
	血圧低下・頻脈・ST変化・顔面蒼白・冷汗	・出血性ショック	・一般状態の観察，出血量の確認を行い周囲の協力も求め，緊急に対処

安楽の保持

タッチング
- 患者のそばに付き添い不安や緊張の緩和に努める．
- スコープ挿入中は，手を握り，肩に軽く触れる．

声かけ
- スコープ挿入時「身体の力を抜いてくださいね」，「おなかが痛いときは遠慮なく言ってくださいね」など声かけを行う．
- 観察時は送気をしているため腹部膨満感を訴えることが多い．患者には「空気を送っているためお腹が張ってくると思います．ガスが出そうであれば我慢せずに出してください」と説明する．

炭酸ガス送気の活用
- 炭酸ガスは吸収が早いので腹満感が少ない．

保温
- 術者に邪魔にならない範囲でタオルケットをかけ保温に努める．

治療中の介助

- 画面を見ながら治療の介助を行う．

対極板の装着
- モノポーラ型のスネアを使用する時，患者の臀部などの皮膚に対極板を貼る．
- 患者が金属類（指輪・時計など）を身体に付けていないか確認する．
- 対極板と高周波装置を接続するコードが正しく接続されていることも確認する．
- 体動や汗で対極板が外れることにより熱傷の危険もあるため必ず確認のこと

処置具の受け渡し
- 治療の流れに沿って，局注針やスネア・ナイフ類を渡す．
- ナイフ類は適宜アルミホイルで先端の組織などを除去する．
- 必要時に生理食塩液ガーゼで拭く．
- 留置スネア・止血鉗子・クリップ鉗子の準備
- 把持鉗子（大きさなど種類がある）・バスケット型・三脚型・ネット型などポリープ回収具の準備

	・ポリープの大きさや形などで選ぶため術者に確認する．
❯❯ 体位変換の介助	●スコープが足に引っかかって抜けないよう患者にも声をかけながら介助する．
	💡 スコープの挿入・観察時に有効な体位変換 ▶272
❯❯ 腹壁圧迫の介助	●必要時，腹壁を圧迫し腸管のたわみを防止し効果的にスコープが挿入できるようにする．
	💡 用手圧迫が有効な部位と状況 ▶272
偶発症出現時の対応	
❯❯ 穿孔	●クリッピングによる縫縮を行う． ●下部消化管の内視鏡治療中の穿孔については腹膜炎を発生することがあり緊急手術が必要な場合がある． ●状況に応じて病棟・外科・放射線診断部門などに連絡する．
❯❯ 出血	●摘除時の血管の損傷：止血鉗子による凝固止血，クリップによる止血 ●気分不良・冷汗・下血などの症状の有無・バイタルサインの確認を行う． ●輸血が必要になることを考え血液型の確認をしておく．
❯❯ 回収した検体の処理	●回収した検体は乾燥させないよう生理食塩液でしめらせたガーゼで覆う． ・回収した順に番号を付け名前を記載する． ・治療終了後，術者がメジャーで計測・写真撮影後にホルマリン固定する．

●治療後の看護

全身状態の把握	
❯❯ 観察項目	●バイタルサイン・循環動態の変動の有無 ●セデーション時は薬剤使用量・拮抗薬使用の有無と覚醒状況 ●腹痛・腹部膨満感の有無 　●表情・意識・呼吸状態 ●迷走神経反射の有無 　●排ガスの有無 ●気分不良・ふらつきの有無 　●出血量の確認
安全の確保	
❯❯ 対極板の除去	●高周波装置の電源がOFFになっていることを確認し対極板を除去する． ●対極板装着部位の熱傷や発赤の有無を確認する．

安静	●患者の身の回りを整える． ●患者の状態に合わせて，車椅子またはストレッチャーでの迎えを病棟に依頼する． ●検査台から降りる際，患者に長時間の臥床によるめまいやふらつきが起こる可能性があるため，ゆっくり起き上がるよう伝え，介助を行う． ●治療直後トイレに行く際は状況に応じて付き添い介助を行う． ●病棟看護師がストレッチャーで迎えに来るまで，転落防止のために検査台は下げておく． ●患者には動かないよう伝え，目を離さない．
情報の伝達	●医師に治療状況，治療後の指示の確認を行う． ●病棟看護師に治療中の状態や病棟で継続して観察・介入すべき問題点を申し送る． ●治療時間・使用薬剤（鎮痛薬・鎮静薬・拮抗薬など）・薬剤使用量・治療部位・大きさ ●治療中の出血量・穿孔の有無・クリップ使用の有無・バイタルサインの変化など

💡 リカバリールームからの退出基準　P267

治療直後から食事開始までの看護

看護の目標／看護のポイント
■ 偶発症の早期発見に努め，出血，穿孔，腹膜炎を起こさないように努める

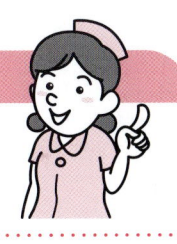

患者の受け入れ準備

病室の準備	●出血など排泄物による汚染を予防するために，ベッドの腰部から臀部にかけて横シーツを入れる． ●事前の情報により，治療後に不穏状態が予測される時は，離床センサーを準備しておく． ・必要があれば，観察用TVモニターが使用できる病室に転室する． ・本人，家族に個室の使用について説明する． ・高齢者や以前の治療に際して不穏症状を起こしたことがある患者は特に注意が必要である．
病室への移送	●ストレッチャーで病室に移送する．

全身状態の把握

申し送り	●内視鏡室看護師から，患者の状態について申し送りを受ける． ・治療時間

- 使用薬剤：鎮痛薬，鎮静薬，鎮静薬拮抗薬
- 治療部位，病変の大きさ
- 治療中の問題点（治療中の出血量，穿孔の有無，クリップの使用の有無など）
- バイタルサインの変化など
- 治療後の医師指示

帰室後の観察のポイント
- 申し送り内容から問題点を把握し，継続してケアする．

観察	問題となる症状	原因	看護
・意識レベル ・不穏状態の有無	・意識レベルの低下 ・傾眠傾向 ・不穏状態	・鎮痛・鎮静薬の使用により，意識レベルが低下する． ・治療終了時に鎮静薬が効きすぎている場合は，拮抗薬（アネキセート）を使用するが，半減期が短いため，再び意識レベルが低下することがある．	安全な環境の提供 ・ベッド配置の工夫 ・ベッドの高さを低くする． ・必要に応じて，ウーゴ君，まった君などを設置する． ・病室に戻ったら，覚醒状況を確認しながら，治療が終了したことを説明する． ・鎮静剤の影響が残っているので，1回目の歩行は看護師が付き添うことを伝え，ナースコールを患者の手元に準備する． ・家族にも鎮静薬の影響について説明しておく．
呼吸状態 ・S_PO_2 ・呼吸数・呼吸の形 ・肺のエアー入り ・ぜん鳴の有無 ・舌根沈下の有無	S_PO_2の低下 呼吸不規則・浅表 舌根沈下	・鎮痛・鎮静薬の使用により，呼吸抑制が出現する． ・内視鏡時の送気により腸管が拡張し横隔膜が挙上する． ・分泌物の貯留	・S_PO_2 95％以下であれば，医師の指示により酸素吸入を開始する． ・舌根沈下がある場合は，枕を外し，必要時，肩枕を挿入する． ・呼吸状態が不安定な場合は，主治医に報告をする．
血圧	血圧の上昇	・長時間に及ぶ処置，侵襲的な操作などからくる心機能への負担 ・疼痛	・医師の指示により，最高血圧が180 mmHg以上の場合は，フランドルテープを貼付する．
腹部症状 ・腹痛 ・腹壁の緊張 ・腹部膨満 ・嘔気・嘔吐	腹痛	・治療直後の腹痛は，内視鏡時の送気により腸管が拡張し，腸管内圧が上昇していることが影響している． ・排ガス後も強い痛みが残り，腹壁の張りが軽減しない場合は，穿孔を疑う．	・治療時に空気を送り込んでいるため，腹満感があり，それが原因で痛みがある可能性があると説明する．排ガスは我慢しないように説明する． ・トイレ歩行が可能であれば，便意がなくてもトイレに座ることで，排ガスが促されることを説明する． ・腹痛時は指示の鎮痛薬を使用する． ・痛みが軽減しない場合は，医師に報告する．
	嘔気・嘔吐	・鎮静薬の使用が影響 ・治療直後の腹痛は，内視鏡時の送気により腸管が拡張し，腸管内圧が上昇していることが影響している．	・排ガスを促す（上記内容参照）

偶発症と観察・予防ケア

🔍 **ワンポイントレクチャー**
- EMRで出血が起こる頻度は治療対象病変の大きさ，局在，組織型によって異なるが，約1〜2％．
- ESDの後出血は1.5％程度生じる．

出血

出現時期
- 治療直後，治療後4～5日後，数日後（後出血）

観察のポイント
- 出血の有無
- 腹痛の有無，腹部膨満感，腹壁の緊張
- ショック症状，血圧の低下，頻脈，心悸亢進，息切れ，ふらつき

看護
- 治療後の出血を確認するために，排便時は流さずにトイレの中のナースコールを押してもらうように説明する（治療後2回は観便）．観便の際は，患者といっしょに観察し，退院後も観便が必要になるため患者自身が観便ができるように働きかける．
- 便の中に少量の血液の混入している場合は，スコープによる刺激，内視鏡切除時によるものが考えられるため患者に安心感を与えるように説明する．
- 下血の場合は，その量，出血の程度を観察し，腹部症状や血圧の変化など随伴症状と関連させ観察を行い，医師に報告する．
- 術後は痛みや長時間による治療の侵襲で血圧が上昇しやすい．血圧の上昇は，出血の危険因子であり，最高血圧が180 mmng以上であれば医師の指示により降圧薬を使用する．術前から降圧薬を使用していた患者の場合は，特に留意し，術後医師の指示により降圧薬を開始する．

下血時の対応
- 大腸ESDの場合は，鮮血便が出る．患者の中には腹部不快感があり，トイレなどの排泄時に多量に鮮血便を排泄し，ショック状態となりトイレで転倒するケースもある．患者のベッドサイドだけでなく，トイレの環境整備も留意が必要となる．

穿孔

> **ワンポイントレクチャー**
> 穿孔の発生はEMRでは0.1%未満，ESDでは約6%．

出現時期
- 術直後から数日後（遅発性穿孔）

原因
- 大腸は長い管腔臓器で多くの屈曲やひだがあるため，深部に貯留した空気が肛門から脱気することは難しいため，治療部位の減圧を図りにくい．
- 大腸壁は食道や胃と比べて薄く穿孔しやすい．
- 大腸には不潔な便汁が存在するため，便汁の漏出による腹膜炎を生じやすい．

観察のポイント
- 腹膜炎症状：腹痛（圧痛・自発痛）の強さ（鎮痛薬を使用しても効果がない）と範囲，腹満の程度，腹壁の緊張の有無
- 炎症所見：白血球数・CRPの上昇，発熱の持続
- 腹部レントゲン検査：穿孔によるフリーエアーの有無

看護

- 治療中に穿孔が起きた場合は、クリップによる縫縮が行われる。穿孔の程度により、術後の安静度、絶食期間の延長となる。治療後の腹膜炎症状を注意して観察する。
- 医師の指示により治療直前から1日2回3日間抗生剤の点滴を開始する。腹痛など患者の自覚症状がない場合もCRPなどの検査所見を合わせて患者を観察する。
- 治療後から治療翌日の朝まではベッド上安静が必要であることを説明しておく。尿器をベッドサイドに準備する。
- 腸管内圧を高めないために治療後2日目から食事が開始となることを説明する。穿孔の疑いがなければ、水やお茶は医師の指示があれば飲用できる。多量の飲水や冷たい飲水は腸管蠕動を誘発するため避ける。
- 治療直後の腹部膨満感、腹痛は内視鏡治療中の送気によるものが多い。
- 安静度の指示内容を確認し、トイレまたはポータブル便器を設置し、排ガスを試みてもらう。便座に座ることで排ガスが促されることを説明する。
- 強い腹痛や発熱があれば穿孔、腹膜炎を疑い、腹部レントゲン検査やCTなどの検査が必要となるため早めに医師に報告する。
- 排泄時の怒責など腹圧を加える動作は、腸管内圧を高めるため、避けるように説明する。

> **ワンポイントレクチャー**
>
> **穿孔が起こったら**
> 穿孔部からの便汁漏出による腹膜刺激症状が増悪する傾向があるかを観察し、医師に報告する。緊急手術になることもある。手術時期を逸すると敗血症性ショックとなり生命の危険性がある。

食事開始から治療後3日目までの看護

看護の目標／看護のポイント
- 食事開始後、偶発症状の出現がなく経過するように努める

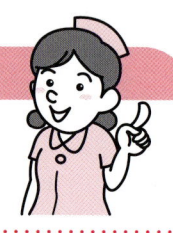

食事開始時のケア

食事の形態

治療日数	治療当日	治療後1日目	2日目	3日目	4日目
食事形態	絶食	絶食	7分粥	全粥	常食

食事開始時の患者指導

- 食事開始とともに腹部症状が出現するようであれば看護師に早めに伝えるように説明する。
- 観便の必要性について説明する。

治療後3日目～退院までの看護：退院準備

看護の目標／看護のポイント
- 退院後の自己観便ができ，退院後の生活について理解できるようにする

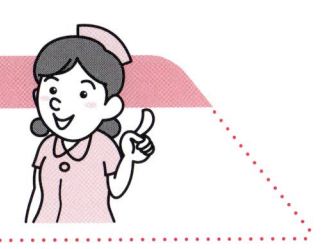

退院指導

- 通常 EMR では治療後2～3日目，ESD では治療後5～6日目に退院できる．
  - 治療後2日目に退院指導パンフレットに沿って退院指導を行う．

退院パンフレット

大腸の内視鏡切除術を受けられた患者様へ

退院後はいつもの生活に戻りますが，傷口が完全に治るまでには最長で2か月近くかかる場合もあります．
以下のことに気をつけてお過ごしください．

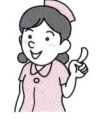

飲食について
食事に関しては特に制限はありませんが，治療後2週間は消化が良いものをよく噛んで食べるように注意しましょう．

飲酒・喫煙について
傷口からの出血の原因となる可能性があります．
治療後2週間は飲酒・喫煙を控えてください．

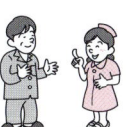

運動・仕事について
治療後2週間は激しい運動・重労働・泊りがけの旅行，重い物を持つなどの行為は控えてください．
2週間目以降は通常どおりの運動・仕事をしていただいてかまいません．

入浴について
出血の危険があるため治療後2週間は長時間の入浴，熱めのお風呂は控えてください．

内服について
処方された薬を指示どおり正確に内服してください．

その他の注意事項
★治療後2週間は便を観察して下さい．
★激しい腹痛，下血（真っ黒な便，赤黒い便）など異常がみられた時は下記連絡先へ電話連絡して下さい．
　平日は外来主治医，土・日・祝日・夜間は内科当直医につないでもらってください．
　次回受診日には必ず受診してください．
★便秘のひどい方は退院前に下剤使用について主治医にご相談ください

＜連絡先＞
独立行政法人大阪府立病院機構
大阪府立成人病センター
ＴＥＬ：06-6972-1181（代表）

- 治療後1週間頃に後出血が起こることがあり，継続して観便が必要であることを説明する．
- 後出血を予防するための生活指導を行う（治療後の創部は潰瘍となり治癒するのに約2ヵ月かかる）．

運動と仕事

- 日常の家事やデスクワークは可能であるが，腹圧のかかる重いものを持つなどの重労働は避ける．

スポーツ

- どんな運動も少なからず腹圧がかかるのでスポーツについては，退院後の

	初回外来受診時に主治医に確認するように伝える．自転車も避ける．
食事	●退院後1～2週間は消化の良いものをとるように心がけるように説明する．極端に熱いもの，冷たいものは避ける．
飲酒・喫煙	●アルコールは血行を促進するので創部からの出血の原因になる．最低，2週間は禁酒をする．煙草も同様に2週間の禁煙が必要である．
異常時の対応	●黒い便や出血が疑われたり，我慢できない腹痛や嘔吐などがあれば，病院に連絡し指示を受けるように説明する．

外来への継続看護

継続看護のポイント	●摘除した組織の病理検査の結果の説明は，退院日または，初回外来受診時に医師から説明があることを伝える． ●腫瘍が粘膜下層まで進展している場合は外科手術が必要となり，治療が終了しても病理結果が出るまでは，患者にとって気がかりが続く．継続的に精神的サポートが必要となる． ●喫煙歴やアルコール歴などもふまえ，退院後の継続看護のポイントを看護サマリーに記載し外来看護師へ情報を伝える．

文献 ▶▶▶

1) 荒川哲男（監）：上部・下部消化管内視鏡研修のskill & spirit，p133，2008，朝日新聞社．
2) 工藤進英：大腸pit pattern診断，pp8-10，2005，医学書院．

D

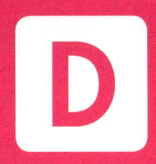

ポリペクトミー
Polypectomy

- 高周波スネアで病変を絞扼し，高周波電流にて病変を切除（摘除）する方法．
- ポリペクトミーの対象は大腸腫瘍が大部分を占め，胃腫瘍は少ない．
- ポリープや茎の大きさにより外来で施行する場合と入院の場合がある．

基礎知識

適応

- 有茎性のポリープ
  - 主に大腸の有茎性ポリープに対して施行される．

禁忌

- 患者の同意が得られていない場合
- 患者の非協力的な場合
- 出血傾向のあるもの．抗凝固薬使用中の患者

手順

① 内視鏡にて観察（必要に応じてインジゴカルミン散布）
② 茎が太い場合，茎のなかを太い血管が走っている場合があるため出血予防に留置スネアをなるべく茎の根元で絞扼する．
- 留置スネアとポリープの間にスネアを絞扼する．
- スネアに電流（凝固電流）を通電切除する．
- 切除面の露出血管などに対して必要があれば止血術を行う．
- 切除した病変を回収する．

手技の実際

- 外来大腸ポリペクトミーを中心に述べる．

治療までの流れ

- 外来にて病名，内視鏡治療（EMR／ポリペクトミー）の必要性，同意・説明書を用いて治療法について説明する．
- 術前検査として胸部レントゲン検査，採血（検血，生化学検査，止血，出血時間，感染症），心電図検査を行う．

抗凝固薬・抗血小板の内服中止の確認

- 抗凝固薬，ワルファリン使用時：3～4日間中止
- 抗血小板薬使用時：3～5日間中止
- 併用時：7日間中止[1]
  - 「脳梗塞の予防薬」，「血液をサラサラにする薬」などと説明し，使用しているかどうか情報を集めることが大切

💡 抗凝固薬・抗血小板薬 ｜ 内服の中止・再開の基準　P264

器材の準備

- ポリペクトミーに使用する器材を準備する．

内視鏡の選択

- CF-240DI，CF-Q260DI，CF-H260AZI，CF-FH260AZI（オリンパスメディカルシステムズ）などから選択する．
  - 内視鏡によって太さ，硬さ，ウォータージェット機能が付いているかなどが異なるため，どの内視鏡を使用するのか術者に確認が必要である．

💡 スコープの名称と特徴　P270

留置スネア

- ポリープの茎を絞扼し，血流を遮断させ安全にポリペクトミーが行えるようにする処置具．
  - ポリープの大きさで留置スネアの種類を選び茎の根元で絞扼する．

高周波スネアの選択

- 楕円形，六角形など，大きさやこしの強さなどにも種類があるため，病変の大きさや部位によって使い分ける．
  - スネアにはモノポーラ型とバイポーラ型がある．バイポーラ型スネアは2本の銅線がループの先端のセラミック等で絶縁されており，スネアの部分だけに高周波電流が流れるため穿孔の危険が少ない反面，切除に長い時間を要するため最後に手切れとなって出血しやすい欠点があり，切断には十分時間をかける必要がある．使用する高周波スネアの種類は術者に確認が必要である．

💡 高周波スネアの選択　P269

高周波装置

- VIO 200D（エルベ），VIO 300D（エルベ），ESG 100（オリンパスメディカルシステムズ）など高周波電流を流し，電気メスとして病変部を切断するために用いる．
  - 種類によって点検方法が異なるので，添付されている使用説明にしたがって点検する．
  - 出力モードを適宜選択できるようになっているため，どの高周波を使用

対極板の貼り方

- 患者が金属類を身に付けていないか確認する．
  - モノポーラー型のスネアを使用する際には，高周波電流による火傷を防止するために患者の背中などの皮膚に対極板を貼る必要がある．対極板と皮膚との接触部分が狭いと火傷を起こすので広く接触させる．
  - 対極板と高周波電流発生装置を接続するコードが正しく接続されていることも確認する．

止血鉗子の選択

- コアグラスパー，ホットバイオプシー鉗子，モノポーラー止血鉗子など
  - 凝固範囲などが異なるため，どの止血鉗子を使用するか術者に確認が必要である．

回収具

- 把持鉗子（大きさなど種類がある），バスケット型，三脚型，五脚型など
  - 大きさやポリープの形などで選ぶため術者に確認が必要である．

前処置

- 通常の下部消化管内視鏡検査に準じて腸管洗浄液で便処置を行う．

鎮静

- 基本的には鎮静薬は使用しない．前回検査時に痛みが強かった場合や挿入困難な場合に必要に応じて術者が使用するか決める．

💡 鎮痛薬・鎮静薬使用患者の帰宅条件と評価基準　P267

偶発症の対応

出血

- 出血の頻度は数%
- 出血をした場合のほとんどが内視鏡での止血処置が可能
- 術中以外に術後（1週間）にも出血を起こすことがある．
- 入院の場合，病棟での見まわりの時には気分不良，冷汗，下血などの症状がないかどうかを確認し，症状が出た場合はバイタルチェック，場合によっては採血などが必要である．術後最初の便は看護師が下血がないか確認する．また，「急に気分が悪くなったり，冷や汗が出たり，立ち眩みがしたらすぐに知らせてください」など具体的に患者に説明しておく．出血が疑われる場合は主治医に連絡する．
- 外来の場合は，下血があればすぐに連絡するよう，連絡先を伝えておく．

穿孔

- 下部消化器の内視鏡治療中の穿孔については腹膜炎を発生することがあり緊急手術が必要な場合が多い．クリッピングによる縫縮等の保存的治療が可能な場合もある．
- 術後の患者が強い腹痛や発熱を訴えた場合には，穿孔，腹膜炎を疑って，腹部レントゲン検査やCTが必要である．外来ポリペクトミーの予定であっても入院が必要になる．症状があれば，腹部が硬くないかなど触診し主

術後のスケジュール

治医に連絡する．

- 治療当日は医師の指示があるまでベッド上安静，禁食とする．
- 治療翌日より潰瘍食7分粥から開始し1日ずつアップする．
- 抗凝固薬・抗血小板薬の再開は多くの場合術後出血の危険性なしの確認後3日目より再開する．

看　護

内視鏡室での看護

看護の目標／看護のポイント
- 不安なく安全，安楽に治療を受けることができるよう努める
- 治療後の日常生活の注意点と観便について指導する

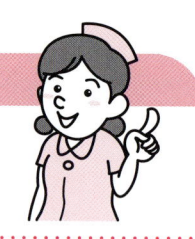

● 治療開始までの看護

治療室での準備
- 内視鏡システムユニット，内視鏡用吸引器，高周波装置，検査台の作動点検
- 生体監視モニター，酸素吸入装置，挿入形状観測装置
- 拡大観察コントローラ
- 必要時炭酸ガス送気装置

必要物品の準備

大腸ポリペクトミー時の必要物品の一例	
薬剤	
消泡薬	ジメチコン(ガスコン)
鎮痙薬	臭化ブチルスコポラミン(ブスコパン)，グルカゴン(グルカゴンG・ノボ)
潤滑油	KYゼリー，2%リドカイン(キシロカイン)ゼリー
腸管洗浄液	Golytely液(ニフレック)，クエン酸マグネシウム(マグコロールP)
鎮静薬	ミダゾラム(ドルミカム)，ハロペリドール(セレネース)
鎮痛薬	ペンタゾシン(ペンタジン)
拮抗薬	フルマゼニル(アネキセート)
色素	
インジゴカルミン(インジゴカルミン8筒＋蒸留水100 mL) 0.05%クリスタルバイオレット(ピオクタニン)	
処置具	
高周波スネア(楕円形，六角形，半月型など) 留置スネア(ポリープの大きさによってサイズを選ぶ) 止血鉗子：コアグラスパー，ホットバイオプシー鉗子，モノポーラ止血鉗子など クリップ鉗子，止血用クリップ 把持鉗子(大きさなど種類がある)：バスケット型，三脚型	
その他	
検体採取の準備：ホルマリン容器・ピンセット・マジック・組織固定用針と固定板，メジャー 生理食塩液20 mL，10 mL注射器(生理食塩液をすっておく) 生理食塩液でしめらせたハイゼガーゼ	

処置具，ビニール袋
ベストシーツ（検査台の上に敷き患者ごとに交換），大腸用局注針，スライディングチューブ（必要に応じて）

安全の確認

患者確認

- 患者誤認防止のために，患者と関わるすべての場面で，患者自身より口頭でフルネームを名乗ってもらい，カルテなどの書類の名前と一致しているか確認する．

> **ワンポイントアドバイス**
> 確認時，五感をフルに使って！！
> 「目」だけではなく「耳」，「鼻」，「口」，「手」，「直感」も使い観察を行いましょう．

適切な薬剤の選択

- 安全に薬剤を使用するために，既往歴や薬剤アレルギーについてカルテ・問診表を用いて確認を行う．
- 抗凝固薬・抗血小板薬を内服している場合，休薬の有無，休薬期間を確認し，治療が可能か判断できるよう情報を収集する．

| 抗凝固薬・抗血小板薬 | 作用持続時間　内服の確認　内服の中止・再開の基準　P264 |

同意書の確認

- 治療内容・偶発症に対する理解状況を確認する．
- 精神的に安定した状態で治療を受けることができるように，新たな疑問や不安はないか確認を行う．

オリエンテーション

治療前

- 説明用紙を用いて以下の内容を指導する．
- 通常の下部消化管内視鏡検査より徹底した洗腸を心掛ける．

検査食

- 治療前日は検査食を摂取する．
- 検査食が口に合わない患者は，消化の良い具体的な食事内容を伝える．
  例）具を除いたうどんやそうめん，ご飯，パン（粒のないジャムを塗る），実のないスープ，豆腐，麩，じゃがいもなどを具にした味噌汁やすまし汁
- 絶食にすると，かえって腸の動きが鈍くなり気分不良の原因になるため，検査食を必ず摂取し水分は多めにとる．
- 夜9時以降は，絶食とする．
- 水・お茶・スポーツ飲料は治療当日も飲用可
- 食物繊維の多い食品（野菜，ゴマ，海草，果物など）は2〜3日前より避ける．
- 当日の起床時コップ1杯以上の水（180 mL）を飲む（コーヒー・牛乳・ジ

ポリペクトミー

ュースは不可).

治療前日

下剤の服用
- 毎食後,センナ(ヨーデルS 2錠)をコップ1杯以上の水で服用する.
- 午後7時にマグコロールP 1包 50 g をコップ1杯(180 mL)以上の水に溶かして服用する.

常用薬
- 降圧薬は当日服用
- 糖尿病の薬は当日の朝は使用しない.
- 抗凝固薬・抗血小板薬内服中の患者は休薬の有無を確認する.

治療当日

腸管洗浄液の服用
- 治療オリエンテーションビデオを用いて指導する.
- ニフレック2Lの場合1時間30分〜2時間かけて服用する.
- マグコロールP 1.8 Lの場合1時間かけて服用する.
- 服用開始前,前日の排便状況・腹痛・嘔気・嘔吐の有無を必ず確認
- 内服中に腹痛・嘔気・嘔吐が出現したらすぐに申し出ること
- 洗浄液内服中は,排便を促すため腹部マッサージや歩行などの運動が効果的であることを説明する.
- 治療可能な状態になった時点で洗浄液の服用は中止する.

💡 腸管洗浄法の比較 ➡ 271

浣腸法
- 嘔吐のため洗浄液が服用できない場合や直腸病変の場合,浣腸を行うこともある.その場合は,グリセリン浣腸 120 mL を有形便が排泄されなくなるまで繰り返し行う.
  ⚠ 直腸に腫瘍がある場合など,浣腸の刺激によって出血する恐れがあるため,できるだけ避ける.

便の性状表
- 便が性状表の④以上の状態であれば治療可能

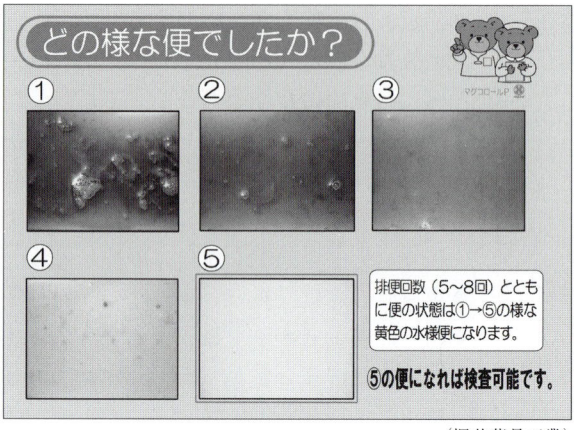

どの様な便でしたか?
① ② ③ ④ ⑤
排便回数(5〜8回)とともに便の状態は①→⑤の様な黄色の水様便になります。
⑤の便になれば検査可能です。

(堀井薬品工業)

内視鏡室での看護 看護　65

|治療中の体位| ● 治療中は医師の指示のもと，適宜，体位変換を行う．

|金属類の除去| ● 熱傷防止のため（高周波装置による切除を行う）．

前投薬

鎮痙薬の投与
● 大腸の蠕動運動を抑制するため，臭化ブチルスコポラミン（ブスコパン 20 mg）または，グルカゴン（グルカゴンG・ノボ）を投与

💡 消化管運動を抑制する薬剤　内服の際の説明の工夫　P265

セデーションとモニタリング

セデーション
● ポリペクトミーの場合，患者の希望と必要に応じて，使用するか否か内視鏡医が判断する．

💡 内視鏡に用いられる鎮静薬・鎮痛薬　追加するタイミング　P266

モニタリング
● 薬剤投与直後は循環動態の変動が起きやすいため，患者のそばでモニタリングを行う．
● 救急カート（挿管器具・昇圧薬など）を内視鏡室に常備し，緊急時すぐに対応できるようにする．
● 鎮静薬静注 3 分後に $S_{P}O_2$ が，5 分後に血圧が変動することが多いので，特にこの時間に注意する．
● セデーション下では体動による転落に注意する．

💡 鎮静薬と拮抗薬　フルマゼニルの使用上の注意　P267

● 治療中の看護

全身状態の把握

観察項目
● バイタルサイン，循環動態の変動の有無
● 腹痛，腹部膨満感の有無　　● 表情，意識，呼吸状態
● 迷走神経反射の有無

安楽の保持

タッチング
● 患者のそばに付き添い不安や緊張の緩和に努める．
● スコープ挿入中は，手を握り，肩に軽く触れる．

D ポリペクトミー

> **ワンポイントレクチャー**
> - 挿入中に患者が痛みを訴えることが多いのは，S状結腸から下行結腸を通過する時や脾彎曲部・肝彎曲部を通過しようとする時である．
> - 理由：上行結腸・下行結腸・直腸は後腹壁に固定されているため

声かけ
- スコープ挿入時「身体の力を抜いてくださいね」，「おなかが痛いときは遠慮なく言ってくださいね」など声かけを行う．
- 観察時は送気をしているため腹部膨満感を訴えることが多い．患者には「空気を送っているためお腹が張ってくると思います．ガスが出そうであれば我慢せずに出してください」と説明する．

> **ワンポイントレクチャー**
> **おならを我慢するとなぜいけないのか？**
> - 送気が多くなると，消化管の過伸展や攣縮をきたし迷走神経反射を引き起こしやすくなる．そのため，気分不良・徐脈・血圧低下などの症状が出現する．

保温
- 術者の邪魔にならない範囲でタオルケットをかけ保温に努める．

治療中の介助

対極板の装着
- モノポーラ型のスネアを使用する時，患者の臀部などの皮膚に対極板を貼る．
- 患者が金属類（指輪・時計など）を身体に付けていないか確認する．
- 対極板と高周波装置を接続するコードが正しく接続されていることを確認する．
- 体動や汗で対極板が外れることにより熱傷の危険もあるため確認が必要である．

デバイスの管理
- 高周波スネアを使い分ける．病変の大きさや部位に合わせて準備する．
- 必要時，留置スネア，止血鉗子，クリップ鉗子を準備する．
- 把持鉗子（大きさなど種類がある），バスケット型，三脚型などポリープ回収具を準備する．

体位変換の介助
- 体位変換時にスコープが足に引っかかって抜けないよう患者にも声をかけながら介助する．

💡 スコープの挿入・観察時に有効な体位変換　P272

腹壁圧迫の介助
- 必要時，腹壁を圧迫し腸管のたわみを防止し効果的にスコープが挿入できるように介助する．

💡 用手圧迫が有効な部位と状況　P272

偶発症出現時の対応

穿孔
- クリッピングによる縫縮を行う．
- 術後の患者が強い腹痛や発熱を訴えた場合には，穿孔，腹膜炎を疑って，胸腹部レントゲン検査やCTを行う．入院が必要となることが多い．症状があれば腹部が硬くないかなど触診し主治医に連絡をする．

出血
- 出血の頻度は数%
- 出血をした場合はほとんどが内視鏡での止血処置が可能である．術中の出血は偶発症と考えない．
- 気分不良，冷汗，下血などの症状の有無，バイタルサインの確認を行う．

回収した検体の処理
- 回収した検体は乾燥させないよう生理食塩液でしめらせたガーゼで覆う．
  - 回収した順に番号を付け名前を記載する．
  - 治療終了後，術者がメジャーで計測・写真撮影後にホルマリン固定する．

● 治療後の看護

全身状態の把握

観察項目
- バイタルサイン，循環動態の変動の有無
- 腹痛，腹部膨満感，排ガスの有無
- 表情，意識，呼吸状態
- 迷走神経反射症状（気分不良，徐脈，血圧低下）の有無
- ふらつきの有無
- セデーション時は薬剤の使用量，拮抗薬使用の有無と意識レベル

安全の確保

対極板の除去
- 高周波装置の電源がOFFになっていることを確認し対極板を除去する．
- 対極板装着部位の熱傷や発赤の有無を確認する．

安静
- 検査台から降りる際，患者に長時間の臥床によるめまいやふらつきが起こる可能性があるため，ゆっくり起き上がるよう伝え，介助を行う．
- 治療直後トイレに行く際は状況に応じて付き添い，介助を行う．
- 治療直後は，回復室で2～3時間の安静臥床を促す．

腹部症状
- トイレに誘導しガスを排出してもらう．
- 鎮痙薬の影響ですぐにガスが出なくても心配ないことを伝える．
- 排ガスを促進するには，右側臥位をとったり掛け物などをして腹部を温めたりする．

生活指導	●治療後の注意点について説明用紙を用いて指導する．

> **ワンポイントレクチャー**
> **苦痛の原因**
> ・治療時の腸管内への送気によるエアーの残存
> ・鎮痙薬の影響で腸蠕動が抑制されている．

食事	●治療当日〜翌日は消化の良い食事を心がける．固形物や香辛料，カレーなどの刺激物は避ける． ●牛乳，コーヒーの飲用は治療当日避ける． ●アルコールは出血を誘発するので1週間は控える．
内服	●処方された止血薬の服用方法 ●下剤服用者には治療当日は緩下薬は服用しない． ●抗凝固薬・抗血小板薬の再開日を医師に確認し，説明用紙に日付を記入する．
活動	●腹圧をかけると出血しやすくなるため，1週間は重い物を持ったり，自転車に乗ったり，激しい運動は避ける． ●治療当日〜翌日はシャワー程度．翌々日より入浴できる．
観便	●治療後2〜3日は毎回便の性状を確認し，激しい腹痛や大量の出血（血塊を含む）が出現した場合，すぐに連絡するように伝える．
緊急時の連絡先	●日中と時間外の両方を伝える．

文献 ▶▶▶

1) 小越和栄，他：内視鏡治療時における抗血栓療法症例への対応．日本消化器内視鏡学会（監）：消化器内視鏡ガイドライン．第3版，pp16-24，2006，医学書院．

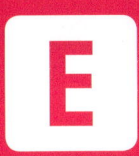

E

内視鏡的止血術
Endoscopic hemostasis

- 内視鏡的止血術は，吐下血を主訴に来院する症例やショック状態で搬送されてくる症例，最近は内視鏡治療の件数増加により治療後の出血症例など，様々な患者の状態が不安定で緊迫した状況下で対応しなければならない．通常の予定された処置以上に迅速な対応と正確な判断，適確な処置が求められる．内視鏡処置が始まる前から緊張した状態で対応が始まり内視鏡医もナーバスになりがちな状況のため，周囲での看護スタッフのサポート，チームワークが求められる処置である．

基礎知識

内視鏡治療前の初期治療

全身状態の把握

- 消化管出血が疑われる場合，バイタルサインを確認し，ショックの有無を判断する．
- 静脈ルートを確保し，輸液，輸血等の初期治療により循環状態の改善・安定を図る．
- ショック状態の症例では初期治療で循環動態を安定させてから緊急内視鏡を行うことが安全性確保のための原則である．初期治療に反応せず止血しない限りショックから離脱できない場合は緊急内視鏡を行うこともあるが，輸血やモニタリング等，可能な限り厳重な全身管理を十分に徹底したうえで実施するべきである．
- バイタルサイン，貧血の程度，腹部腫瘤の有無，リンパ節腫大，黄疸，腹水，手掌紅斑，クモ状血管腫など，理学所見から全身状態を把握するだけでなく，出血の原因をも推定することが可能であるため，慎重な観察を怠ってはいけない．
- 問診で飲酒歴，服薬歴，輸血歴などを聴取することで原因の特定につながる場合がある．本人への聴取ができない場合には家族の聴取を行う．
- 図1に消化管出血患者の初期治療方針を示す．

図1 消化管出血患者の初期治療方針

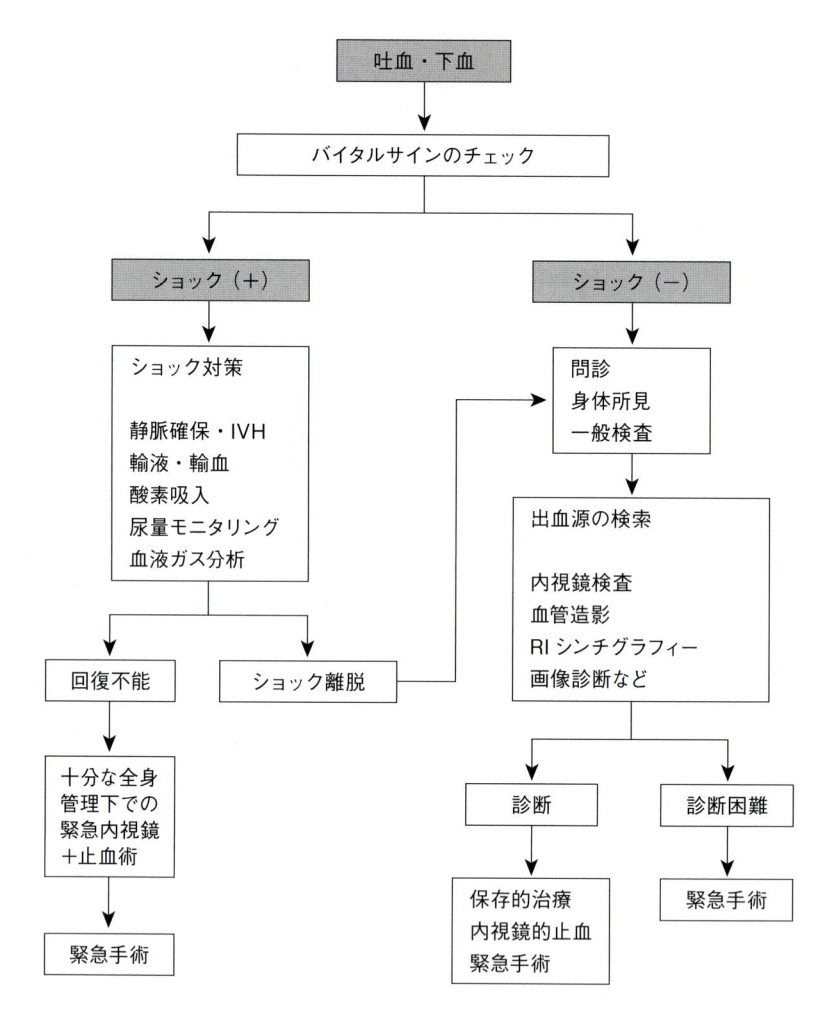

```
吐血・下血
    ↓
バイタルサインのチェック
    ↓
┌─────┴─────┐
ショック（＋）    ショック（−）
    ↓              ↓
ショック対策      問診
                 身体所見
静脈確保・IVH    一般検査
輸液・輸血         ↓
酸素吸入         出血源の検索
尿量モニタリング
血液ガス分析      内視鏡検査
                 血管造影
                 RIシンチグラフィー
                 画像診断など
┌───┴───┐         ↓
回復不能  ショック離脱 → （問診へ）
  ↓                 ┌───┴───┐
十分な全身           診断      診断困難
管理下での            ↓          ↓
緊急内視鏡          保存的治療   緊急手術
＋止血術            内視鏡的止血
  ↓                緊急手術
緊急手術
```

（文献1より改変）

検査

- 出血の程度を調べる目的で血液検査を施行する．また同時に血液型，クロスマッチ等の採血も行っておくと，輸血が必要と判明した際に手配しやすい．
- 生化学検査では肝機能検査により肝硬変の有無をチェックし，腎機能検査の尿素窒素（BUN）の上昇の程度により，上部消化管からの出血かどうかを推測できる．肝硬変の既往が判明している場合は，肝性昏睡の程度を判断するためアンモニアも計測することが望ましい．
- 初診の症例や高齢者の場合は，緊急内視鏡検査の前に心電図検査，胸部レントゲン検査など，できるだけ全身状態が把握できるよう，その時点で可能な検査を行っておくと不慮の事態にも対応しやすくなる．内視鏡検査前に行うことが望ましい検査を表1に示す．

表1　緊急に行うことが望ましい検査
・血液検査：血液型，血算，生化学検査（総タンパク，BUN，クレアチン，AST/ALT，アンモニアなど），輸血用マッチング血 ・胸部レントゲン検査 ・心電図 ・腹部超音波検査，腹部CT（可能な場合）

(文献1より改変)

インフォームド・コンセント

- 口頭で十分な説明を行うのはもちろん，緊急の場合でも文書での同意書が必要である．本人に同意が取れる状況でなく，家族等の代理人がいない場合などのやむを得ない状況を除いて，検査前に同意書が存在することを確認する．同意書という証拠を残しておくことは医療者側，患者側双方の安全を確保するものである．
- 検査開始前は出血の原因や程度など不明な点が多く，急に発生したことで本人や家族も動揺していることが多いため，説明が十分に理解してもらいにくい状況である．医師は内視鏡的止血法の話だけではなく，止血不能の場合は他の治療（IVRや外科手術）に委ねる可能性があることや，万が一の際には生命にも危険が及びうる状況であることを説明しておく必要がある．看護スタッフは動転している家族が落ち着くよう，声をかけて不安を和らげ，平易な言葉で説明を補助するのが望ましい．
- 鎮静薬を使用する際には呼吸抑制や血圧の低下，さらには嘔吐物による誤嚥性肺炎や窒息の恐れもあることを説明しておく．
- 信仰上の理由などで輸血を拒否する場合もあるので，事前に輸血の可能性などを説明しておく方が良い．死亡する可能性まで言及して説明したうえで輸血を拒否する場合を想定して，施設としてそのような際に観血的な処置を行うかどうかの対応策を事前に取り決めておく必要がある．患者側の方がそのような際の医療機関について情報を持っている場合もあるので，十分話し合うことが大切である．

●診断

- ショック状態より離脱してから緊急内視鏡検査，止血術に望むのが原則であるが，ショックからの回復が止血しない限り望めない場合は，輸血や全身管理を行い慎重に緊急内視鏡検査を行うことも考慮する．

Forrest分類

- 潰瘍出血の程度はForrest分類[2]を参考に判断し，噴出性の出血（Ⅰa），湧出性の出血（Ⅰb），露出血管を有する潰瘍（Ⅱa）は止血術が必要であると消化器内視鏡ガイドラインには記載されているが，血餅の付着した潰瘍（Ⅱb）に関してもメタアナリシスで内視鏡的止血術の有用性が報告されている[3]．血餅が付着して止血している状態でも内視鏡医はその下に存在するかもしれない露出血管を確認することが必要であり，血餅を除去することによって出血するような病変はいずれ再出血する可能性が高い病変である．止血処置によって出血を惹起したと考えず，「その時点で止血術

- をしておくことが望ましい病変であった」考えるべきである．
- 消化管出血の70〜80%は上部消化管出血とされている[4]が，下部消化管出血（下血）も少なからず存在し，特に内視鏡的大腸粘膜切除術の症例数増加に伴い，治療後の出血にも遭遇する機会が増加している．
- 勝又ら[5]から血便の診断ストラテジーが提案されている（図2）．

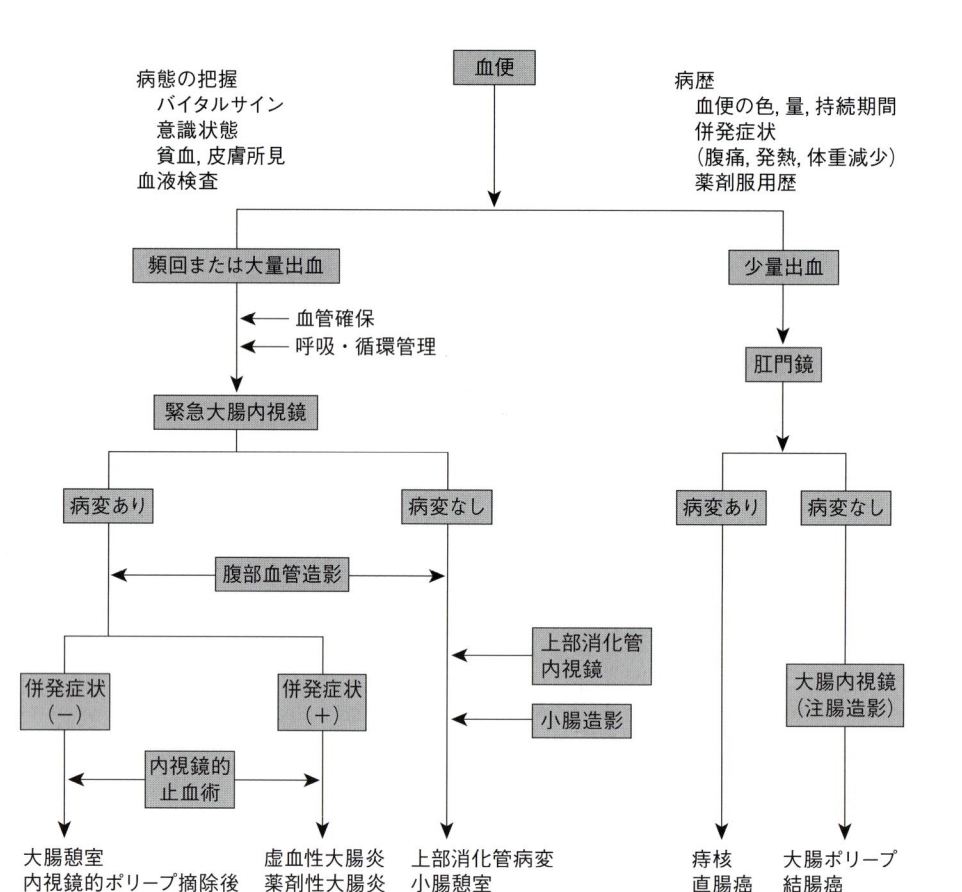

図2 血便症例の診断ストラテジー

```
                            血便
病態の把握                                      病歴
  バイタルサイン                                  血便の色，量，持続期間
  意識状態                                       併発症状
  貧血，皮膚所見                                  （腹痛，発熱，体重減少）
  血液検査                                       薬剤服用歴
                  │
    ┌─────────────┴─────────────┐
頻回または大量出血                           少量出血
    │← 血管確保                              │
    │← 呼吸・循環管理                         │
緊急大腸内視鏡                              肛門鏡
    │                                       │
 ┌──┴──┐                                 ┌──┴──┐
病変あり 病変なし                         病変あり 病変なし
    │    │                                 │      │
    │ 腹部血管造影                           │      │
 ┌──┴──┐                                  痔核   大腸ポリープ
併発症状 併発症状    上部消化管               直腸癌  結腸癌
 （−）  （＋）       内視鏡                  直腸炎  内視鏡的摘除後
    │    │          小腸造影
    内視鏡的
    止血術
  大腸憩室  虚血性大腸炎  上部消化管病変
  内視鏡的   薬剤性大腸炎  小腸憩室
  ポリープ   潰瘍性大腸炎  小腸潰瘍
  摘除後
  動静脈奇形
```

（文献5より引用）

●止血術の際の注意するポイント

必要物品・周辺機器

モニタリング 緊急用カート

- モニタリング装置（血圧，脈拍，酸素飽和度）や緊急処置用のカート（気道確保用具，輸液，救急薬など），AEDを含めた除細動器は必需品である．それらは内視鏡室の倉庫にしまっておくのではなく，緊急内視鏡検査を行うすぐそばに配置する．当然であるが，カートの中の必要物品は常日

頃から不足がないか点検しておく．
- 日頃から止血術時に急変が起こった状況を想定し，どのように対応するべきかをシミュレーションしておく．検査台の位置の高さや周りの物品が邪魔になるなど，そのような状況になって初めて気づくことが多い．

内視鏡の選択
- 大腸内視鏡の場合は元々鉗子口が大きいので支障ないが，上部消化器内視鏡の場合は各種処置具が使用可能で，血液を多く吸引できる太い鉗子口を有した処置用スコープ（Q260J〔オリンパスメディカルシステムズ〕，EG-450RD5，EG-450CT5〔富士フィルムメディカル〕）や2チャンネルスコープ（2T-Q260M〔オリンパスメディカルシステムズ〕，EG-450D5〔富士フィルムメディカル〕）を用意する．ウォータージェット機能があるとさらに良い．

先端透明フード
- 先端透明フードは活動性出血下での視野確保に有用である．また，正面視しにくい部位の潰瘍でも，フード（D-201シリーズ〔オリンパスメディカルシステムズ〕，オブリクリアシリーズ，エラスティック・タッチ™〔トップ〕など）で押さえることにより処置が容易になるので，止血術の際には必需品である．
- エラスティック・タッチ™のスリット＆ホール型はスリット孔付きのフードで，視野の妨げとなる血液などの液体が速やかに視野から流れていくため，観察・処置が行いやすい．

吸引装置
- 治療中の誤嚥，窒息に対する対策として，オーバーチューブや口腔内吸引用の吸引装置を用意する．吸引装置は，内視鏡の吸引とは別に用意する．
- 胃内に大量の凝血塊がある場合には吸引で除去するのに何度も内視鏡の出し入れが必要になることもあるが，オーバーチューブを挿入しておくとその点でも有用である．ただしオーバーチューブを過信してはならず，看護スタッフによるこまめな口腔内吸引と呼吸状態の観察が誤嚥，窒息の予防に最も効果的である．

マンパワー
- 内視鏡医が処置に専念できるよう，バイタルサインのチェックや処置の介助，外回りなど，人員を十分に配置することが重要である．止血術の成功に最も必要なものはマンパワーである．

高周波発生装置
- 最近は高周波発生装置を使用したソフト凝固による止血術を第一選択とする施設が多い．高周波発生装置の点検は日頃から怠ってはならず，コードの断線がないか，緊急時に対極板が不足しているようなことはないか，またアルゴンプラズマガスのボンベが空になっていないかなど，点検用の器具を用いて定期的に確認しておく．

金属類のチェック
- 緊急処置の前には患者の体に指輪等の金属がついたままになっていないかをチェックしてから，対極板を貼付する．

必要物品

● 夜間緊急時は内視鏡医と普段内視鏡検査に従事していない看護スタッフでやむを得ず対応する施設がほとんどである．普段から緊急時を想定して必要物品をまとめて内視鏡室に用意しておくと慌てなくてよい．表2に準備すべき物品の一例を示す．

表2 夜間緊急内視鏡用の必要物品

- アルファマット（防水用シーツ）：数枚
- ビニール袋：数枚
- プラコップ：数個
- ガスコンドロップ：1本
- 注射器 20 mL, 30 mL 各数本
- キシロカインビスカス：1本（赤色注射器（投与用）1本）
- 紙コップ：数個
- EZクリップ鉗子
- 止血用クリップ：10個
- ホットバイオプシー鉗子
- 緊急内視鏡記録用紙
- 検査衣（下部消化管の場合）

前処置

咽頭麻酔

● 切迫した状況ではあるものの，できるだけ患者の苦痛を軽減し，内視鏡医が落ち着いた状態で処置にあたれるよう，可能であればリドカイン（キシロカイン）ビスカスによる咽頭麻酔と鎮静薬を用いたセデーションを実施する．

鎮静薬

● 鎮静薬としてミダゾラム（ドルミカム）10 mg/2 mL 1筒を生理食塩液6 mLに溶解し全量を8 mLにしたものを作成する．導入に2 mL（2.5 mg=1/4筒）を使用し，鎮静状態や酸素飽和度をチェックしながら適宜1 mL（1.25 mg=1/8筒）ずつ追加投与を行う．

● ミダゾラム使用下でも苦痛様の表情が見られた場合や，体動が激しい場合にはペンタゾシン（ペンタジン）30 mg/1筒，1/2筒ずつの静脈内投与やハロペリドール（セレネース）5 mg/1筒，1/2筒ずつの点滴静注を適宜追加する．

治療時の体位

● 患者の状態が許せば内視鏡処置台に患者を移し，通常の左側臥位をとらせる．状況によっては仰臥位のままでの処置や，ストレッチャー，ベッド上での施行もやむを得ないこともある．

● 意識状態が不良な場合には，気管内挿管を行い人工呼吸器管理下での処置を行った方が呼吸状態の管理が容易となり，落ち着いた状況での処置が可能となる場合もある．

● どうしても胃内の凝血塊の下に出血点が隠れてしまう場合，嘔吐物による誤嚥・窒息に注意しながら右側臥位に体位を変換すると視野の確保が可能になる場合がある．

| 内視鏡的止血術の注意点 | ● まずは視野を確保することが第一である．視野が確保できないようであれば，内視鏡医の交代や，他の方法での止血を検討する．
● 内視鏡医は画面の中の処置に集中してしまい周りの状況や経過時間に気づかない場合がある．介助者や周囲の者は冷静に状況を判断し内視鏡的止血にこだわらず，必要な場合はIVRや外科手術に処置を委ねるよう助言をすることも大切である．
● 処置が長時間になればどんな医師でも集中力が低下してくるので，内視鏡医の交代は有効な手段の一つである． |

● 各種内視鏡的止血術とその特徴

● 止血機序から見た内視鏡的止血法の種類を表3に示す．どの止血法も報告でも高い止血率を有しており，施設により慣れている方法で行うのが望ましいが，一つの方法に固執せず，複数の止血法のコンビネーションで行うことも重要である．

表3　止血機序からみた内視鏡的止血法の種類

1．機械的止血法	3．熱凝固法
1）クリップ止血法 2）バルーン圧迫法 3）結紮法（留置スネア, EVL）	1）高周波凝固法 2）ヒータープローブ法 3）アルゴンプラズマ凝固法（APC） 4）レーザー照射法 5）マイクロ波凝固法
2．局注法	4．薬剤散布法
1）純エタノール局注法 2）高張Naエピネフリン（HSE）局注法 3）エトキシスクレロール局注法 4）シアノアクリレート局注法 5）フィブリン接着剤局注法	1）トロンビン散布法（トロンビン液モチダソフトボトル） 2）アルギン酸ナトリウム散布法（アルロイドG） 3）スクラルファート散布法（アルサルミン）

（文献6より引用）

| クリップ止血法 | ● 安全で簡便．ピンポイントの止血力に優れている．
● 最近は装着の簡略化や回転機能の改良により，簡便となった．
● クリップの装着は介助者としてぜひ習得しもらいたい作業である．各社からいくつかのクリップが発売されているので，使用法については各社のマニュアルを参照いただきたい．EZクリップ（オリンパスメディカルシステムズ）の操作方法を図3に示す． |

図3　EZクリップの操作方法

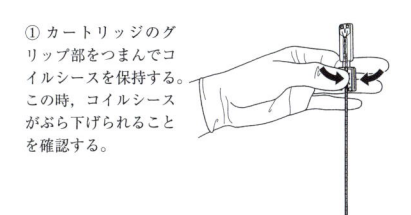

① カートリッジのグリップ部をつまんでコイルシースを保持する。この時，コイルシースがぶら下げられることを確認する。

② スライダーを，"カチッ"と音がするまで前へ押し出し，その後，手前に突き当たるまで引く。クリップがコイルシース内に収納される。

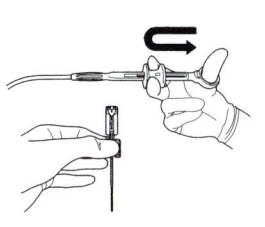

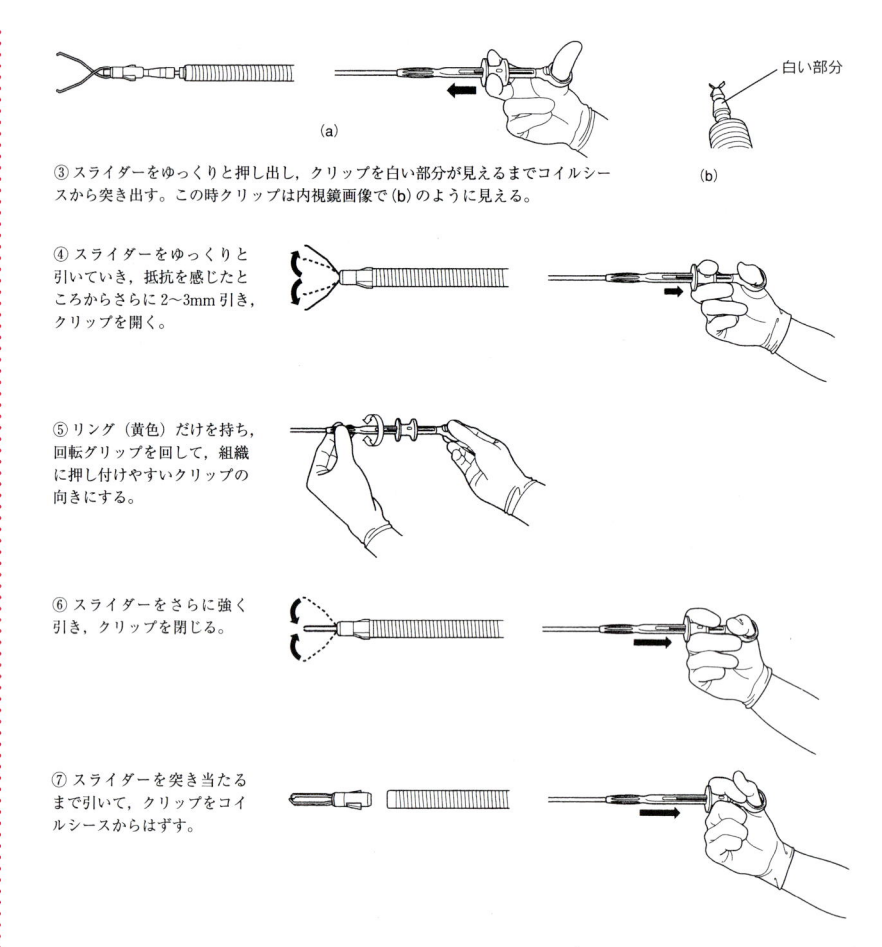

③ スライダーをゆっくりと押し出し，クリップを白い部分が見えるまでコイルシースから突き出す．この時クリップは内視鏡画像で(b)のように見える．

④ スライダーをゆっくりと引いていき，抵抗を感じたところからさらに2～3mm引き，クリップを開く．

⑤ リング（黄色）だけを持ち，回転グリップを回して，組織に押し付けやすいクリップの向きにする．

⑥ スライダーをさらに強く引き，クリップを閉じる．

⑦ スライダーを突き当たるまで引いて，クリップをコイルシースからはずす．

（オリンパスメディカルシステムズ）

- クリップや連結板を内視鏡内に吸引してしまった場合には，吸引ボタンの穴に挟まってしまいボタンが戻らなくなることがある．この際の手順もぜひ習得していただきたい（図4）．

図4　クリップが詰まった場合の対処法

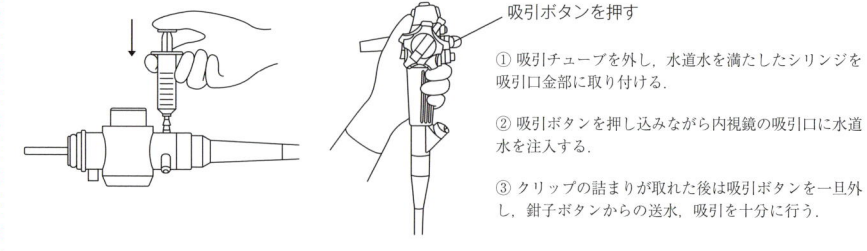

吸引ボタンを押す

① 吸引チューブを外し，水道水を満たしたシリンジを吸引口金部に取り付ける．

② 吸引ボタンを押し込みながら内視鏡の吸引口に水道水を注入する．

③ クリップの詰まりが取れた後は吸引ボタンを一旦外し，鉗子ボタンからの送水，吸引を十分に行う．

（オリンパスメディカルシステムズ）

高周波凝固法

- ESDの普及に伴い，ESDの止血で使用するソフト凝固を用いた止血が広まった．
- ホットバイオプシー鉗子やコアグラスパー等で出血点を把持し焼灼を行う．
- 過度の焼灼は遅発性穿孔を誘発することが危惧される．

局注法

- 局注法には，純エタノール局注法，HSE（高張ナトリウムエピネフリン液）局注法がある．
- 手技が簡便で，介助も容易．
- エタノールは強力な脱水，凝固固定作用を有する．エタノールの総量は2 mLを超えないように注意する．
- HSEだけでは露出血管をつぶし完全な止血に至るのは困難で，エタノールとの併用や，HSEでの止血後，繰り返しの内視鏡検査により追加の処置を行うことが必要となる．
- HSEは，エピネフリンの血管収縮作用と高張ナトリウム液による物理化学的な組織の膨化，血管壁のフィブリノイド変性，血栓形成により止血すると考えられている（図5）．

図5　HSE局注法の止血機序

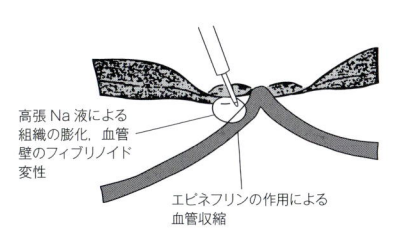

高張Na液による組織の膨化，血管壁のフィブリノイド変性
エピネフリンの作用による血管収縮

（文献1より引用）

アルゴンプラズマ凝固法（APC）

- 非接触型の凝固法である．
- 広範囲を一定の浅い深度で焼灼でき，胃前庭部毛細血管拡張症（GAVE）や腫瘍からのびまん性の湧出性出血に有用である．
- 長時間使用しているとアルゴンガスが貯留し，消化管が膨張するので，適宜消化管内のアルゴンガスを吸引する必要がある．

薬剤散布法

- トロンビン（トロンビン液モチダソフトボトル），アルギン酸ナトリウム（アルロイドG），スクラルファート（アルサルミン），などの散布（表3）．
- 少量の湧出性出血や他の止血法の補助として用いる．活動性出血の場合には適応とならない．

術後管理

- 止血術後は経静脈的にプロトンポンプ阻害薬（PPI）の投与を行う．
- 経口摂取開始と同時に経口薬に切り替える．
- 止血後も下血が続く場合や貧血の進行が見られる場合は，止血翌日に再度内視鏡を行う（second look）．
- 以下の場合にはIVRや外科手術への切り替えるタイミングも考慮する．
  ①ショック状態のために内視鏡検査が施行不能な場合
  ②凝血塊のために視野が取れない場合
  ③再出血を繰り返す場合
  ④穿通性潰瘍からの出血がある場合
- 特に短時間に再出血を繰り返す症例（3日以内，3回が限度）は時機を逸することなく外科手術への移行を考慮する（図6）．

図6　上部消化管出血の診断・治療方針

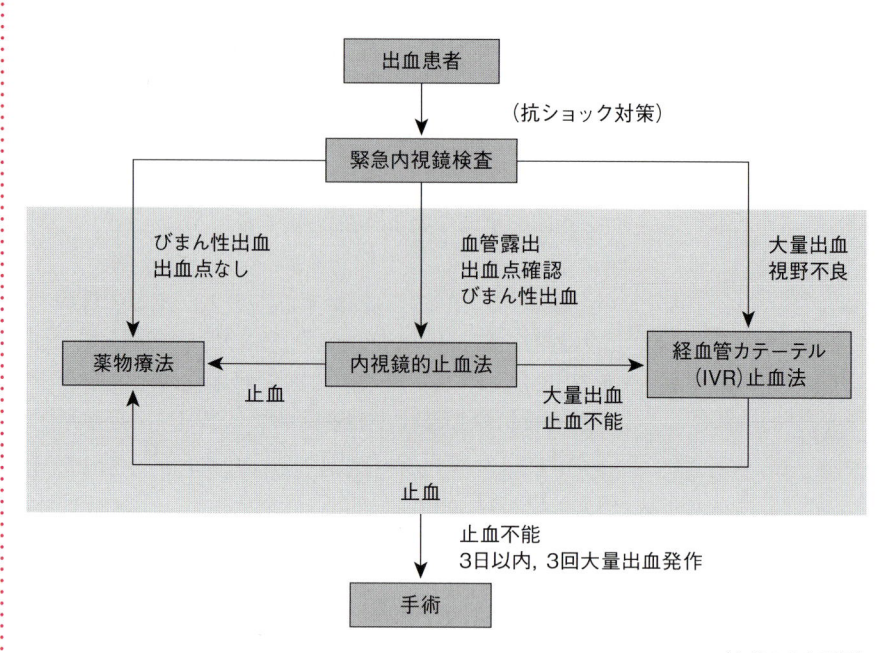

```
出血患者
  ↓  （抗ショック対策）
緊急内視鏡検査
  ├─ びまん性出血／出血点なし → 薬物療法
  ├─ 血管露出／出血点確認／びまん性出血 → 内視鏡的止血法
  │     ├ 止血 → 薬物療法
  │     └ 大量出血／止血不能 → 経血管カテーテル(IVR)止血法
  └─ 大量出血／視野不良 → 経血管カテーテル(IVR)止血法
         ↓ 止血
         止血不能／3日以内，3回大量出血発作
         ↓
         手術
```

（文献6より引用）

看　護

入院診療計画書　P292

治療前（入院から治療まで）の看護

看護の目標／看護のポイント
- 患者の全身状態をいち早く把握する
- 患者および家族の精神的不安や緊張を軽減し，身体的苦痛を緩和できるようにする

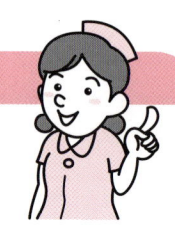

全身状態の把握

身体面の把握
- 出血性ショック状態の有無の観察，血圧の低下，頻脈
- 吐血・下血の状態（性状・量）
- 胃チューブ挿入時は排液の性状・量
- 腹痛の有無
- 呼吸状態，チアノーゼの有無
- 顔色，冷汗，眼瞼結膜
- 尿量
- 意識状態・不安・不穏の状態

精神面の把握
- 入院時（治療前）の患者の心理は，突然の出血により，患者・家族ともに生命に直結する恐怖を感じ，想像以上に不安や緊張の高い状態にある．また，緊急検査や処置に伴い，不安は増強されるため，その都度説明を行う．
- 出血そのものが不安をさらに増強させるため，吐物等は速やかに処理し，患者の目にできるだけ触れないようにする．

治療前の検査	●検血（赤血球数，ヘモグロビン値，ヘマトクリット値，白血球数，血小板数）
	●生化学（肝機能，腎機能，電解質）
	●止血（凝固能）　　　　　　　　●血液型，交差試験
	●血液ガス分析　　　　　　　　　●胸腹部レントゲン検査
同意の確認と不安の軽減	●医師から十分な病状および治療について説明をしてもらい，不安を軽減する．
	●患者・家族ともに精神的動揺により説明を十分に理解できていないこともあるため，どの程度理解できているか確認する必要がある．
	●家族が不在の場合は，速やかに家族へ連絡し患者の状態を説明し来院してもらう．
患者の安全	●原則は絶飲・絶食とする．薬剤投与のために輸液ルートをとる．検査結果によって貧血が強ければ医師の指示で輸血を開始する．
	●床上安静とし，出血性ショックに対する意識消失に伴う転倒予防に努める．
	●必要時膀胱内留置カテーテルを挿入し，安静を保ち循環動態の把握を行う．
	●吐物により誤嚥や窒息をしないように側臥位を保つ．
	●指示により胃チューブが留置された時は，凝血塊でチューブがつまらないように管理する．
	●吐血後は口腔内が不快であるため，さらに嘔気を誘発する原因にもなることがある．含嗽を介助し不快感の除去と清潔に努める．
	●下血の場合は紙おむつを着用し，不潔になりやすいので，介助して適宜交換する．
	●必要時酸素吸入を行う．
治療出診時の注意	●出診時には義歯，時計，指輪，湿布などを外してることを確認する．
	●出診は可能ならストレッチャーで，患者の状態によってはベッドのまま内視鏡室へ出診する．

内視鏡室での看護

看護の目標／看護のポイント
- 不安なく安全・安楽に治療を受けることができるように努める
- 全身状態を把握し，適切な対処を行う
- 緊急時であることが多いので，あわてず落ち着いて行動する

● 治療開始までの看護

治療室での準備	●内視鏡システムユニット，内視鏡用吸引器，高周波装置，検査台の作動点検
	●生体監視モニター，酸素吸入装置，救急カート

必要物品の準備

緊急止血時の必要物品の一例

薬剤

咽頭麻酔薬	塩酸リドカイン(キシロカイン)ビスカス
鎮痙薬	臭化ブチルスコポラミン(ブスコパン),グルカゴン(グルカゴンG・ノボ)
鎮痛薬	ペンタゾシン(ペンタジン)
鎮静薬	ミダゾラム(ドルミカム)

処置具

- 止血鉗子(コアグラスパー,ラディアルジョー3ホットバイオプシー):高周波により発生するジュール熱により接触した組織が熱凝固壊死に陥り,血管閉塞・血栓形成により止血される.
- 止血クリップ:潰瘍底が小さい場合や粘膜が柔らかく寄せやすい場合に用いる.スコープが反転した時には装置の操作の難易度は増す.
- アルゴンガス

アルゴンガス用プローブ

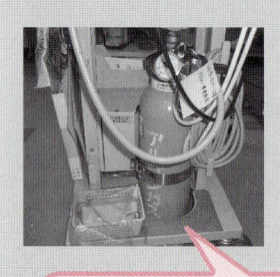

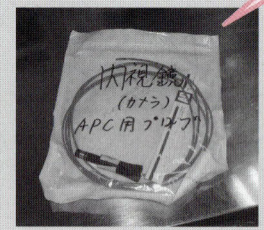

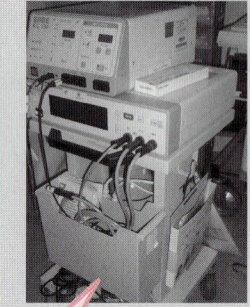

- アルゴンガスの残量チェック
- テスターを使用し,作動状況の確認

高周波装置の作動確認

💡 アルゴンガスの特徴・適応・注意　🅟 269, 270

安全の確認

患者確認

- 患者誤認防止のために,患者と関わるすべての場面で患者自身より口頭で,フルネームを名乗ってもらい,カルテなどの書類の名前と一致しているか確認する.
- 緊急時こそ患者確認を確実に実施することが大切.

適切な薬剤の選択

- 安全に薬剤を使用するために,既往歴や薬剤アレルギーについてカルテ・問診表を用いて確認を行う.
- 抗凝固薬・抗血小板薬を内服している場合,休薬の有無・休薬期間を確認し,医師に報告する.

💡 抗凝固薬・抗血小板薬 ｜ 作用持続時間　内服の確認　内服の中止・再開の基準　🅟 264

対極板の装着

- 背部または臀部の平らなところに貼る.
- 対極板を貼布する皮膚に異常がないことを確認しておく.

同意書の確認	●治療内容・偶発症に対する理解状況を確認する． ●精神的に安定した状態で治療を受けることができるように，新たな疑問や不安はないかを確認する．
オリエンテーション	●金属類の除去：高周波装置を使用するので熱傷の可能性がある． ●義歯の除去：治療中の外れ，破損・誤飲の可能性がある． ●口紅の除去：治療中の低酸素血症を知る妨げとなる．
前処置	●緊急時の対処のために必ず血管確保を行い，持続点滴後治療を開始する．
咽頭麻酔	●嘔吐反射の減弱を図るため，頸部を後屈し開口させた体勢で，舌根部へ塩酸リドカイン（キシロカインビスカス 7 mL：140 mg ＋単シロップ 3 mL）を 2 分間含んだ後，嚥下してもらう．嚥下できない場合は吐き出す． ●キシロカインスプレーを使用する場合もある． ⚠アナフィラキシーショック注意，過剰投与による中毒に注意 　（リドカインの総投与量は，200mg まで） 💡 塩酸リドカイン｜安全な投与法　極量　禁忌　▶266
鎮痙薬の投与	●消化管蠕動運動抑制，胃液・唾液分泌抑制のために，臭化ブチルスコポラミン（ブスコパン）をまたはグルカゴン（グルカゴン G・ノボ）を静注または筋注 💡 消化管運動を抑制する薬剤　内服の際の説明の工夫　▶265
鎮静薬・鎮痛薬の投与	●内視鏡医の判断で，ミダゾラム（ドルミカム），ペンタゾシン（ペンタジン）を静注し，持続的に生体監視モニターで血圧，S_PO_2，心電図を観察し，偶発症の予防に努める． ●出血時は循環動態が安定しないので細心の注意を払う． ●年齢や体重を考慮し投与量を決定する．必要時，拮抗薬（アネキセート）の準備も必要である． 💡 内視鏡に用いられる鎮静薬・鎮痛薬　追加するタイミング　▶266 　鎮静薬と拮抗薬　▶267

● 治療中の看護

全身状態の把握	
観察項目	●バイタルサイン（数分毎に測定），循環動態の変動の有無 ●表情，意識状態（呼びかけに対する反応） ●四肢冷感・チアノーゼ ●呼吸状態，誤嚥の有無 ●マウスピースの固定状態，体動の有無，スコープ自己抜去，ベッドからの

	転落 ●出血部位・程度（動脈性か）
安全の保持	●金属類の除去，対極板装着 ●誤嚥防止のために，口腔吸引を頻回に行う． ●輸血，輸液の管理
安楽の保持	
体位の工夫	●左側臥位で左脚は伸展，右膝は軽く曲げ，右手は伸ばし右腰の上，左手は軽く曲げ胸に当てることで，基底面積が広がり体位が安定し，腹壁の緊張が取れる． ●顔の位置について首は伸ばし，顎は軽く前に突き出す．首を強くそらせたり顎は引きすぎない． ●患者の口腔，咽頭，食道が同一平面状にあるように枕の高さを調節する．
タッチング・声かけ	●セデーションを行うため，無意識の体動による危険性があるので，そばにいて付き添う．
衣服の調節	●腹部の圧迫を避けるため下着やベルト，ボタンを緩める．
治療中の介助	●モニター画面で出血の状況を把握し，適切な処置具を医師に提供する． ●医師同士の会話をよく聞き状況を判断する．

> **ワンポイントアドバイス**
> オーバーチューブの併用は誤嚥予防に有用である．

●治療後の看護

全身状態の把握	
観察項目	●バイタルサイン ●心窩部痛，胃部膨満感，腹痛，嘔気 ●咽頭痛，気分不良の有無など
情報の伝達	●患者の状態（覚醒状況，痛みの有無）によりストレッチャーでの移送を依頼する． ●医師に治療状況，治療後の指示の確認を行う． 　・病棟看護師に治療中の状態や病棟で継続し観察，介入すべき問題点を申し送る． 　・出血の部位，治療時間，使用薬剤（鎮痛薬・鎮静薬・拮抗薬など），薬剤使用量，造影剤の使用量を確認し，記録する．

> **ワンポイントアドバイス**
> - 胃内に凝血塊が残存している場合は処置後に吐血することがある．
> - 再出血は処置後 24 時間以内が多いが食事開始により出血が助長されることもある．

治療直後から食事開始までの看護

看護の目標／看護のポイント
- 再出血の早期発見に努める
- 出血に伴う偶発症を起こさないように援助する
- 安静度の範囲内で日常生活が過ごせるように援助する

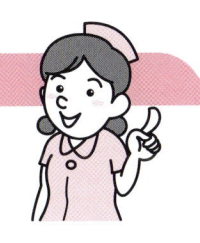

患者の受け入れ準備

病室の準備
- 帰室後，直ちにバイタルサインが測定できるように，血圧計，パルスオキシメーターを準備する．
- 出血の程度と患者の全身状態やバイタルサインをふまえ，必要時は心電図モニターやベッドサイドモニターを準備する．
- 出血など排泄物による汚染を予防するために横シーツを入れる．
  - 上部消化管出血の場合：頭部から腰部にかけて横シーツを入れる．
  - 下部消化管出血の場合：腰部から臀部にかけて横シーツを入れる．
- 嘔吐などが予測されるため，膿盆を準備する．

病室への移送
- ストレッチャーで病室に移送する．

全身状態の把握

申し送り
- 内視鏡室看護師から患者の状態について申し送りを受ける．
  - 治療時間
  - 出血部位
  - 治療中の問題点
  - 治療後の医師指示
  - 使用薬剤：鎮痛薬，鎮静薬，鎮静薬拮抗薬
  - 止血方法
  - バイタルサインの変化

帰室後の観察のポイント

> **ワンポイントアドバイス**
> **帰室後の患者の状態**
> - 鎮静薬を使用して，止血術を行うため，薬剤の残存によって意識が清明でなかったり，呼吸が抑制傾向になっている場合がある．患者の状態を十分に観察し，患者・家族ともに頑張りに対してねぎらいの言葉をかけ，不安の軽減に努める．

- 内視鏡担当看護師からの申し送りで患者の状態と，実際の出血の程度について把握する．
- 胃内に凝血塊が残存している場合は，治療後に吐血することがあるので検

査時の状況を確認しておく．
- 呼吸状態を把握し，鎮静薬使用による呼吸抑制によって酸素飽和度が低下していることが多いので，95％以下ならば酸素を投与する．
- 貧血がある場合には酸素飽和度が良好でも酸素を投与した方が良い．
- 血圧の上昇は再出血を助長するため，高くならないように注意する．また，出血性ショックの場合は血圧低下に注意する．
- ナースコールを患者の手元に置き，腹痛や気分不良など異常があれば看護師を呼ぶように説明する．

偶発症と観察・予防ケア

再出血

> **ワンポイントレクチャー**
> - 再出血は処置後24時間以内に起こることが多い．
> - 特に，治療の際に止血に時間がかかった場合，再出血のリスクが高くなるため十分注意する．

観察のポイント
- 吐下血の有無
- 腹痛，腹部膨満感，腹壁の緊張
- バイタルサインの変化，特にショック症状に注意する．

看護
- 治療翌日に血液検査を行い，出血の有無・貧血の状態を確認する．
- 治療後は出血の早期発見のために，観便の必要性を説明する．一度出血しているため，治療後初めに出る便は通常黒色便であることが予測される．そのため治療後2回は観便し，黒色便が続く場合は注意する．3回目からも自分で観察するよう説明する．
- 吐下血があればすぐに医師に報告する．吐下血があれば内視鏡を行い，出血があれば再度止血術を行う場合もある．
- 腹痛や気分不良があればナースコールを押して看護師を呼ぶように説明

患者の安全
- 状態が十分に安定するまでは家族に付き添いを依頼する．
- トイレなどの第一歩行は看護師が付き添い，ふらつきがないか確認する．
- 意識状態の問題がなければ，治療1時間後から飲水可．初めはむせのないことを確認する．

治療後の安静度

安静度
- 意識が清明になれば治療後の安静度について説明（参照：入院診療計画書P.292）
- 治療当日はベッド上安静
- 患者の状態に合わせて，安静度を拡大する．出血などがなくバイタルサインが安定している場合は翌日から点滴に注意して病棟内を歩行できる．

排泄

- 出血の程度と患者の全身状態やバイタルサインをふまえ膀胱内留置カテーテルを挿入する．
- 膀胱内留置カテーテルを挿入しない場合は，尿器またはポータブル便器をベッドサイドに設置する．

安静度の目安

	当日（治療後）	翌日	2日目以降
行動範囲	治療後ベッド上安静　トイレのみ可	病棟内	病棟内
食事	絶食，治療終了後1時間以降より，お茶・水可	朝から5分粥	7分粥
清潔		シャワー浴可	シャワー浴可

食事開始後から退院までの看護

看護の目標／看護のポイント
- 食事開始後の偶発症の早期発見に努める

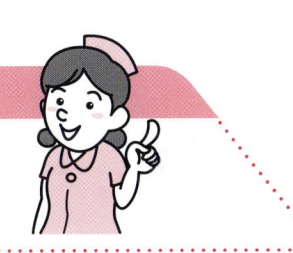

食事開始時のケア

食事の形態

治療日数	治療後2日目	治療後3日目	治療後4日～
食事形態	5分粥	全粥7分粥	全粥

食事開始時の患者指導

- 出血・腹痛がなければ，治療後2日目から5分粥より開始する．
- 食事開始により再出血が助長されることがある．その旨を患者に説明し，腹部症状など出現時は食事を中止し看護師に知らせるように説明する．
- 食事開始後腹痛等の問題がなければ点滴は終了する．
- 観便の必要性について説明する．

内服薬・インシュリン

- 上部消化管止血術の場合は，治療当日からプロトンポンプ阻害薬（PPI）の点滴を開始する．
- 食事開始に伴い，内服薬も再開して良いことを説明する．
- 食事開始時は，低カロリーのため，血糖降下薬の再開やインシュリン投与量については，主治医に確認する．

清潔

- 治療後2日間は体調がよければ清潔保持のために清拭を行う．
- 安静度の拡大に伴いシャワー浴などを考慮する．
- 一般的に3日目以降はシャワーを行い，症状がなければ入浴可

退院準備期の看護

看護の目標／看護のポイント
- 退院後の日常生活の留意点が理解できるように退院の準備を行う

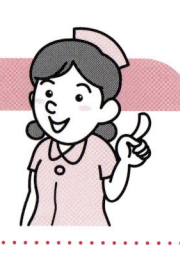

退院指導

> **ワンポイントアドバイス**
> 通常治療後6～7日目に退院できる．

- 治療後2日目以降にパンフレットに沿って，退院指導を行う．可能であれば家族には同席してもらう．

自己観便
- 治療後2週間は便の観察を続けるように説明する．
- 下血（真っ黒な便，赤黒い便）など異常があれば受診するように説明する．

飲食
- 治療後2週間は消化の良いものを摂取する．

飲酒・喫煙
- 再出血の原因となるため治療後2週間は避けるように説明する．

入浴
- 再出血の原因となるため治療後2週間は長時間の入浴，熱いお風呂は控えるよう説明する．

運動
- 治療後2週間は，激しい運動，重労働，重いものを持つなどは避けるように説明する．

異常時の受診
- 激しい腹痛，吐血，下血など異常があれば受診をするように説明する．

> **ワンポイントアドバイス**
> 通常，退院2ヵ月後には治療確認のための内視鏡検査を行う．それまでは，内服継続や暴飲暴食を避けるなど日常生活での注意が必要である．

文献 ▶▶▶

1) 田辺　聡, 他：内視鏡的止血法ガイドライン．日本消化器内視鏡学会（監）：消化器内視鏡ガイドライン，第3版，pp188-205，2006，医学書院.
2) Heldwin W, et al: Is the Forrest classification a useful tool for planning endoscopic therapy of bleeding peptic ulcers? Endoscopy 21: 258-262, 1989.
3) Charles JK, et al: Endoscopic therapy versus medical therapy for bleeding peptic ulcer with adherent clot: a meta-analysis. Gastroenterology 129: 855-862, 2005
4) 竹下公矢, 他：上部消化管出血の病態と内視鏡的止血法の進歩．消化器内視鏡，13: 1709-1717, 2001.
5) 勝又伴栄, 他：大腸出血へのアプローチ．消化器内視鏡，11: 1233-1240, 1999.
6) 熊井浩一郎, 他：内視鏡止血ガイドライン．日本消化器内視鏡学会卒後教育委員会（編）：消化器内視鏡ガイドライン，第2版，pp178-193，2002，医学書院.

F

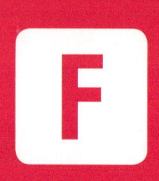

内視鏡的乳頭括約筋切開術（EST）
Endoscopic sphincterotomy

- 内視鏡的十二指腸乳頭括約筋切開術（EST）は，十二指腸乳頭括約筋を，内視鏡を用いて EST 用の高周波ナイフで電気的に切開することにより，胆管口を露出する方法
- この治療により，胆管への処置具やステント，胆管鏡などの挿入が容易となり，胆管の精査や閉塞性黄疸の治療が施行しやすくなる．

基礎知識

● 適応

診断
- 経口的胆・膵管鏡検査
- 経乳頭的胆・膵管生検
- 非露出性十二指腸乳頭部癌

治療
- ドレナージ術
- 砕石術
- 採石術
- 乳頭狭窄

● 禁忌

- 著明な出血傾向
- 急性膵炎（胆石膵炎を除く）
- 乳頭部へのアプローチ困難例

● 手順

① 苦痛緩和のための鎮静薬，鎮痛薬によるセデーションを行う．通常，ミダゾラム（ドルミカム）＋ペンタゾシン（ペンタジン）がよく用いられる．
② パルスオキシメーターを装着して，血中酸素飽和度と脈拍数を，自動血圧計を装着して血圧をモニタリングする．
③ 咽頭麻酔を行った後，左側臥位または腹臥位で，内視鏡を口から挿入し，まず乳頭部を観察し切開部に問題がないことを確認する．
④ 主乳頭を正面視し，内視鏡的逆行性膵胆管造影（ERCP）用チューブを選

択的に総胆管に挿入する．
⑤チューブ内にガイドワイヤーを挿入し，胆管内にガイドワイヤーを残して，チューブを抜去する．
- ガイドワイヤー式EST（図2）が安全確実で一般的である．

⑥パピロトミーナイフ（図3）をガイドワイヤーにかぶせて挿入し，乳頭部を観察しながら乳頭部の口側を注意深く切開する．
- 切開長により，大・中・小切開がある（図4）．

⑦出血のないことを確認して終了する．
- EST直後には滲出性出血を伴うことがあるが，自然止血することが多い．血管性の出血の場合は，クリッピングやバルーンカテーテルによる圧迫で止血しえることが多いが，IVR（放射線診断技術の治癒適応用）を要することがある．
- 胆管炎予防のため内視鏡的経鼻胆道ドレナージ（ENBD）を，膵炎予防のため膵管内ステントを挿入する場合もある．

図1　乳頭部の断面

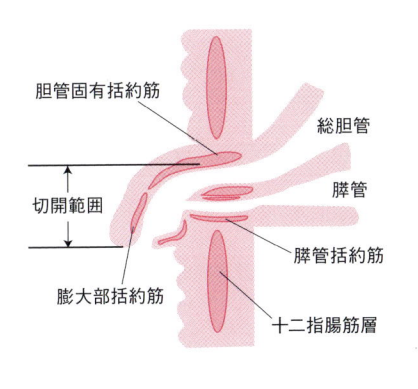

図2　総胆管結石に対するガイドワイヤー式EST

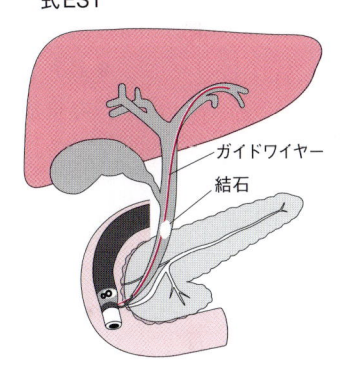

図3　ガイドワイヤーの利用可能なパピロトミーナイフ

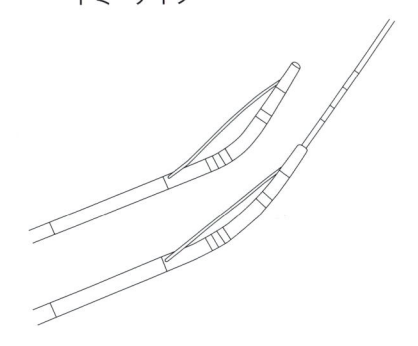

図4　乳頭部のシェーマ（各切開範囲の目安）

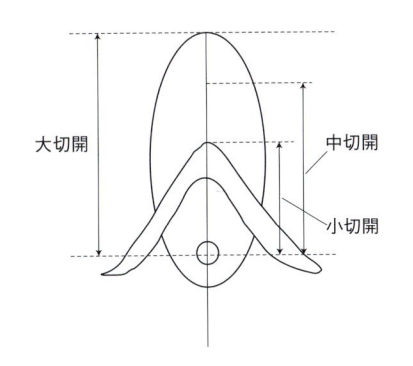

手技の実際

術前

- 腹部手術歴を含む既往歴，現病歴，偶発症，抗生剤，造影剤に対する過敏症の有無の確認
- 常用薬の確認
- 抗凝固薬・抗血小板薬休止の確認

術当日	●末梢血，生化学，感染症の有無，心電図，胸腹部単純レントゲン検査 ●治療前日午後9時以降は絶食とする．少量の飲水は治療の直前まで可能である． ●治療前に血管確保を行う． ●治療開始前に，膵炎予防のための蛋白分解酵素阻害薬の投与を開始する． ●胆管炎予防のための抗生剤の投与を行うこともある．
術後	●バイタルサイン，腹部症状，腹痛の有無などを経時的に観察する． ●腹痛や嘔吐がなければ，治療後1時間後から水分（水かお茶）の摂取可 ●治療後は，トイレ等の場合を除いて通常翌日まで臥床安静とする． ●通常は翌日主治医が診察し，治療翌朝の採血の結果で，低脂肪流動食摂取・水分内服のみ・絶飲食のいずれかを判断し，安静解除を決定する． ●段階的に全粥食までアップし，出血の兆候がなければ退院とする．
偶発症	●急性膵炎，胆管炎，消化管出血，消化管穿孔，膵管狭窄等をきたす場合がある． ●最も多い偶発症は急性膵炎で，数%に発症する可能性があり，まれに重篤な重症膵炎を起こす場合もある． ●その他手術を要するような大量の消化管出血，消化管穿孔の報告がある．

> **医師のワンポイントアドバイス**
> ESTは内視鏡的小手術であり，偶発症の発症頻度は比較的高いので，術後の慎重な経過観察が，他のERCP関連手技に比べてさらに重要である．

看　護

入院診療計画書　P294

治療前（入院から治療まで）の看護

看護の目標／看護のポイント
■ 治療の目的や方法，必要性を説明し，安心して治療が受けられるように努める

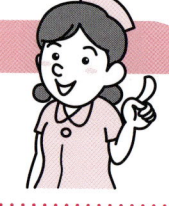

全身状態の把握

身体面の把握	●痛みの場所と程度	●黄疸の有無と程度
精神面の把握	●治療についての理解度	●治療に対する不安の訴え

治療前の検査

●感染症，血液型，止血機構
●腹部エコー検査　　　　　　　　●腹部CT

治療前（入院から治療まで）の看護 看護

同意の確認	●前日までに治療同意書をもとに治療の内容についてどのように理解されているのか，医師の説明について理解できなかったことはないかを確認する． ●理解できていなかったり，不安なことがあれば，医師と連携をとり，医師からの説明の場を設定する． 💡 インフォームド・コンセント ▶268
オリエンテーション	●診療計画書（P.294）を用いて，治療までの準備，治療後の経過について説明する． ・治療にかかる時間，治療時の疼痛，治療後の経過，食事・絶食について，点滴など
内服薬の管理	
抗凝固薬・抗血小板薬の内服中止	●抗凝固薬・抗血小板薬を内服している場合，術中の止血困難や術後出血を予防するために，薬剤中止の説明を外来受診時に受けているため，入院時に中止できているか確認する． ●中止薬の再開については，医師の指示があることを説明する． 💡 抗凝固薬・抗血小板薬 ｜ 作用持続時間　内服の確認　内服の中止・再開の基準 ▶264
絶食時の内服薬	●降圧薬や抗不整脈薬などの薬剤は絶食の時も少量の水で内服できる． ●絶食期間中は，血糖降下薬は中止する． ●絶食期間中に内服する薬，休薬する薬がわかるように，患者のベッドサイドに明示しておく． 💡 絶食時も内服できる薬剤 ▶267
患者の安全	●患者誤認防止のため入院時にリストバンドを装着する． ●治療出診時，リストバンドで名前を再確認する． ●問診表により抗凝固薬・抗血小板薬の内服状況，薬物アレルギー，麻薬の使用を確認する． 💡 薬剤禁忌 ｜ 塩酸リドカイン ▶266　臭化ブチルスコポラミン ▶265　麻薬の内服 ▶266 ●治療出診時は，義歯，時計，指輪，湿布などを外していることを確認する． 💡 義歯・金属類・湿布の除去 ▶269
生活面での援助	
清潔	●治療後2日間は入浴できないため，前日に入浴あるいは，患者の状態に合わせて清拭を行う．

F 内視鏡的乳頭括約筋切開術（EST）

絶飲・絶食	●治療当日，朝から絶食とする．
禁煙	●喫煙者には禁煙の指導を行う．

内視鏡室での看護

看護の目標／看護のポイント
- 不安を緩和し，安全・安楽に EST を受けることができるようにする
- 高周波装置を使用するので，治療前に金属類の除去が必要である
- EST で起こりやすい偶発症である出血に対処する

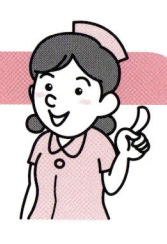

●治療開始までの看護

治療室での準備	●内視鏡システムユニット，吸引器，高周波装置，検査台の電源を入れ作動点検を行う． ●生体監視モニター，酸素吸入装置を準備する． ●レントゲン透視・撮影装置の電源を入れ準備する． ●前処置薬，造影剤，輸液の準備を行う． ●高周波装置，対極板，ラバーシーツを準備する．

ワンポイントアドバイス
膵臓や胆道の感染を予防するには清潔操作が必要
- 処置具用ハンガーなどを利用し処置具が不潔にならないような工夫が必要である．

必要物品の準備

EST時の必要物品の1例	
薬剤	
消泡薬	ジメチコン(ガスコン)溶液(10倍希釈)
鎮痙薬	臭化ブチルスコポラミン(ブスコパン)，グルカゴン(グルカゴンG・ノボ)
潤滑油	KYゼリー，2％リドカイン(キシロカイン)ゼリー
鎮静薬	ミダゾラム(ドルミカム)，ハロペリドール(セレネース)
鎮痛薬	ペンタゾシン(ペンタジン)
拮抗薬	フルマゼニル(アネキセート)
蛋白分解酵素阻害薬	膵炎予防のため輸液に混注する．メシル酸ナファモスタット(フサン)，メシル酸ガベキサート(FOY)，ウリナスタチン(ミラクリッド)など．
血管収縮薬	ERCP終了時，乳頭浮腫防止のためエピネフリン(ボスミン)を散布する(ボスミン1筒＋生理食塩液8mL)．
処置具	
各種ガイドワイヤー カテーテル パピロトミーナイフ(切開用ナイフ) 砕石術の場合：砕石バスケット，バスケット鉗子，砕石ハンドル，乳頭拡張用バルーン	

> **ワンポイントレクチャー**
>
> **パピロトミーナイフとは**
> 内視鏡下で使用するファーター乳頭切開用デバイス．内視鏡を十二指腸まで挿入し内視鏡下にガイドワイヤーに沿って挿入し，通電してファーター乳頭を切開する．

安全の確認

患者確認
- 患者誤認防止のために，患者と関わるすべての場面で患者自身より口頭で，フルネームを名乗ってもらい，名前がカルテなどの書類，ネームバンドと一致しているか確認する．

適切な薬剤の選択
- 安全に薬剤を使用するために，既往歴や薬剤アレルギーについてカルテ・問診表を用いて確認を行う．
- 抗凝固薬・抗血小板薬を内服している場合は，休薬の有無・休薬期間を確認し，治療が可能か判断できるよう情報を収集する．

対極板の装着
- 金属類を身に付けていないことを確認する．
- 対極板を装着する皮膚の状態を観察する．

同意書の確認
- 治療内容・偶発症に対する理解状況を確認する．
- 精神的に安定した状態で治療を受けることができるように，新たな疑問や不安はないか確認する．

オリエンテーション

説明内容
- 治療の流れ
- 鎮静薬を使用すること，モニターを装着する必要性について
- 検査台からの転落の危険性
- 治療中口腔内に溜まった唾液は飲み込むと誤嚥するため，飲み込まずに吐き出すよう説明する．

> **ワンポイントアドバイス**
>
> 患者の多くは治療に対し，痛くないだろうか・苦しくないだろうかという不安を抱き緊張しているため，会話を通じて不安の除去に努める．

前処置

咽頭麻酔
- 嘔吐反射の減弱を図るため，頸部を後屈し開口させた体勢で，舌根部へ塩酸リドカイン（キシロカインビスカス 7 mL：140 mg ＋単シロップ 3 mL）を 2 分間含んだ後，嚥下してもらう．嚥下できない場合は吐き出す．
  ⚠アナフィラキシーショック注意，過剰投与による中毒に注意
  （リドカインの総投与量は，200 mg まで）

内視鏡的乳頭括約筋切開術（EST）

| 鎮静薬・鎮痛薬の投与 | ●内視鏡医の判断や患者の希望で，ミダゾラム（ドルミカム），ペンタゾシン（ペンタジン）を静注し，持続的に生体監視モニターで血圧，S_PO_2，心電図を観察し，偶発症の予防に努める．
●年齢や体重を考慮し投与量を決定する．必要時，拮抗薬フルマゼニル（アネキセート）を準備する．
💡 内視鏡に用いられる鎮静薬・鎮痛薬　追加するタイミング　P266
　鎮静薬と拮抗薬　P267 |

●治療中の看護

全身状態の把握

| 観察項目 | ●バイタルサイン・循環動態の変動の有無
●腹痛・腹部膨満感の有無
●表情，意識状態
●呼吸状態，誤嚥の有無
●マウスピースが外れていないか
●体動の有無，ベッドからの転落，スコープの自己抜去 |

👉 **ワンポイントアドバイス**
セデーション下では，無意識に動いてしまうことが多い．セデーション投与直後は循環動態の変動が起きやすいため，スコープ挿入後しばらくは患者のそばでモニタリングを行う．

安楽な体位の工夫

体圧分散マット	●長時間同一体位となることが多いため，体圧分散マットを敷く． ・検査台の上にスポンジのマット（ソフトナース）を敷く．
スポンジ枕	●治療時の体位の苦痛は前胸部に圧迫感が生じること，頸部の痛みがあることである． ・右肩から前胸部にかけてスポンジの枕を挿入すると苦痛が軽減する．
タッチング	●スコープ挿入中は患者の表情を観察し，適宜声をかけ，励ましながら緊張をほぐし苦痛の緩和を図る．

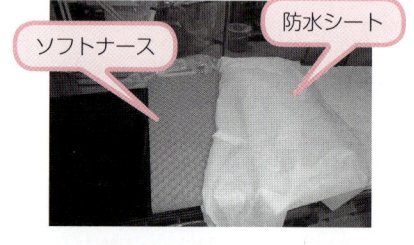

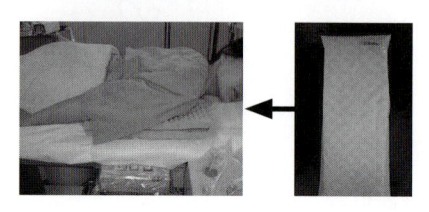

（写真注釈：ソフトナース，防水シート）

👉 **ワンポイントアドバイス**
肩や首に力が入っていたり，不安の強い患者には，気が紛れるように目を開けて遠くを見るようにアドバイスする．実際緊張している首や肩などの部位に触れてここの力を抜きましょうと声をかけると効果的である．

| 治療中の介助 | ●スコープが十二指腸乳頭部をとらえたらレントゲン透視・造影が始まるため，治療室を出て前室でモニター監視する．
●患者の状態（一般状態が悪くバイタルサインが不安定，体動により危険と判断した場合）によっては，防護エプロンを着用し治療室へ入室する．
●治療の進行に応じた必要物品の提供
　・透視画像を観察しながら状況を把握し，必要物品を順次提供する． |

💡 レントゲン被爆を避けるために ▶272

> **ワンポイントアドバイス**
> 準備不足や知識不足は治療時間の延長につながり患者の苦痛を助長させる．医師との連携を密にし治療の流れや必要物品を把握する．

偶発症の対処

| 出血 | ●ホットバイオプシー鉗子で焼灼する．
●止血用クリップをかける． |

● 治療後の看護

全身状態の把握

| 観察項目 | ●バイタルサイン
●腹痛，胃部不快感，嘔気，咽頭痛，気分不良の有無など．
●出血量
●セデーション時は薬剤使用量・拮抗薬使用の有無と覚醒状況 |

安全の確保

| 治療後の注意点の説明 | ●治療後1時間は咽頭麻酔の影響が残っているため，絶飲・絶食であること，飲水は許可があってから行うこと．
●膵炎防止のため，翌日指示があるまでは絶食であり，点滴が続くこと．
●治療中鎮静薬・鎮痛薬を使用しているため，ふらつき転倒する危険性があること． |
| 情報の伝達 | ●患者の状態（覚醒状況，痛みの有無）により車椅子またはストレッチャーにて迎えを依頼する．
●医師に治療状況，治療後の指示の確認を行う．
●病棟看護師に治療中の状態や病棟で継続して観察・介入すべき問題点を申し送る．
●治療時間・使用薬剤（鎮痛薬・鎮静薬・拮抗薬など）・薬剤使用量・造影剤の使用量を確認し，記録する． |

F 内視鏡的乳頭括約筋切開術（EST）

治療直後から食事開始までの看護

看護の目標／看護のポイント
- 偶発症の早期発見に努め，急性膵炎，胆管炎，十二指腸穿孔，出血を起こさないように努める

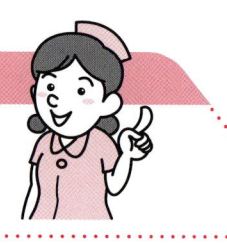

患者の受け入れ準備

病室の準備
- 嘔吐などの排泄物による汚染を予防するため，ベッドの頭部から腰部にかけて横シーツを入れ，ガーグルベースンを準備する．
- 帰室後，直ちにバイタルサインの測定ができるように，血圧計・パルスオキシメーターを準備する．

病室への移送
- ストレッチャーで病室に移送する．

全身状態の把握

申し送り
- 内視鏡室看護師から，患者の状態について申し送りを受ける．
  - 治療時間
  - 使用薬剤：鎮痛薬，鎮静薬，鎮静薬拮抗薬
  - 治療部位
  - 治療中の問題点
  - バイタルサインの変化など
  - 治療後の医師指示

帰室後の観察のポイント
- 申し送り内容から問題点を把握し，継続してケアをする．
  - バイタルサイン（体温，脈拍，血圧，S_pO_2）
  - 覚醒状態，呼吸状態，顔色，口唇色，四肢冷感，チアノーゼの有無
  - 腹痛，腹部不快の有無，程度
  - 腹部膨満感の有無

患者の安全

転倒・転落の防止
- 初回歩行時は看護師が付き添う．
- 十分に覚醒するまでは，家族にも状況を説明し，必要時，離床センサーを設置する．
- ナースコールを患者の手元に設置する．

絶飲・絶食
- 治療後1時間は咽頭麻酔の影響が残るため，絶飲・絶食であることを説明する．
- 初回の飲水は看護師が付き添い，水分を少量飲んでもらい，むせないことを確認する．

偶発症と観察・予防ケア

急性膵炎

原因
- 切開時に膵臓に熱が波及したり，乳頭浮腫が生じた場合などに急性膵炎を発症することがある．

観察のポイント
- 激しい腹痛・背部痛，嘔気，発熱
- 血清アミラーゼの上昇

看護
- 膵炎予防として，治療直後から蛋白分解酵素阻害薬と抗生剤の投与を開始
- 翌日の血清アミラーゼ値を確認し，血清アミラーゼが500 IU/L以上，白血球数が9,900/μL以上の場合は医師の指示のもとで食事開始を延期する．

出血

観察のポイント
- 腹痛，腹部膨満感の有無
- 下血

看護
- 治療後2回は看護師が観便する．治療後2～3日後に下血することがある．

急性胆管炎・胆管狭窄

原因
- 残結石の嵌頓

観察のポイント
- 発熱，強い腹痛，腹部膨満感，反跳痛，腹部筋性防御の有無
- ショック徴候の有無の観察（血圧低下，四肢冷感，頻脈，冷汗，不穏の有無）

看護
- 症状の観察を行い，上記の症状が出現した場合は直ちに医師に報告する．

食事開始後から退院までの看護

看護の目標／看護のポイント
- 食事開始後の膵炎・穿孔などの偶発症の早期発見に努める
- 退院の準備ができ，退院後の検査・治療方針が理解できるように努める

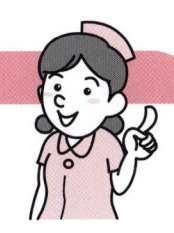

食事開始時のケア
- 食事開始は，腹痛と嘔気がないこと，採血データが血清アミラーゼ500 IU/L以下，白血球数9,900/μL以下であれば，翌昼から膵臓食（低脂肪食）より開始する．

- ゆっくりよく噛んで食べるように説明し，腹痛などの症状が出現すればすぐに摂取を中止し，知らせるように説明しておく．
- 食事再開後，腹部症状を確認し，症状がなければ食事形態をアップする．
- 食事が半量以上摂取でき，偶発症が出現しないことが確認できれば，持続点滴を終了する．

> **ワンポイントレクチャー**
> 食事開始後，治療部位から出血することがある．少量ずつの出血であれば，後日，下血として現れる．食事後，腹痛などの症状がないか十分に観察する．

内服薬・インシュリン

- 食事開始に伴い，内服薬も再開して良いことを説明する．
- 膵臓食は低カロリーのため，血糖降下薬の再開やインシュリン投与量については，主治医に確認する．

治療後の安静

安静
- 治療当日：ベッド上3時間安静
- 治療翌日：病棟内歩行

清潔
- 治療後1日目は，シャワー浴可
- 治療2日目以降は入浴可

安静度の目安			
	当日（治療後）	翌日	2日目以降
行動範囲	治療後ベッド上3時間安静	病棟内	院内
食事	絶食，治療終了後1時間以降より，お茶・水可	昼から膵臓食開始 ＊腹痛と嘔気がない 血清アミラーゼ500 IU/L以下，白血球数9,900/μL以下	食事形態アップ
清潔		シャワー浴可	入浴可

退院準備期の看護

看護の目標／看護のポイント
- 退院後の日常生活について理解できるように指導する

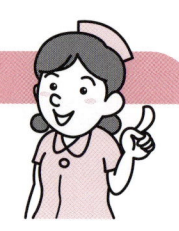

退院指導

食事
- 規則正しい食生活を心がけるように指導する．

出血
- 排便を確認し，タール便，黒色便があれば受診するように指導する．

G

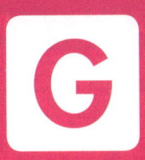

内視鏡的逆行性胆道ドレナージ(ERBD)/
Endoscopic retrograde biliary drainage /
内視鏡的経鼻胆道ドレナージ(ENBD)
Endoscopic nasal biliary drainage

- 閉塞性黄疸は長期間放置すると，肝機能障害をはじめ全身の臓器障害をきたし，致命的となる．
- 閉塞した胆管に感染を併発した場合は，急性閉塞性化膿性胆管炎と呼ばれ，急速に病状が悪化し，場合によっては死亡する可能性がある．
- 閉塞性黄疸の治療には胆管閉塞部の上流に肝臓を介して胆汁を体外に排出する管を挿入する方法と，内視鏡を用いて胆管閉塞部の下流から胆汁が流れる管を挿入する方法がある．
- 前者には経皮経肝胆道ドレナージ術（PTCD あるいは PTBD）や経皮経肝胆嚢ドレナージ術（PTGBD）があり，後者には内視鏡的逆行性胆道ドレナージ術（ERBD）や内視鏡的経鼻胆道ドレナージ術（ENBD）がある．

基礎知識

●適応
- 閉塞性黄疸

●禁忌
- 胃の手術後などで，十二指腸乳頭まで内視鏡が届かない患者

●手順
① リドカイン（キシロカイン）ビスカスによる咽頭麻酔の後，内視鏡を口から十二指腸へ挿入する．
  - キシロカインに対してアレルギー反応を示すことがあるので，これまでの内視鏡検査や歯の治療の際，気分が悪くなった経験の有無を必ず聴取する．

②内視鏡を十二指腸の下行部（図1）まで挿入する．
③カテーテルを十二指腸乳頭開口部（図1）から胆管に挿入する．
- 挿入には細心の注意を払う．
- 十二指腸乳頭部の位置や胆管や膵管の走行は人により異なるので，時にはカテーテルの挿入が困難な場合がある．日を改めて治療をするとうまくできることがある．
- 胆管の奥にカテーテルを進める際に，ガイドワイヤーを用いることもある．

④胆管および膵管に造影剤を注入後，レントゲン撮影を行う．
⑤胆管造影にて胆管に狭窄が認められ，すでに黄疸があるか，そのまま放置した場合黄疸が出現することが予想された場合には胆管内にステント（ERBD）や長いチューブ（ENBD）を挿入する．

内視鏡的逆行性胆道ドレナージ術（ERBD）

- 内視鏡を用いて，十二指腸乳頭部側から胆管狭窄部を通過する管を挿入する方法（図2, 3）
- 治療後，管が体外に出ず，生活の質が最も保たれる．
- 挿入するステントにはプラスチックステントと金属ステント（図4）がある．それぞれ長所と短所があり，病状により適切なステントを選択する．
- プラスチックステントは抜去が容易で，金属ステントは閉塞するまでの期間が長い．
- ステントは自然に閉塞する可能性があり，その場合はもう一度内視鏡を用いて，新しいステントに交換したり，新しいステントを追加挿入する．

図1　十二指腸（下行部）まで内視鏡を挿入したところ

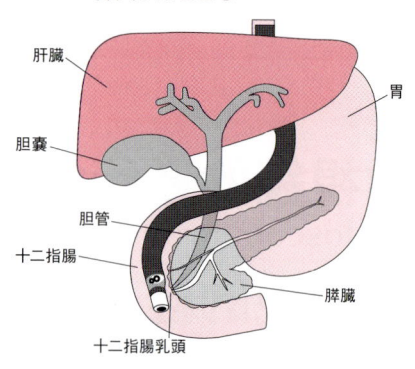

図2　内視鏡を用いたERBDの挿入

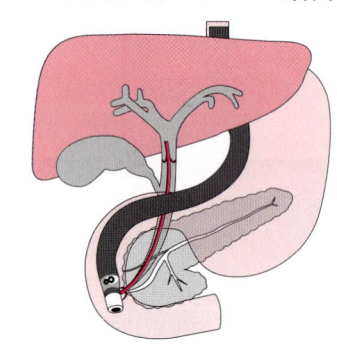

図3　ERBD

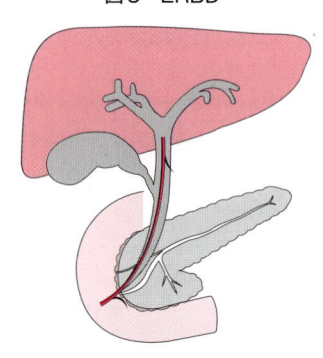

図4　プラスチックステント（左）と金属ステント（右）

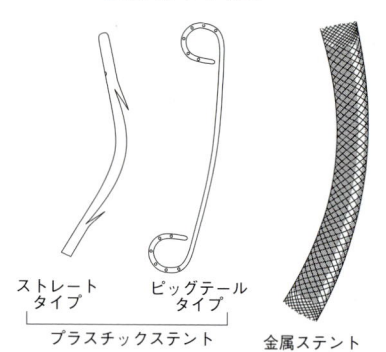

| 内視鏡的経鼻胆道ドレナージ術(ENBD) | ●内視鏡を用いて,十二指腸乳頭部側から胆管狭窄部を通過する管を挿入する方法(図5, 6)で,鼻からチューブを出して袋に胆汁を溜める.
●胆管内で感染が起こり,胆汁の粘性が高くERBDでは十分な胆汁の流出が期待できない場合に選択する.
● ERBDとは違って,チューブが自然に閉塞しても簡単に洗浄して再開通させることができる.
●鼻からチューブが出ているため,鼻の異物感があり,1～2週間でERBDに変更する場合が多い. |

図5 内視鏡を用いたENBDの挿入

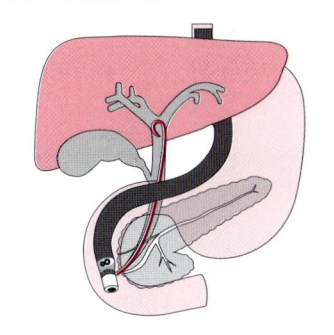

図6 ENBD

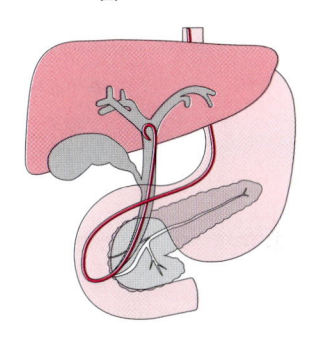

手技の実際

| 術前 | ●膵炎を予防するために,蛋白分解酵素阻害薬(メシル酸ナファモスタット〔フサン〕,メシル酸ガベキサート〔FOY〕,ウリナスタチン〔ミラクリッド〕)の点滴を行う.
●この薬剤に対し,まれにアレルギー反応を示すことがあるので,アレルギー歴を詳細に聞くこと.
●蛋白分解酵素阻害薬は皮下に漏れるとときに炎症を起こし,炎症反応がひどい場合は皮膚潰瘍をきたす場合があるので,点滴部位に痛みや腫れに気づかれた場合はすぐに医師や看護師に連絡するよう伝える. |
| 術当日 | ●治療の直前に,鎮痙薬を注射する.
●緑内障,前立腺肥大症,心臓病,甲状腺機能亢進症の有無を聴取し,有りの患者には,鎮痙薬の使用を控えたり,別の薬を用いる.
●この治療では,苦痛緩和のための鎮静薬や鎮痛薬を静注する.
●鎮静薬や鎮痛薬の効果は人により異なるので,なかには効果が十分出ないことや,効果が出すぎて,呼吸抑制や血圧低下が起こることがある.
●効果が出すぎた場合は鎮静薬に対する拮抗薬を使用したり,一時的に酸素の投与を行ったり,治療を中断したりして,適切な処置をとる. |

術後

偶発症発生時とその対応

- 内視鏡を挿入する際に強い嘔吐・咳反射が起きた場合や，胆管や膵臓の進行悪性腫瘍等によって消化管の位置関係が正常と大きく異なる場合には，喉や食道・胃・十二指腸（特に壁の薄い十二指腸）を傷つけたり，それらの場所に，穿孔・出血等が起こることがある．この際，輸血や緊急手術が必要になる場合がある．
- 内視鏡の先端よりカテーテルを乳頭開口部に挿入する際，挿入による物理的刺激や注入した造影剤の化学的刺激により，治療後に膵炎や胆管炎に伴う腹痛・発熱を生じることがある．
- ガイドワイヤーを用いた際に，ガイドワイヤーが胆管とは異なる場所に入ってしまう（逸脱）ことがある．
- ERBDに伴う偶発症として，急性膵炎，胆管炎，胆嚢炎，出血，十二指腸穿孔，ステント閉塞，ステント逸脱，ステント迷入などが報告されている．
- 挿入したステントは永久に使用できるわけではない．通常挿入されたステントの開存期間中央値は，プラスチックステントで約90日，金属ステント（カバーあり）で約1年である．
- 日本消化器内視鏡学会偶発症対策委員会の第1〜4回全国調査による集計では，ERBDを含む治療的ERCPに伴う偶発症の頻度は0.784％で，約128回の治療に1件となっている．このうち死亡された症例が0.058％にあり，そのうち最も多いのが急性膵炎で，他に消化管穿孔，出血，急性胆道炎などとなっている．このような偶発症の発生は事前に予測することが不可能である．

経過観察・追加術の可否

- 治療後は，トイレ等の場合を除いて通常翌日までベッド上で安静が必要
- 腹痛や嘔吐がなければ，治療後1時間後から水分（水かお茶）摂取可
- 通常は翌日主治医が診察し，血液検査結果等を参考に食事の開始を判断する．
- この時腹痛や嘔吐がなかったとしても，食後に急性膵炎を発症する場合もあるので，もし体調に変化があった場合には医師や看護師にすぐに連絡するように患者に伝える．

> **医師のワンポイントアドバイス**
> - ERBD/ENBDの術後早期の偶発症で，頻度が高いのは，急性膵炎であり，早期診断・早期治療が膵炎の重症化を防ぐ大事なポイントとなるため，ERBD/ENBD治療後当日の患者の腹痛・腰背部痛，嘔気・嘔吐などの症状の出現時には，主治医への迅速な連絡が重要
> - ERBDの晩期偶発症で，頻度が高いのは，チューブ閉塞に伴う急性胆管炎であり，重症化すると化膿性胆管炎となり致死的となることがあるので，早期診断，早期治療が大切．高熱，黄疸，腹痛などの症状を見逃さないことが必要である．

看　護

入院診療計画書　P 296, 298

治療前（入院から治療まで）の看護

看護の目標／看護のポイント
- 精神的・身体的に治療を受ける準備ができるよう努める
- 入院目的を理解し治療について同意していることを確認する

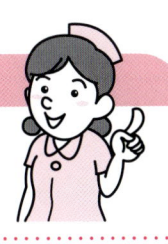

全身状態の把握

身体面の把握
- 上腹部痛，背部痛の有無と程度
- 嘔気の有無と程度
- 視覚的黄疸の有無
- バイタルサイン
- 尿量

精神面の把握
- 患者の表情，睡眠状態
- 治療や疾患への思い，理解度
- 治療に対する不安の内容
- キーパーソン
- 前回のERBD・ENBD治療時に思ったこと（2回目以上の場合）

ワンポイントアドバイス
- 入院時，胆管炎・閉塞性黄疸を発症している場合は，入院後抗生剤の投与を開始し，すぐに治療を受けることができるように食事制限と安静が守れるよう援助が必要である．
- 黄疸，上腹部痛，背部痛，嘔気，熱発などの症状がある場合は，鎮痛薬，制吐薬の投与など症状緩和に努め，疾患や治療に対する患者の思いを傾聴し不安を軽減する援助が必要となる．
- 重症の胆管炎では多臓器障害や肝腎症候群のために腎障害を併発することもあるため，尿量の減少にも注意が必要である．

Q&A 患者からよくある質問

Q1 治療はどのくらいかかりますか？
A1 人によって違いますが，鎮静薬の点滴などの準備を含めて1時間から2時間程度で終了します．

Q2 入れたステントはどのぐらいの期間もちますか？
A2 ステントの種類にもよりますが，チューブステントの場合は平均90日，金属ステントの場合は平均200〜300日といわれています．状態によりそれまでに閉塞してしまう方もおられます．ステント挿入後は採血や画像検査により経過観察し，定期的なステントの交換が必要となります．

Q3 ステントを入れたらすぐに黄疸はなくなりますか？
A3 人によって違いますが，胆管の閉塞が原因で黄疸が出ている場合，ステントでドレナージをすれば2〜3日で少しずつ黄疸は軽減していきます．定期的な採血で黄疸の数値をみることができます．

治療前の検査
- 血液検査：白血球数・CRPなどの炎症反応，肝機能・血清ビリルビン，止血機能など
- 画像検査：CT，MR，消化管エコー検査など

同意の確認

- 説明を受けた治療内容について，患者本人の言葉で説明してもらい，その際の表情や言動から，治療内容や偶発症などについて理解したうえで同意しているかを確認する．
- 必要時には，医師に再度説明してもらう場を設ける．

💡 インフォームド・コンセント ▶268

オリエンテーション

- 入院時，入院診療計画書（P.296, 298）を用いて入院から退院までの流れを説明する．
- 治療前日から出診前までの食事制限や出診時の注意点，内視鏡室での治療の大まかな流れや予測される時間などについて，治療前日の受持ち看護師が補足説明を行う．
- 治療内容や治療の場所，食事制限などを記載したカードを患者の目につきやすい場所に設置する．

内服薬の管理

抗凝固薬・抗血小板薬の内服中止

- 外来での指示通り確実に中止できているかを確認
- 患者の中には，抗凝固薬との認識がなく内服を続けている場合もあるため，持参薬はすべて確認する．
- 患者の理解度を把握し，必要であれば中止薬を預かり，誤って内服しないようにする．

💡 抗凝固薬・抗血小板薬 ｜ 作用持続時間　内服の確認　内服の中止・再開の基準 ▶264

絶食時の内服薬

- 降圧薬は絶食中も内服してもらうことが多いため，医師の指示を確認し患者に説明する．
- 確実に内服できるように，絶食中は受け持ち看護師が内服確認を行う．

💡 絶食時も内服できる薬剤 ▶267

血糖降下薬・インシュリン

- 既往歴に糖尿病がある患者も多いため，血糖降下薬やインシュリン注射の有無は必ず確認のこと．
- 絶食中は中止または血糖値に応じたインシュリン投与となるため，医師に指示を確認し，患者の理解度を把握したうえで必要に応じて看護師が管理する．

患者の安全

- 患者誤認予防のため入院時にリストバンドを装着する．
  - 治療出診時，リストバンド・名前の再確認する．
- 問診表により抗凝固薬・抗血小板薬の内服状況，薬物アレルギー，麻薬の使用を確認する．

💡 薬剤禁忌 ｜ 塩酸リドカイン ▶266　臭化ブチルスコポラミン ▶265
麻薬の内服 ▶266

- 治療出診時は，排尿を済ませ，義歯，時計，指輪，湿布などを外していることを確認する．

💡 義歯・金属類・湿布の除去　P269

絶飲・絶食
- 治療前日の夕食後より医師の指示があるまで絶食とする．
- 治療当日0時より絶飲である．指示薬の内服時や口渇時には水など色の付いていないものであれば，治療までにコップ1杯程度であれば飲水できる．
- 胆管炎を発症している場合，入院時より絶食が必要な場合もあるため，医師の指示を確認する．
- 患者へは絶食・絶飲の必要性を理解できるように説明する．

内視鏡室での看護

看護の目標／看護のポイント
- 不安を緩和し，安全・安楽にERBD/ENBDを受けることができるように努める
- 侵襲の大きい治療のため，問診から薬剤禁忌の確認を行う
- 適切な鎮静によるセデーションとモニタリングを行う

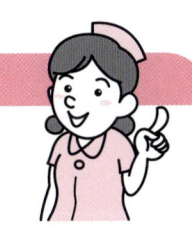

● 治療開始までの看護

治療室での準備
- 内視鏡システムユニット，吸引器，高周波装置，検査台の作動点検
- 生体監視モニター，酸素吸入装置の準備
- レントゲン透視・撮影装置の電源を入れ準備
- 前処置薬，造影剤，輸液の準備

必要物品の準備

ERBD/ENBD時の必要物品の一例	
薬剤	
消泡薬	ジメチコン（ガスコン）溶液（10倍希釈）
鎮痙薬	臭化ブチルスコポラミン（ブスコパン），グルカゴン（グルカゴンG・ノボ）
潤滑油	KYゼリー，2％リドカイン（キシロカイン）ゼリー
鎮静薬	ミダゾラム（ドルミカム），ハロペリドール（セレネース）
鎮痛薬	ペンタゾシン（ペンタジン）
拮抗薬	フルマゼニル（アネキセート）
蛋白分解酵素阻害薬	膵炎予防のため輸液に混注する．メシル酸ナファモスタット（フサン），メシル酸ガベキサート（FOY），ウリナスタチン（ミラクリッド）など．
血管収縮薬	ERBD終了時，乳頭浮腫防止のためエピネフリン（ボスミン）を散布する（ボスミン1筒＋生理食塩液8mL）．
造影剤	60％ウログラフィン1筒
セクレチン*	膵液を採取する時に使用する
処置具	
ERBD時	ガイドワイヤー・ステントチューブ：ドレナージ法により医師が選択する．

ENBD時	喉頭鏡・マギール鉗子・セッシ：ドレナージチューブの先端を口腔から鼻腔に通す際に使用する． 排液バッグ，固定用テープ
その他	
定規：狭窄の範囲を測定し，ドレナージチューブの長さを決定する．	

＊現在セクレチンは国内では市販されていない．米国より手順を踏んで輸入し使用する必要がある．

安全の確認

患者確認
- 患者誤認防止のために，患者と関わるすべての場面で患者自身より口頭で，フルネームを名乗ってもらい，名前がカルテなどの書類，ネームバンドと一致しているか確認する．

適切な薬剤の選択
- 安全に薬剤を使用するために，既往歴や薬剤アレルギーについてカルテ・問診表を用いて確認を行う．
  ＊ヨード禁忌患者にはERCPのオーダ入力ができない仕組みにするとよい．
- 抗凝固薬・抗血小板薬を内服している場合，休薬の有無・休薬期間を確認し，治療が可能か判断できるよう情報を収集する．

同意書の確認
- 治療内容・偶発症に対する理解状況
- 精神的に安定した状態で治療を受けることができるように，新たな疑問や不安はないか確認を行う．

オリエンテーション

説明内容
- 治療の流れ
- 鎮静薬を使用すること，モニターを装着することの必要性について
- 検査台からの転落防止のために抑制帯をつけること
- 治療中口腔内に溜まった唾液は飲み込むと誤嚥するため，飲み込まずに吐き出す．
- 治療中の体位は腹臥位であること
- 透視を行うため，ボタンや金具がついていない検査着を着用する．

> **ワンポイントアドバイス**
> 患者の多くは治療に対し，痛くないだろうか・苦しくないだろうかという不安を抱き緊張しているため，会話を通じて不安の除去に努める．

前処置

咽頭麻酔
- 嘔吐反射の減弱を図るため，頸部を後屈し開口させた体勢で，舌根部へ塩酸リドカイン（キシロカインビスカス7 mL：140 mg＋単シロップ3 mL）を2分間含んだ後，嚥下してもらう．嚥下できない場合は吐き出す．
  ⚠アナフィラキシーショック注意，過剰投与による中毒に注意
  　（リドカインの総投与量は，200mgまで）

内視鏡室での看護 **看護** 107

💡 塩酸リドカイン｜安全な投与法　極量　禁忌　📄266

| 鎮静薬・鎮痛薬の投与 | ●内視鏡医の判断や患者の希望で，ミダゾラム（ドルミカム），ペンタゾシン（ペンタジン）を静注し，持続的に生体監視モニターで血圧，S_PO_2，心電図を観察し，偶発症の予防に努める． |

💡 内視鏡に用いられる鎮静薬・鎮痛薬　追加するタイミング　📄266
鎮静薬と拮抗薬　📄267

●治療中の看護

全身状態の把握

| 観察項目 | ●バイタルサイン・循環動態の変動の有無
●腹痛・腹部膨満感の有無　　●呼吸状態，誤嚥の有無
●表情，意識状態　　　　　　●マウスピースが外れていないか
●体動の有無，ベッドからの転落，スコープの自己抜去 |

👉 **ワンポイントアドバイス**
セデーション下では，無意識に動いてしまうことが多い．セデーション投与直後は循環動態の変動が起きやすいため，スコープ挿入後しばらくは患者のそばでモニタリングを行う．

安楽な体位の工夫

| 体圧分散マット | ●長時間同一体位となることが多いため，体圧分散マットを敷く．
・検査台の上にスポンジのマット（ソフトナース）を敷く． |
| スポンジ枕 | ●治療時の体位の苦痛は前胸部に圧迫感が生じること，頸部の痛みがあることである．
・右肩から前胸部にかけてスポンジの枕を挿入すると苦痛が軽減する． |

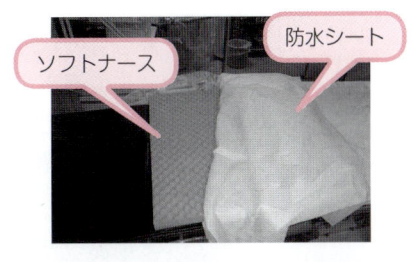

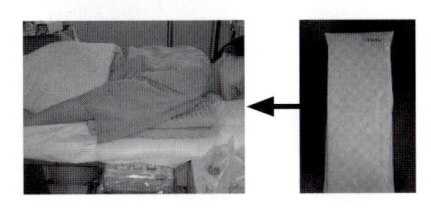

ソフトナース　防水シート

| 治療中の介助 | ●スコープが十二指腸乳頭部をとらえたらレントゲン透視・造影が始まるため，治療室を出て前室でモニター監視する．
●患者の状態（一般状態が悪くバイタルサインが不安定・体動により危険と判断した場合）によっては，防護エプロンを着用し治療室へ入室する．
●治療の進行に応じた必要物品の提供
・透視画像を観察しながら状況を把握し，必要物品を順次提供する． |

G 内視鏡的逆行性胆道ドレナージ（ERBD）内視鏡的経鼻胆道ドレナージ（ENBD）

💡 レントゲン被爆を避けるために ➡P272

ワンポイントアドバイス
準備不足や知識不足は治療時間の延長につながり患者の苦痛を助長させる．医師との連携を密にし治療の流れや必要物品を把握する．

● 治療後の看護

全身状態の把握

観察項目
- バイタルサイン
- 腹痛，胃部不快感，嘔気，咽頭痛，気分不良の有無など
- 出血量
- セデーション時は薬剤使用量，拮抗薬使用の有無と覚醒状況

安全の確保

治療後の注意点
- 治療後1時間は咽頭麻酔の影響が残っているため，絶飲・絶食とする．飲水は許可があってから行う．
- 膵炎防止のため，翌日指示があるまでは絶食であり，点滴を続ける．
- 治療中鎮静薬・鎮痛薬を使用しているため，ふらつき転倒する危険性がある．

情報の伝達
- 患者の状態（覚醒状況，痛みの有無）により車椅子またはストレッチャーにて迎えを依頼する．
- 医師に治療状況，治療後の指示の確認を行う．
- 病棟看護師に治療中の状態や病棟で継続して観察・介入すべき問題点を申し送る．
- 治療時間・使用薬剤（鎮痛薬・鎮静薬・拮抗薬など）・薬剤使用量・造影剤の使用量を確認し，記録する．

治療直後から食事開始までの看護

看護の目標／看護のポイント
- 偶発症の早期発見に努め，膵炎，胆管炎，穿孔を起こさないように努める
- 治療による苦痛の軽減や日常生活の援助を行う

患者の受け入れ準備

病室の準備
- 吐物などの排泄物による汚染を予防するために，ベッドの頭部から腰部にかけて横シーツを入れる．

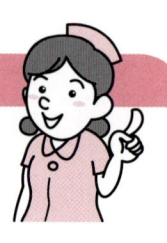

治療直後から食事開始までの看護 看護

- 事前の情報により，治療後に不穏状態が予測される時は，離床センサーを準備
  - 必要があれば，観察用 TV モニターが使用できる病室に転室する．
  - 本人，家族に個室の使用について説明
  - 高齢者や以前の治療に際して不穏症状を起こしたことがある患者は特に注意のこと

病室への移送
- 治療中に使用した鎮静薬の状況，患者の状態に合わせてストレッチャーまたは車椅子で移送する．

全身状態の把握

申し送り
- 内視鏡室看護師から，患者の状態について申し送りを受ける．
  - 治療時間
  - 使用薬剤：鎮痛薬，鎮静薬，鎮静薬拮抗薬
  - ERBD：ステントの種類，サイズ，挿入部位，数量
  - ENBD：ステントの種類，サイズ，挿入長さ
  - 治療中の問題点
  - バイタルサインの変化など
  - 治療後の医師指示

帰室後の観察のポイントと処置
- 意識レベル
  - 治療中に使用した鎮静薬，ベンゾジアゼピン拮抗薬の種類，量を申し送る．
  - 覚醒が不十分であれば，患者の安全を守れるように環境を整え，必要時には離床センサーなどを使用
- バイタルサイン
  - 膵炎，穿孔などの偶発症の有無を確認
- 嘔気，腹部症状（腹痛，腹部膨満感，腹壁緊張度）
  - 膵炎・穿孔などの偶発症の有無を確認
- 咽頭部痛
  - 内視鏡操作により擦過傷が生じることがある．
- 点滴管理
  - 帰室直後に抗生剤の指示があれば投与
- 酸素投与
  - 覚醒が不十分であった場合など，S_pO_2 が 95% 以下の場合は酸素投与を開始
- ENBD の場合
  - 排液の性状・浮遊物の有無・量を観察
  - チューブの固定を確認：ドレナージチューブが何センチまで挿入されているか確認し，鼻翼・頬の 2 箇所と衣服に抜去予防のためテープ固定する．

> **ワンポイントレクチャー**
> 通常の排液は黄褐色透明であり，一日平均500 mL程度である．

偶発症と観察・予防ケア

急性膵炎

原因
- 内視鏡挿入による物理的刺激，造影剤注入による化学的刺激により生じる．膵管ブラシ擦過細胞診を実施した場合などは，リスクが高くなる．

観察
- 膵炎の徴候である，激しい腹痛，背部痛，嘔気，発熱の有無を観察する．
- 翌朝の採血データを確認し，血清アミラーゼが500 IU/L以上，白血球数が9,900 /μL以上の場合は，食事摂取開始を延期する必要があるため，医師に報告する．

看護
- 膵炎予防として，治療直後より蛋白分解酵素阻害薬と抗生剤の投与を開始する．
- 腹痛，嘔気などの症状は膵炎の徴候であり，我慢せずにすぐ知らせること，飲水などにより症状が増強する場合は中断して看護師に知らせることを伝えておく．
- 膵炎が疑われる場合は，患者の苦痛を軽減させるためペンタジンなどの鎮痛薬を投与．バイタルサインを測定し，すぐに医師に報告し，指示があれば，採血を行う．
- 膵炎を発症した場合は絶飲・絶食のうえ，抗生剤や蛋白分解酵素阻害薬の投与による保存的治療を行うため，食事制限を守れるように援助と薬剤の確実な投与を行う．

> **ワンポイントアドバイス**
> 急性膵炎の場合，身体を前屈させて丸くなると軽減する腹痛が特徴的である．重症例では血圧低下，呼吸困難，出血傾向をきたす．これらの症状は，治療直後から食事開始後まで継続的に観察する必要がある．

胆管炎

原因
- ステント，チューブの挿入や造影剤注入による刺激，胆管ステントの閉塞などによる．

観察
- 胆管炎の症状である発熱，腹痛，嘔吐の有無を観察する．
- ENBDの場合，胆道感染を合併している患者に挿入することがあるため，ドレナージ直後から排液が緑色や，混濁している場合には問題ないが，正常排液であったものが変化してきた場合には，医師への報告が必要である．
- 白血球数・CRP値の上昇がないか，敗血症やDICの徴候がないか，ビリルビン・AST・ALTの上昇などステント閉塞の徴候がないか，採血デー

| 看　護 | ●急な発熱があった場合には，血液培養の採取や指示に応じて採血を行う．
●絶飲・絶食とし，抗生剤，補液などの点滴管理，解熱・鎮痛薬を投与し患者の苦痛の軽減に努める．
●ドレナージチューブ挿入中（ENBD）の場合は，ミルキングによる排液の促進を行い，必要に応じて医師がチューブ内の洗浄を行う．
●ステントの閉塞の場合は，緊急ERBD（胆管ステントの交換）を施行 |

> **ワンポイントアドバイス**
> 胆管ステントの閉塞による胆管炎は，ステントの種類によって発生時期が異なる．退院後に生じることが多いため，発熱や腹痛出現時にはすぐ受診するように患者・家族に指導しておくことが大切である．

穿孔

| 原　因 | ●内視鏡挿入時の強い嘔吐，咳反射や，腫瘍の影響により消化管走行が正常と大きく異なる場合などに，生じることが多い． |

| 観　察 | ●発熱，嘔気・嘔吐，強い腹痛とその他の腹部症状（腹部膨満感，反跳痛，腹部筋性防御）の有無を観察．このような症状が出現した場合は，すぐに医師に報告する．
●バイタルサインを観察し，ショック徴候（血圧低下，四肢冷感，頻脈，冷汗，不穏）の有無を確認する． |

| 看　護 | ●安静を保ち，腹圧がかからない体位を工夫する．
●医師の指示のもと，採血やレントゲン検査・CTなどの出診を行う．
●緊急内視鏡や緊急手術になることが多いため，その準備を行う．
●患者の苦痛の軽減を図りながら，患者・家族にその都度説明を行い，不安の軽減に努める． |

患者の安全

転倒・転落の防止

●ベッド柵の使用，ベッドの高さの調整，障害物の除去などの環境を整える．
●鎮静薬の使用や持続点滴などにより，転倒・転落のリスクが高くなっていることを患者に説明し，初回歩行時には看護師が付き添うため必ずナースコールするように伝える．
●初回歩行時ふらつきがなければ，次回から1人で歩いてもらう．

ENBDの自然抜去の予防

●ENBDチューブは数箇所で固定し，チューブが抜けていないか定期的に確認する．

治療後の安静度		
食事・飲水		●治療終了1時間後より飲水は可
		●飲水開始時には，咽頭麻酔によるむせや違和感がないことを確認してもらう．
		●食事摂取により膵炎を発症する危険性があるため，看護師が食事開始を伝えるまでは絶食を守るように説明する．
		●ERBDの場合，翌朝までは絶食とする．
		●ENBDの場合は，チューブ挿入中は絶食とする．
安静		●翌朝まで，トイレ歩行以外はベッド上安静
		●膵炎症状がなければ，翌朝より病棟内歩行が可

食事開始後から退院までの看護

看護の目標／看護のポイント
- 食事開始後も，偶発症症状の出現がなく経過するように努める
- 退院の準備ができ，胆管炎など退院後の生活上の注意点について理解できるように説明する
- ENBD（内瘻化できるまで）：排液の観察やドレナージチューブの管理，ドレナージチューブ留置による患者の苦痛を軽減し日常生活や患者の安全を守る援助を行う

食事開始時のケア	●食事開始に際しては，腹痛，嘔気がないこと，採血データが血清アミラーゼ500 IU/L以下，白血球数9,900/μL以下であることを必ず確認．
	●開始時は膵臓食（低脂肪食）であることを確認する．
	●ゆっくりよく噛んで食べるように説明し，腹痛などの症状が出現すればすぐに摂取を中止し，知らせるように説明する．
	●治療後2日目以降は，食事制限はない．
内服薬・インシュリン	●食事開始に伴い，内服薬も再開して良いことを説明する．
	●膵臓食のカロリーが低いことや朝食を摂取していないので，血糖降下薬の再開やインシュリン投与量については，主治医に確認が必要である．
安静	●食事摂取後偶発症が出現しないことを確認後，持続点滴は終了する．
	●持続点滴が終了すれば，シャワー浴ができることを説明する．
ドレナージチューブの管理	●以下，ENBDの場合について説明する．
チューブ管理	●チューブの抜けがないかを勤務時には必ず確認する（チューブに記載している目盛が確認しにくい場合はチューブをマーキングする）．
	●固定が鼻翼，頬，衣服の3箇所で確実に行えているか，接続部の緩みがな

いか，屈曲，閉塞がないか確認する．
- 排液の逆流による感染を予防するため排液バッグを鼻より上に上げないように注意する．
- 患者にも上記のような注意事項を説明しておく．
- 感染などによる胆汁の粘稠度の上昇や，浮遊物の混入により閉塞が生じやすいので，定期的にミルキングを行い，チューブ内の閉塞を予防する．

排液の観察
- 排液の量，性状，浮遊物の有無などを確認する．
- 正常な胆汁は，黄褐色透明であり，一日に500 mL程度排液されるが，緑色，白色，混濁している場合には，感染が疑われる．
- 排液量が突然減少した場合は，チューブの位置がずれたかチューブ内の閉塞が考えられるため，医師へ報告する．

採血データの確認
- ビリルビン・AST・ALTなどの値の低下を確認する．
- ENBDでは胆汁を体外に排出するため，脂溶性ビタミンの欠乏や脱水，NaCL喪失を起こす可能性があり，止血機能低下や電解質バランスなどを定期的に確認する．

退院指導
- 日常生活の制限は特にないが，脂肪の多い食事を過度に摂取することは避けるように伝える．バランスの良い食事と規則正しい生活を心がけるように説明する．
- 次回の外来予約日には，必ず受診するように説明する．可能であればキーパーソンに同席してもらう．
- 急激な発熱，腹痛が出現した場合には，ステント閉塞が考えられるため，解熱薬で様子を見るようなことはせず，直ちに受診するよう説明する．
- 白色便や黄疸が生じた場合は，受診するよう指導する．

継続看護のポイント
- 挿入されているステントの種類やステント閉塞の時期がわかるように看護サマリーに記載する．

ワンポイントレクチャー

ステントの開存期間の目安	
ステントの種類	平均開存期間
チューブステント	約90日
金属ステント（カバーなし）	約200日
金属ステント（カバーあり）	約360日

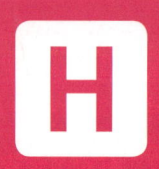

経皮内視鏡的胃瘻造設術（PEG）
Percutaneous endoscopic gastrostomy

- 経皮的に胃内にチューブを挿入し，経腸栄養のルートをつくる処置
- 栄養法として経腸栄養が適応となり，他の胃瘻造設よりも優れていることが条件となる．
- 悪性疾患による上部小腸閉塞や幽門狭窄では，減圧，排液目的に胃瘻造設することもある．

基礎知識

●適応

- 必要な栄養を経口摂取出来ない状態が1ヵ月以上見込まれる症例では，経静脈栄養や経鼻胃管栄養ではなくPEGが適応である．
  - ①嚥下，摂食障害
  - ②繰り返す誤嚥性肺炎
  - ③炎症性腸疾患
  - ④減圧治療
  - ⑤その他特殊治療[1]

●禁忌

絶対禁忌
- ①通常内視鏡検査の絶対禁忌
- ②内視鏡が通過不可能な咽頭・食道狭窄
- ③胃前壁を腹壁に近接できない
- ④補正できない出血傾向[1]

相対禁忌
- ①大量の腹水貯留
- ②極度の肥満
- ③著明な肝腫大
- ④胃の腫瘍性病変や急性粘膜障害
- ⑤横隔膜ヘルニア
- ⑥出血傾向[1]
- ⑦妊娠
- ⑧門脈圧亢進
- ⑨腹膜透析
- ⑩癌性腹膜炎
- ⑪全身状態不良
- ⑫生命予後不良
- ⑬胃手術既往
- ⑭説明と同意が得られない

手順（ダイレクト法）

●イントロデューサー法を改良し，腹壁に細い穿刺針を介した後，ダイレータにて鈍的に拡張し，胃瘻カテーテルを胃内へ挿入する．内視鏡の挿入が一度で済み，咽頭部を通らないので感染の危険が少ないと言われている．また一期的にバンパー型ボタンタイプのカテーテルも留置できる．

①内視鏡を挿入し，空気を胃内に送り十分に胃を膨らませてから，胃ろうをつくる位置を確認する．

②局所麻酔をしてから胃壁固定を行った後，皮膚切開を行い，針を刺しガイドワイヤを胃内へ挿入する．

③ガイドワイヤを残したまま針を抜去し，ガイドワイヤに沿わせてダイレータを挿入する．

④ダイレータを抜去し，ガイドワイヤに沿わせてカテーテルを胃内に挿入する．

⑤カテーテルがしっかりと留置されたかを確認する．

⑥手術終了

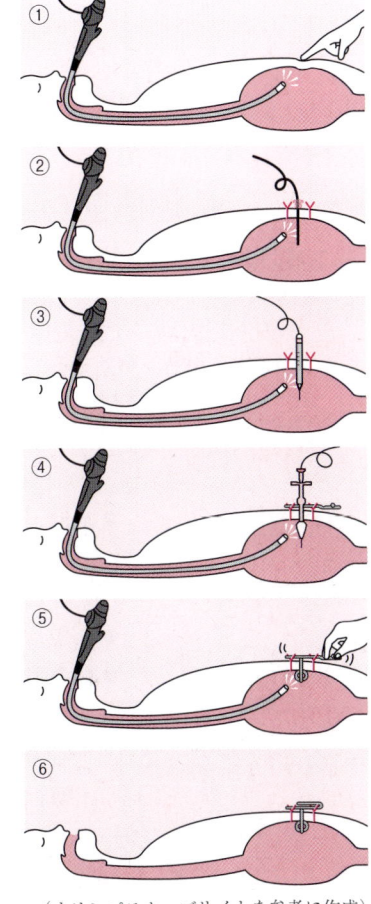

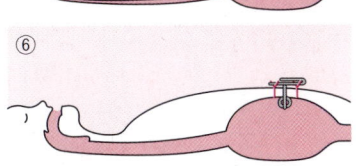

（オリンパスウェブサイトを参考に作成）

手技の実際

術前の確認
- 抗凝固薬・抗血小板薬の中止の確認
- 腹部手術の既往の確認
- 腹部CT等の画像があれば術前に安全な穿刺ルートを確認できる．

器材の準備
- 吸入用酸素，心電図モニター，救急カート
- 内視鏡（細径内視鏡や経鼻用超細径内視鏡）
- 胃瘻造設キット

セデーションとモニタリング
- 腹部にチューブを進めるときに疼痛が強いためセデーションが必要である．
- 通常はペンタゾシン（ペンタジン）15 mg＋ミダゾラム（ドルミカム）2.5 mgがよく用いられる．

偶発症	●出血 ●多臓器損傷
術後処置	●PEGを1回／日回転させる． ●3日後より経腸栄養開始

看　護

治療前（入院から治療まで）の看護

看護の目標／看護のポイント
- PEGの目的を理解し，患者・家族のPEGに対する受け入れや理解度，支援体制などを把握し，精神的・身体的に治療を受ける準備ができるように援助する

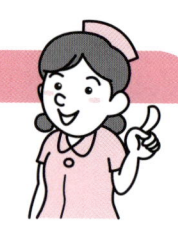

全身状態の把握

観察項目
- 水分・食事摂取状況，栄養状態
  - PEGを目的として入院する場合，経口からの食事摂取が困難である場合がほとんどである．必要時，栄養サポートチーム（NST）に依頼
- つまり感や前胸部痛，嘔気・嘔吐などの症状，出現する時間や程度の把握
- 血液型，感染症，出血時間，心電図
  - PEGが困難な例：大量の腹水が貯留している，著明な肝腫大がみられる場合．確認のため，腹部エコーや腹部CTの検査を行う．
  - 横行結腸ガスが胃に重なっていないかを確認するためにレントゲンを撮る．

治療内容の理解

- PEGに対する理解度
- 家族のPEGに対する理解度，支援体制（家族構成，管理ができる人物）

同意の確認

- 治療同意書は患者によっては十分に読まれていない場合もあり，必要時，患者の反応を見ながら，一緒に同意書のポイントを確認する．
- PEGによる偶発症（出血，疼痛，感染）の理解や造設後の栄養管理について理解が得られていることを確認する．

> **ワンポイントアドバイス**
>
> **患者の心理**
> - 経口摂取が困難となった患者は味わって栄養を補給するといった楽しみが奪われているため，食べることが出来ないストレスにより精神的に不安定であることが多い．
> - PEGを施行し食べられないことは，疾患の進行に対する不安を抱かせる．
> - PEGを施行することによって，どのようなものが体の一部となるのか，管理が出来るのかといった不安が生じる．

治療前（入院から治療まで）の看護　看護　117

オリエンテーション

- 診療計画書を用いて，治療までの準備，治療後の経過について説明する．
- 治療にかかる時間，治療時の疼痛，治療中の様子，治療後の経過などを患者の反応を見ながら説明し，患者の気がかりとなっていることが解決でき，治療前の不安が軽減できるように関わる．
  - 使用するPEGキットを確認し，実物を見て触ってもらう．
  - PEG後の管理についてパンフレットを用いて説明する．
  - PEG後の栄養管理のメリットについて説明する．

退院パンフレット

PEGを造設した患者さまへ

1. 胃ろうについて
「胃ろう」は，口から食事摂取が困難な場合に，管を利用して，濃厚流動食を直接，胃内に送り込むためのもので，栄養の補給，体力維持，回復につとめるものです．

2. 注入について
濃厚流動食（缶，ビン，その他）は，液状になっていて開封すればすぐ使用できるものもありますが，あらかじめ水に溶かしたり，薄めたりして使用するものもあります．
現在は，ハーモニックまたはエンシュアリキッドをイリゲーターに入れて時間をかけて注入することが可能です．
栄養量としては，ハーモニック6P／1200 kcalを注入し，水分の補給は，1リットル以上を目標としていきましょう．

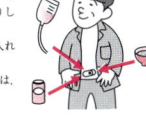

栄養の注入方法の指導（　家人　または　本人　）
1. 施行中は，ベッドを起こし（45～60°），可能なら椅子に座って行えると望ましいです．
2. 栄養剤を湯煎にかけます．または人肌程度に温めます．
3. イリゲーターに一回量の栄養剤（ハーモニックなど）をいれチューブ内を栄養剤で満たし，空気をできるだけ除去します．
4. イリゲーターの先と胃ろうチューブのキャップをはずし，接続します．速度が速すぎると下痢や胃痛を引き起こす原因となるので，30分以上かけて注入します．
5. 栄養剤の注入が終わったら，薬を注入します．注入方法は4.を参照．
6. すべての注入が終わったら，できるだけ30分以上は上半身を起こしたまま過ごしてください．

指導を受ける方（	）	
見学	実施	自立
／	／	／

3. 注入する内容種類について
イリゲーターで注入できる流動食（エンシュアやハーモニック等）のほかに液体状のものであれば注入することができます．
例えば，具のない味噌汁やクリームスープや繊維の入っていない野菜ジュースなど．
また，注射器（カテーテルチップ）または市販で売っているドレッシング容器（胃ろうチューブの入り口と接続できるもの）を利用してミキサーにかけたお粥やムース状のおかず，例えば（卵豆腐や具のない茶碗蒸やかぼちゃやジャガイモなどをミキサーにかけたもの）など）を注入することができます．経済的に余裕があれば，ベビーフード（ペースト状のもの）を利用するのも一つの手段ともいえます．

4. 薬剤の作成・注入について
専用の注射器二本に微温湯20 ccを吸い上げ，専用のコップに食後薬を入れ，1本の注射器の微温湯を入れて溶かし，吸い上げる．流動食を注入した後に，薬が溶かれている注射器から注入し，続いて，微温湯のみを注入し，チューブ内に残渣物が付着していないことを確認して，キャップを閉めます．
※チューブ内に残渣物が付着していたら，何回か微温湯を通してきれいにしてください．

見学	実施	自立
／	／	／

5. ケアと管理について
スキンケア
- 胃ろう周囲の皮膚は，入浴しない日は毎日，微温湯を湿らせたガーゼ（またはハンドタオル等でも良いです）で粘液や皮膚の汚れを丁寧に拭いてください．また1週間／1～2回，微温湯と石鹸で洗ってください．曜日を決めて行うとよいでしょう．
- 拭きながら，瘻孔周囲に異常はないか注意して観察してください．
  発赤，腫脹，疼痛，出血，普段は見られない浸出液-膿，不良肉芽など
- PEGカテーテルの向きは毎日少しずつ変えて，皮膚に接触する位置をずらしてください．
※一日／一回は必ず挿入されているPEGを回転させてください．

シャワー・入浴
個人差は多少あるかもしれませんが，手術後約2週間を経過すればピアスの穴のようにおなかの穴（瘻孔）が完成して，傷の状態ではなくなります．

- シャワー浴は，手術1週間後を目安に開始できます．（　月　日以降から開始）
  入浴は2週間後を目安に瘻孔周囲の感染がないことが明らかになれば開始できます．
  委託している医療従事者に確認・判断していただく　⇒（　月　日以降から開始）
- シャワーや入浴の時は胃瘻部に何も当てなくとも問題はありません．
- シャワーはもちろん，全身湯船につかっても，お腹に水が入ることはありません．むしろ皮膚の清潔を保つのに最適といえます．
- 今までと同様の方法で入浴してください．
- 胃ろう周囲の皮膚は石鹸でよく洗ってください．
- 入浴後は乾いたタオルまたはガーゼで水気を拭き自然乾燥させてください．
- 胃ろう周囲の消毒は必要ありません．（ただし発赤や出血があった場合は，応急処置として消毒をしてガーゼ等を当て，かかりつけ医へ連絡してください．）

6. PEGの交換について
- PEGは，長期に使う場合，約四ヶ月～半年に1回，定期的に交換します．外来で行います．
- 当センターでは，PEGの交換手技を行う施設ではないので，退院時には担当医師より交換施設宛てに紹介状を作成します．退院後は，その紹介状をもって早めに受診し，コンタクトをとっておいてください．

7. その他
- PEGの手技を受け付けてくれる施設（PEGドクターズネットワークのホームページ：http://www.peg.ne.jp/hospital/list.html）を見て最寄の病院を探しておいてください．
- PEGを造設していると胃ろうチューブの交換は保険適用になります．
- 介護保険等の訪問看護を受けることが可能となります．

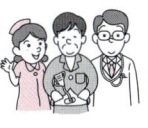

経皮内視鏡的胃瘻造設術（PEG）

内服薬の確認

抗凝固薬・抗血小板薬の内服中止

- 抗凝固薬・抗血小板薬を内服している場合は，PEGに伴う出血を予防するために，外来受診時に中止の説明を受けているため，入院時に中止できているか確認する．
- 中止薬については，いつまで中止となるのか，再開時は指示があることを説明する．

💡 抗凝固薬・抗血小板薬 ｜ 作用持続時間　内服の確認　内服の中止・再開の基準　P264

絶食時の内服薬

- 降圧薬や抗不整脈薬などの薬剤は絶食の時も少量の水で内服できる．
- 絶食期間中は，血糖降下薬は中止する．

患者の安全	●絶食期間中に内服する薬，休薬する薬がわかるように，患者のベッドサイドに明示する． 💡 絶食時も内服できる薬剤 ▶P267 ●患者誤認防止のため入院時にリストバンドを装着する． ・治療出診時，リストバンド・名前の再確認をする． ●胸部レントゲン検査，心電図，感染症，血液型などを確認する． ・穿孔などの偶発症の緊急手術に備えて治療前検査が必要する． ●問診表により抗凝固薬・抗血小板薬の内服状況，薬物アレルギー，麻薬の使用を確認する． 💡 薬剤禁忌　塩酸リドカイン ▶P266　臭化ブチルスコポラミン ▶P265 　　　　　　麻薬の内服 ▶P266 ●治療出診時は，義歯，時計，指輪，湿布などを外していることを確認する． 💡 義歯・金属類・湿布の除去 ▶P269
生活面での準備	●治療当日0時より治療までは絶食．水分は水，お茶に限り治療直前まで摂取できることを説明する． ●PEG後，1週間はシャワー禁止であるため，感染予防のためにも治療前日は必ず入浴してもらう．

内視鏡室での看護

看護の目標／看護のポイント
- 不安なく安全，安楽に治療を受けることができるように努める
- 仰臥位で行うため誤嚥に注意する
- 腹壁穿刺時体動が激しくなることが多いので，転落に注意する

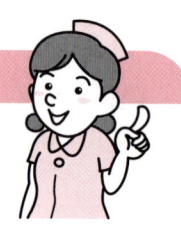

●治療開始までの看護

治療室での準備	●内視鏡システムユニット，内視鏡用吸引器，検査台の作動点検 ●生体監視モニター，酸素吸入装置の準備 ●PEGキットを展開するための清潔野の準備
必要物品の準備	（下表参照）

PEG時の必要物品の一例	
薬剤	
消泡薬・蛋白分解酵素	プロナーゼ（プロナーゼMS），炭酸水素ナトリウム，ジメチコン（ガスコン）
咽頭麻酔薬	塩酸リドカイン（キシロカイン）ビスカス

鎮痙薬	臭化ブチルスコポラミン（ブスコパン），グルカゴン（グルカゴンG・ノボ）
鎮静薬	ミダゾラム（ドルミカム）
局所麻酔薬	塩酸プロカイン（塩酸プロカイン）

処置具など（ワゴンの上にセットしておく）
＊治療中医師が使用しやすいようにセッティングする

ダイレクトイディアルペグキット（オリンパス），またはその他指示のペグキット
滅菌ドレープ
消毒薬（イソジン）
滅菌ガウン，滅菌ガーゼ，滅菌手袋

> **ワンポイントレクチャー**
> - PEGには①口腔を通して挿入する「プル法」，「プッシュ法」，②腹壁から直接挿入する「イントロデューサー法」がある
> - PEGカテーテルの種類には「チューブ型バルーンタイプ」，「チューブ型バンパータイプ」，「ボタン型バルーンタイプ」，「ボタン型バンパータイプ」がある．

安全の確認

患者確認
- 患者誤認防止のために，患者と関わるすべての場面で，患者自身より口頭でフルネームを名乗ってもらい，カルテなどの書類の名前と一致しているか確認する．

> **ワンポイントアドバイス**
> 確認時，五感をフルに使って！！
> 「目」だけではなく「耳」，「鼻」，「口」，「手」，「直感」も使い観察を行いましょう．

適切な薬剤の選択
- 安全に薬剤を使用するために，既往歴や薬剤アレルギーについてカルテ・問診表を用いて確認を行う．
- 抗凝固薬・抗血小板薬を内服している患者には，休薬の有無，休薬期間を確認し，治療が可能か判断できるよう情報収集を行う．

同意書の確認
- 治療内容・偶発症に対する理解状況を確認する．
- 精神的に安定した状態で治療を受けることができるように，新たな疑問や不安はないか確認を行う．

オリエンテーション
- 義歯の除去：治療中の外れ，破損・誤飲の可能性があるため
- 口紅の除去：治療中の低酸素血症を知る妨げとなるため
- 呼吸法：腹式呼吸
- 治療中の体位：仰臥位

前処置

消泡薬・蛋白分解酵素
- 粘液除去のため，プロナーゼ（プロナーゼMS）2万単位＋炭酸水素ナトリウム1gを10倍に希釈したジメチコン（ガスコン）水40mLに溶解し，投与する．

咽頭麻酔
- 頸部を後屈し開口させた体勢で，舌根部へ塩酸リドカイン（キシロカインビスカス7mL：140mg）を注入，2分間含み吐き出してもらう．
  - ⚠ アナフィラキシーショック注意，過剰投与による中毒に注意
    （リドカインの総投与量は，200mgまで）

💡 塩酸リドカイン｜安全な投与法　極量　禁忌　**Ⓟ266**

鎮痙薬の投与
- 消化管蠕動運動抑制，胃液・唾液分泌抑制のために，臭化ブチルスコポラミン（ブスコパン）をまたはグルカゴン（グルカゴンG・ノボ）を静注または筋注

💡 消化管運動を抑制する薬剤　内服の際の説明の工夫　**Ⓟ265**

セデーションとモニタリング

セデーション
- 鎮静薬と鎮痛薬を組み合わせて使用することが多い．

💡 内視鏡に用いられる鎮静薬・鎮痛薬　追加するタイミング　**Ⓟ266**
鎮静薬と拮抗薬　**Ⓟ267**

モニタリング
- 鎮静薬の効果は人によって異なる．呼吸抑制や血圧低下が起こった場合は治療を中断し，酸素投与や拮抗薬の投与など適切な対処を行う．
- 治療経過の把握，偶発症の早期発見・対処のために一画面で血圧・脈拍・呼吸回数・経皮的酸素飽和度・心電図が把握できるモニターを使用すると良い．
- アナフィラキシーショックに対応できるよう救急カートの準備しておく．
- セデーション下では体動による転落に注意する．

● 治療中の看護

全身状態の把握

観察項目	症状	原因	対処方法
呼吸器系	酸素飽和度の低下	・セデーション ・過度の送気により腸管拡張され横隔膜が挙上する ・分泌物の貯留	・酸素吸入 ・口腔内吸引（汚染予防のために襟元にドレープ使用） ・左側臥位の保持（安全ベルトや体圧分散目的のウレタンフォーム製マットの使用） ・マウスピースの確実な固定

循環器系	血圧上昇	・長時間に及ぶ処置，侵襲的な操作などからくる心機能への負担	・降圧薬使用 　ニカルジピン塩酸塩（ペルジピン） 　硝酸イソソルビド（フランドルテープ） 　＊血圧が高値となると，止血に難渋
	疼痛		・鎮痛薬，鎮静薬使用 　ペンタゾシン（ペンタジン） 　ミダゾラム（ドルミカム）
	血圧低下・徐脈	・迷走神経反射刺激	
	患者の緊張・不安・苦痛		・患者の名前を呼び励ましの声かけ，タッチングなどのケア
	血圧低下・頻脈・ST変化・顔面蒼白・冷汗	・出血性ショック	・一般状態の観察，出血量の確認を行い，周囲の協力も求め，緊急に対処

安楽の保持

体位の工夫
- 治療中は同一体位であるためベッド上に低反発素材のマット（ソフトナース）を敷く．

タッチング
- スコープ挿入中は患者の表情を観察し，適宜言葉をかけ励ましながら緊張をほぐし苦痛の緩和を図る．

安全の確保

転倒・転落の防止
- ベッドへの移動，昇降，治療中の転倒・転落に注意する．
- 腹壁穿刺時などは痛みが増強するので体動に注意し，転落のないよう介助する．
- 安全ベルトを装着する．
- 効果的にセデーションが行われるように医師と情報共有する．

> **ワンポイントアドバイス**
> セデーション下では，無意識に動いてしまうことが多い．治療中は患者のそばに付き添い，体動による転落に注意する．

誤嚥の防止
- 胃液，唾液の誤嚥に注意し，量が多ければ適宜吸引する．
  - もともと嚥下機能が低下している患者が仰臥位で処置を受けるため誤嚥のリスクが高いので注意が必要である．

> **ワンポイントアドバイス**
> 治療中に出た血液や分泌物の誤嚥を防ぐため，吸引チューブを頭元に設置しすぐに吸引できるようスタンバイしておく．

治療の介助
- モニター画面を見ながら進行状況を把握し介助を行う．
  - 清潔野を作成し，医師が必要物品を取り出しやすいよう配置する．

治療後の看護

全身状態の把握

観察項目
- バイタルサイン
- 胃部不快感,嘔気,咽頭痛,気分不良の有無など
- 腹痛の有無,意識レベル
- 医師に治療状況(種類・サイズ)の再確認を行う.

情報の伝達
- 患者の状態(覚醒状況,痛みの有無)により車椅子またはストレッチャーにて迎えを依頼する.
- 医師に治療状況,治療後の指示の確認を行う.
- 病棟看護師に治療中の状態や病棟で継続して観察・介入すべき問題点を申し送る.
- 治療時間・使用薬剤(鎮痛薬・鎮静薬・拮抗薬など)・薬剤使用量・造影剤の使用量を確認する.

治療直後から経腸栄養開始までの看護

看護の目標/看護のポイント
- PEG後の偶発症を起こすことなく,経腸栄養が開始できるよう努める
- 偶発症の早期発見に努め,偶発症を起こさないように援助する

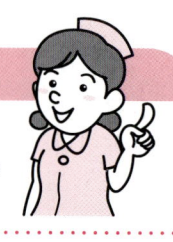

患者の受け入れ準備
- 吐物など排泄物による汚染を予防するために,ベッドの頭部から腰部にかけて横シーツを入れる.

病室の準備
- 事前の情報により,治療後に不穏状態が予測される時は,離床センサーを準備する.
  - 必要があれば,観察用TVモニターが使用できる病室に転室する.
  - 高齢者や以前の治療に際して不穏症状を起こしたことがある患者は特に注意が必要である.

病室への移送
- ストレッチャーで病室に移送する.

全身状態の把握

申し送り
- 内視鏡室看護師から,患者の状態について申し送りを受ける.
  - 治療時間
  - 使用薬剤:鎮痛薬,鎮静薬,鎮静薬拮抗薬
  - 使用されたPEGキットの種類やサイズ(Fr, cm)
    - PEGキットの種類:ボタン型バンパータイプ,チューブ型バンパータイプ,ボタン型バルーンタイプ,チューブ型バルーンタイプ

- 治療中の問題点
- バイタルサインの変化など
- 治療後の医師指示

帰室直後の観察

意識レベル・呼吸状態の観察
- セデーションにより十分に覚醒していない場合は，それに伴い十分に呼吸ができず呼吸困難感を生じる可能性がある．呼吸困難感や酸素飽和度の低下があれば，直ちに酸素吸入を行う．

腹痛・腹満感の観察
- 症状があれば胃・腹腔内出血の可能性も考えられるのでバイタル測定をし，術中と大きな変化がないか確認する．
- 症状が強い場合や，血圧の低下，脈拍の上昇，顔色不良などの症状が見られた場合は直ちに主治医に報告する．
- 帰室時，PEG挿入部はガーゼで保護されているので，出血による汚染がないか確認する．

PEG挿入部の痛みの観察
- 胃・腹腔内出血との見極めを行い，鎮痛薬を使用する．

PEG挿入部など周囲の観察
- 発赤，腫脹，熱感，疼痛，出血，排膿
- カテーテルの状態（破損，閉塞，抜去，埋没）の観察

嘔気・嘔吐の有無
- 術中に使用する鎮静薬，鎮痛薬のため出現する．
- 必要時，制吐薬を使用し症状の軽減を図る．
- 嘔吐した場合は，性状や量を把握する．

偶発症と観察・予防ケア

感染

［全身状態の観察］
- 挿入部の発赤，腫脹，疼痛，排膿の有無，発熱や腹痛，嘔気などの全身状態の観察，CRP，カテーテルが抜去されていないか，血液データ（白血球数，好中球数）の確認

［感染予防］
- 感染予防のために，術当日から3日間抗生剤を投与する．

> **ワンポイントアドバイス**
> - 治療当日から瘻孔が完成する1週間までは感染を起こす可能性が高いので注意が必要である．
> - 瘻孔完成前に，カテーテルが抜去されると腹腔に胃液が入り腹膜炎を起こす．意識が清明でない患者の場合は，自己抜去の危険もあるのでガーゼや腹帯で保護する．

- 感染予防のために，スキンケアを毎日実施する．

H 経皮内視鏡的胃瘻造設術（PEG）

- 治療翌日から皮膚および創部に消毒薬を残さないように生理食塩液で洗浄する．
- 術後2日目以降は，生理食塩液で洗浄する．

胃・腹腔内出血

> **ワンポイントレクチャー**
> PEG挿入後より翌日までは特に出血の可能性が高い．

- PEG挿入部からの出血の有無，腹痛や腹満感の有無，血液データ（赤血球数，ヘモグロビン値）を観察する．
  - 血圧低下や意識レベルの低下が見られた場合は出血している可能性が非常に高いので，主治医に報告する．

瘻孔周囲炎

- カテーテル周囲の発赤や疼痛，腫脹を観察する．
- 毎日，ストッパーを上下に動かし，回転させ同一部位への接触を避ける．

> **ワンポイントアドバイス**
> ストッパーや胃壁固定糸による圧迫が長時間持続すると，瘻孔周囲炎が出現する．そのままにしておくと，組織の血流障害が進み，潰瘍や壊死を引き起こす原因となるので挿入部の観察は十分に行う．

患者の安全

転倒・転落の防止

- 治療直後は鎮静薬の使用によるふらつきがあるため，その旨を患者，家族に説明する．
- 帰室後第一歩行時はナースコールを押してもらい，看護師が付き添う．
- 不穏症状などが予測される場合，離床センサーを使用する．体動が大きい時はナースコールを押すように家族にも説明する．

PEGの自己抜去

- 治療からの帰室時，覚醒が不十分であったり，認知症などで状況が十分理解できない場合は，自己抜去を防ぐためにPEGを腹帯で保護する．

> **ワンポイントレクチャー**
> 瘻孔の完成とは，瘻孔周囲の胃壁と腹壁が癒着した状態のことを指す．挿入直後は，癒着が不十分な状態であり，この時期に誤ってPEGが抜去されると腹膜炎を起こす危険がある．

治療後の安静度

- 治療直後から翌朝まで床上安静（トイレ歩行のみ可）
- 治療翌日は，病棟内歩行，3日目以降は院内歩行が可能

安静度の目安

	治療前日	治療当日(治療前)	治療当日(治療後)	治療後1日目	2〜6日目	7日目以降
安静度	制限なし		床上安静	棟内フリー	院内フリー	院内フリー

食事	制限なし	絶食	絶食		可		可
水分	制限なし	水・茶のみ少量可	1時間後水・茶のみ可		可		可
清潔	入浴		シャワー・入浴不可				シャワー・入浴可

治療後の食事
- PEG挿入当日は絶食
- PEG前に経口摂取が可能な患者の場合，PEG挿入翌日，腹痛や嘔気，出血などの症状がなければ医師の指示により経口からの食事を再開．飲水に関しては，治療終了1時間後より可

PEGからの栄養管理開始までの看護

看護の目標／看護のポイント
- PEGからの必要な栄養管理ができるように援助する
- PEGの自己管理ができるように援助する
- PEGからの栄養管理開始後の偶発症を起こさないように援助する

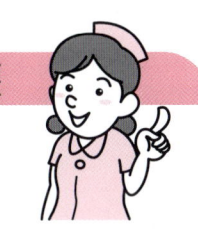

PEG周囲のスキンケア

入浴
- PEG挿入後1週間は清拭を行う．
- シャワー・入浴は医師の指示に従う（PEG挿入後1週後，瘻孔完成後より可能となる）．
- PEG挿入部周囲は石鹸を使用し，やさしく洗浄する．
- 入浴時は挿入部の保護などせずそのまま入浴できることを説明する．
- 入浴後，PEG挿入部の水分はタオルでしっかり拭き取る．

スキンケア

術後翌日から術後6日目まで

必要物品
- イソジン消毒液，生理食塩液，Yカットガーゼ，ガーゼ，ビニール手袋，テープ

手順
① 創部を保護しているガーゼをゆっくりはがす．
　＊ガーゼが粘液や浸出液ではがしにくい場合は，微温湯で濡らしながらはがす．
② カテーテル，創部周囲を生理食塩液で洗浄する．
③ 洗浄後，イソジン消毒を行う．
④ 皮膚や創部に消毒液を残さないように生理食塩液で洗浄し，水分をガーゼで拭き取る．
⑤ 挿入部の観察を行いカテーテルを少しずつ回転させる．
⑥ Yカットガーゼで創部を保護しテープで固定する．

術後7日目から

必要物品
- 皮膚洗浄剤（石鹸），微温湯，洗面器，ガーゼ，洗浄用プラスチックボトル

手順
① ガーゼに皮膚洗浄剤を付けて泡立てる．
② 瘻孔周囲の皮膚を洗う．カテーテルや創部に付着している粘液や汚れは丁寧に取り除く．
　＊創部をガーゼで保護している場合，ガーゼをはがす時に粘液や浸出液などでガーゼがくっついていれば無理にはがさず微温湯などで湿らしながらゆっくりはがす．
③ 皮膚に皮膚洗浄剤が残らないように微温湯でしっかり洗い流す．
④ 乾いたガーゼなどでカテーテルや創部に付着している水分を拭き取る．
⑤ スキンケア後，カテーテルを少しずつ回転させ，同じ部位への圧迫，摩擦を防ぐ．
⑥ スキンケア後，粘液や浸出液が見られる場合は，ガーゼで保護しテープで固定する．

PEGからの栄養剤の注入

栄養カロリーの計算
- PEG後2日目からPEGからの栄養管理が可能となる．経口からの摂取状況をアセスメントし，医師と協力し，患者に必要な栄養カロリーを計算し，必要な栄養剤，量を選択する．

栄養剤の注入量
- 初めて使用する場合は，白湯から始め，腹部症状がないことを確認する．
- PEGからの栄養剤注入時は，逆流を防ぐために30度から90度に体を起こし体位を整える．
- 投与終了後も30分〜1時間は逆流を防ぐために上半身を起こした状態をとるように説明する．
- 栄養剤の注入の速度は1時間あたり400 mLとし，患者の腹部状態などに合わせる．

> **ワンポイントアドバイス**
> 仰臥位のまま注入すると栄養剤が逆流し，嘔吐や肺炎を起こす危険がある．

> **ワンポイントアドバイス**
> 栄養剤の通りをよくするため，栄養注入前に必ず白湯10 mL程でフラッシュする．

薬剤の注入
- 栄養剤の注入後は処方されている薬剤の注入を行う．
  - 栄養剤に薬剤を混ぜて投与すると，カテーテルが汚染されたり，薬効が発揮されないので，必ず分けて投与する．
  - カテーテル内に薬剤が残らないように，薬剤投与後，再度50 mL程の白湯を通す．

> **ワンポイントアドバイス**
> 薬剤投与後の白湯は一回に 50 mL ではなく，10 mL を 5 回に分けて行う方がカテーテルがよりきれいになる．特に，ボタン型カテーテルには逆流防止弁があるため，しっかりフラッシュしないと逆流防止弁の部分に残渣がつまり，弁が変形し胃内容物が逆流する場合があるので注意する．腹満が強い人には，20～30 mL とする．

水分の補給
- 1 日の必要水分量は体重 1 kg あたり 35 mL．栄養剤の水分量も考慮して，不足分の水分を補給する．
- 患者にも水分補給量の目安を説明する．

毎日の栄養管理の目安
（例えば，成人男性なら 1,700 kcal～2,000 kcal/日が必要）

名称	容量(mL)	総熱量(kcal)	1日あたりの必要数(本)
ラコール	200	200	8～10
エンシュア・リキッド	250	250	6～8
エンシュア・H	250	375	4～6
ハーモニックF	200	200	8～10
E-3	200	200	8～10
メディエフ・アミノプラス	125	200	8～10
メディエフ・プッシュケア	150(g)	300	5～7

＊上記の表を目安として，生活スタイルなどを考慮し注入する時間を決める

PEGからの栄養管理確立から退院までの看護

看護の目標／看護のポイント
- PEG の自己管理ができるように援助する
- PEG の異常やトラブルについて理解できるように援助する

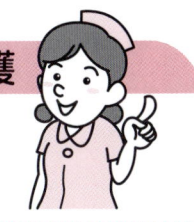

瘻孔の清潔管理
- 瘻孔周囲のスキンケアについて，自立できているか確認する．
- 胃液の排出が多かったり，栄養剤の注入を続けていると，瘻孔周囲に栄養剤が残り清潔を保てず感染の原因となることを説明する．
- 瘻孔周囲はタオルで水分を拭き取り自然乾燥させる．ドライヤーなどで熱を加えると，カテーテルが破損することを説明する．
- カテーテル，瘻孔周囲の皮膚状態の観察について説明し，受診の必要性について説明する．
- 発赤，熱感，疼痛，腫脹，出血，排膿など異常があればかかりつけ医に受診するよう説明する．

カテーテルの管理

カテーテル抜去
- 速やかに，抜けたカテーテルを一時的に挿入し，かかりつけ医を受診する．

> **ワンポイントアドバイス**
> カテーテルが抜けた場合，そのままにしておくと1日で瘻孔は閉鎖する．

栄養剤の漏れ・滴下不良
- 栄養剤注入時，栄養剤が漏れたり，滴下不良がある場合は，無理に注入せず一旦，中止するように説明する．
- 胃内にガスが溜まっている可能性も考えられるので一度専用のカテーテルでガス抜きを行う．
- PEG自己管理チェック表を活用し，セルフケアの状況をアセスメントする．

PEG自己管理チェック表

項目	予定月日	施行月日	備考
PEG接続前に手洗いができる			
PEGのボタンを開けることができる			
PEGの穴を確認できる			
PEGと接続チューブとの接続ができる			
接続チューブとイリゲーターとの接続ができる			
注入速度の調節ができる			
イリゲーターのクランプができる			
イリゲーターと接続チューブの接続を外すことができる			
シリンジで薬・水の注入ができる			
接続チューブのクランプができる			
接続チューブとPEGの接続を外すことができる			
PEGのボタンを止めることができる			
経管薬の準備ができる			
経管薬をとくことができる			
〈保清〉			
入浴ができる			
石鹸洗浄ができる			
〈ケア〉			
ガス抜きができる			
PEGの回転ができる			

> **ワンポイントアドバイス**
> バンパー式の場合，漏れが改善されない時は，バンパーが胃壁に埋没している（バンパー埋没症候群）可能性があるので速やかに受診させる．毎日，カテーテルを回転させ同じ部位への圧迫，摩擦を防ぐことで予防できる．

カテーテルの交換
- カテーテルの交換の必要性，時期について説明しておく．
  - 目安として，バンパー型では6ヵ月，バルーン型では2ヵ月程で交換する．

- 注入する薬剤によってカテーテルがつまり閉塞することがある．特に指示がない場合は，薬剤は栄養剤とは別に注入することを説明する．

> **ワンポイントアドバイス**
>
> 溶けにくい薬剤（酸化マグネシウムなど）やカテーテルを変形させる薬剤もあるので注意が必要であることを説明する．栄養剤，薬剤注入前後に，微温湯でフラッシュすることで予防できる．また，長期間使用しているとカテーテルの内腔に栄養剤や薬剤が付着し，感染や閉塞の原因となるので専用のクリーニングブラシで洗浄する．

口腔ケア

- 口腔ケアの必要性について説明する．

> **ワンポイントアドバイス**
>
> 経口摂取をしていなくても，口腔ケアを怠ると嚥下性肺炎になったり，全く嚥下ができない患者では，口腔内のカスがたまって塊状になったものが咽頭につまり窒息する危険もある．したがって，口腔内の自浄作用を保つためにも毎日の口腔ケア（歯磨き，清拭，含嗽など）は続ける必要がある．

外来への継続

- PEGのセルフケア能力，退院時の経口摂取の状況，PEGからの栄養管理の状況についてアセスメントし，外来への継続課題の内容を整理する．
- 必要時，医療ソーシャルワーカー（MSW）と連携し，社会資源（訪問看護，かかりつけ医）の活用を検討する．

文献 ▶▶▶

1) 日本消化器内視鏡学会卒後教育委員会（編）：消化器内視鏡ガイドライン，第2版，2002，医学書院．

I

光線力学的療法（PDT）
Photodynamic therapy

- 腫瘍親和性光感受性物質（PS）の持つ腫瘍組織や新生血管への特異的な集積性と，光の励起によって発生する一重項酸素の強い細胞破壊効果を利用した治療法
- レーザー内視鏡治療とは，光ファイバーを用いて経内視鏡的にレーザーを導き，レーザーの熱エネルギーや光化学反応などを応用して治療を行うものである．
- 現在日本で保険適用となっているのは，①ポルフィマーナトリウム（フォトフリン〔Photofrin〕）とエキシマダイレーザーまたは YAG-OPO レーザーを励起光とする PDT と，②タラポルフィンナトリウム（レザフィリン〔Laserphyrin〕）とそれに対応する半導体レーザー（波長 664 nm）による PDT のみである．
- ①の適応は，早期肺癌，表在型食道癌，表在型早期胃癌，子宮頚部初期癌および異形成で，②の適応は早期肺癌だけである．

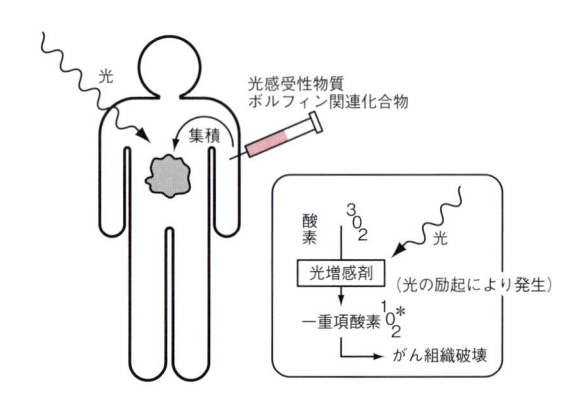

基礎知識

●適応

食道癌

- フォトフリン注を用いた PDT は，消化管では粘膜下層までにとどまる表在型食道癌および表在型胃癌に対して保険適用となっている．内視鏡的切除法 EMR/ESD で根治が可能な病変は，EMR/ESD を優先すること．

①外科手術高危険例あるいは PDT 希望例で，画像診断上リンパ節転移がない病変
②表在型食道癌のうち，粘膜下層（SM）癌と，粘膜層と固有筋層との癒着を伴った粘膜内（M）癌で，画像診断上リンパ節転移がない病変
③内視鏡的切除法後の遺残，再発病変

④放射線化学療法後の遺残，再発病変

胃癌
①手術拒否例，外科手術高危険例あるいは PDT 希望例で，画像診断上リンパ節転移がない病変
②早期胃癌のうち，粘膜下層（SM）癌，潰瘍性変化を偶発した粘膜内（M）癌あるいは EMR が困難で，画像診断上リンパ節転移がない病変
③EMR 後の遺残，再発病変

禁忌

- ポルフィリン症の患者
- 通常内視鏡検査ができないほど全身状態の悪い場合
- 出血傾向がある場合や抗凝固療法を受けている患者は要注意である．

手順

①遮光
②フォトフリン注を5%ブドウ糖液に溶解し 2 mg/kg を 1 回静脈内注射する．
③暗室（10 ルクス以下）で過ごし 48 〜 72 時間後にレーザー光を病巣部位に照射する．
④暗室より出診するときは，日焼け止めを塗布し，長袖パジャマ，靴下，サングラス，手袋，頭巾を着用し車椅子を使用する．

手技の実際

- レーザー照射法は，上部消化管癌の内視鏡治療に準じて行う．つまり前投薬としてミダゾラム（ドルミカム），ペンタゾシン（ペンタジン），臭化ブチルスコポラミン（ブスコパン）（症例によりグルカゴン〔グルカゴン G・ノボ〕）を使用する．
- 内視鏡の鉗子孔より石英ファイバーを挿入し病変の肛門側近傍よりレーザー照射を開始する．
- 酸素吸入を併用し，バイタルサインや全身状態に注意を要する．
- 照射の目安として 1 cm^2 あたり 60 J 以上照射する必要がある．
- 病変の大きさとレーザーの出力によるが概ね 30 〜 100 分程度の治療時間が見込まれる．

看護上重要な事項
- 腫瘍親和性光感受性物質を投与後，光過敏の状態となるためレーザー治療前後に遮光が必要となる．
- 暗室での入院生活や，遮光の衣服着用，日焼け止め等の管理が大切である．

看 護

📄 入院診療計画書 ➡ 300, 302

治療前(入院から治療まで)の看護

看護の目標／看護のポイント
- 入院目的を理解し，治療について同意していることを確認する
- 治療後の暗室での生活がイメージでき，不安なく治療を受けることができるように努める

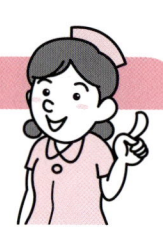

全身状態の把握

精神面の把握
- 入院・治療に対しての理解が得られているかを確認する．
- 精神症状の把握

> **ワンポイントアドバイス**
> 暗室での治療を行うため，精神疾患の既往やせん妄の既往，危険因子など家族からの情報収集も忘れずに行う．

身体面の把握
- バイタルサイン
- 症状の把握
- 食道癌の場合
  - 痛みの程度と痛みのコントロールについて
  - のどの引っ掛かり
  - 食事摂取量
  - 嗄声など
- 胃癌の場合
  - 痛みの程度と痛みのコントロールについて
  - 食事量
- 皮膚の状況
  - かぶれやすいなどの情報を確認する．

治療前の検査

- レントゲン検査
- 上部消化管内視鏡検査
- 心電図
- 採血

同意の確認

- 同意書の確認を行い，治療について理解し同意しているかを確認する．必要であれば医師に再度説明を依頼する．不安なく治療にのぞめるように援助する．

💡 インフォームド・コンセント ➡ 268

治療前（入院から治療まで）の看護 **看護** 133

> **Q&A 患者からよくある質問**
>
> **Q1　10ルクスとはどのくらい暗いのですか**
> A1 「10ルクス」は，「40w蛍光管 直下において6m離れたくらいの明るさ」です．映画館での休憩中の明るさが10～20ルクスぐらいです．
>
> **Q2　光過敏症になったらどうなるのですか**
> A2 光が照射された箇所に湿疹やじんましんが発症．症状は様々で，小さな発疹，大きな発疹，紅斑点，水泡などが出現します．多くの方はまず小さなブツブツした湿疹が発症するようです．

オリエンテーション

- 診療計画書（P.300，302）を用いて，治療までの準備，治療後の経過について説明する．
  - 暗室での生活について
  - フォトフリン注射について
  - レーザー照射の説明と安静について
  - 治療後の外出について
- イメージしやすいよう以下のようなパンフレットを用いて説明

パンフレット

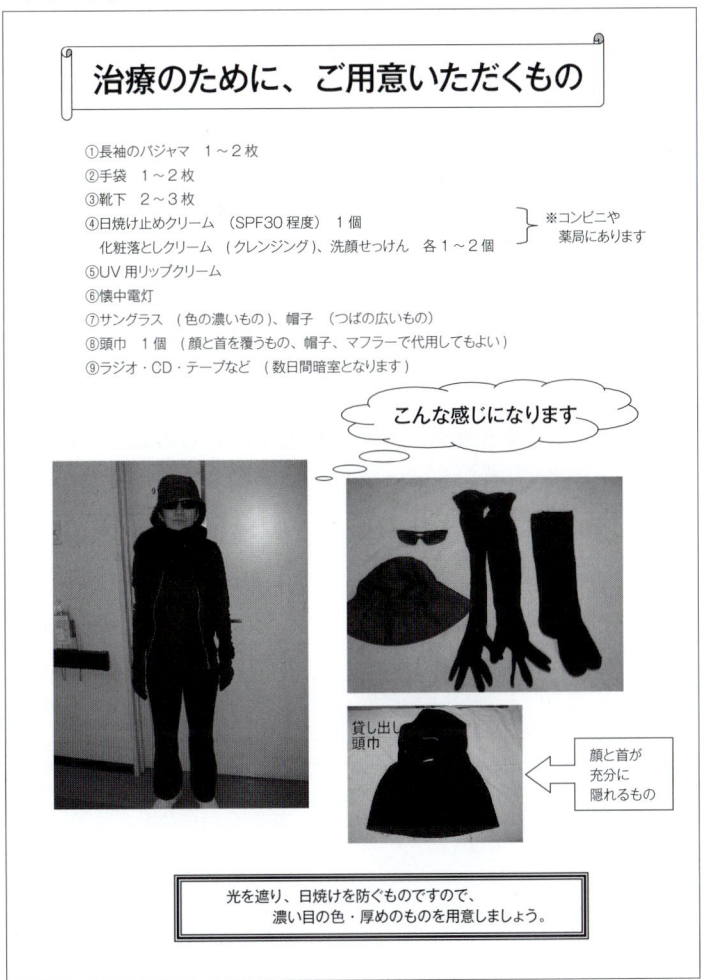

治療のために、ご用意いただくもの

① 長袖のパジャマ　1～2枚
② 手袋　1～2枚
③ 靴下　2～3枚
④ 日焼け止めクリーム（SPF30程度）1個
　化粧落としクリーム（クレンジング）、洗顔せっけん　各1～2個　※コンビニや薬局にあります
⑤ UV用リップクリーム
⑥ 懐中電灯
⑦ サングラス（色の濃いもの）、帽子（つばの広いもの）
⑧ 頭巾　1個（顔と首を覆うもの、帽子、マフラーで代用してもよい）
⑨ ラジオ・CD・テープなど（数日間暗室となります）

こんな感じになります

貸し出し頭巾　←顔と首が充分に隠れるもの

光を遮り、日焼けを防ぐものですので、濃い目の色・厚めのものを用意しましょう。

I　光線力学的療法（PDT）

必要物品の説明

- 日焼け止めクリーム，クレンジング，洗顔クリーム
- サングラス（黒）
- 上下黒の着衣，黒手袋，黒帽子，頭巾
- ラジオ（レーザー照射後10日間はテレビを見ることができないため，ラジオなどの娯楽品の準備を行う）

> **ワンポイントアドバイス**
> - 高齢者は，真っ暗な暗室で，外部とも遮断された空間での生活，テレビを10日間も見ることのできない状況下では，せん妄を引き起こしやすい．そのため，CDやラジオの持ち込みにより，刺激を与えるようにすることと，家人にもこれらの状況を説明しておく．
> - サングラスはUVカットだけのものではなく光を遮断してもらう必要があるため，濃い色（真っ黒）を準備してもらう．
> - 懐中電灯は10ルクス以下の室内でものを探したり確認したりするのに必須である．遮光フィルムを張って最初の3日間は照度を落として10ルクス以下にする．

> **ワンポイントアドバイス**
> 必要物品などの準備に時間がかかることが多いため，入院決定時に外来で必要物品を説明し，物品を揃えてもらう．

暗室体験

目的
- 患者が治療後の照度10ルクス以下の生活をイメージし，混乱なく治療にのぞめるように行う．

方法
- 治療前日に照度を10ルクス以下にした室内で，食事や内服，排泄などの生活体験を行ってもらう．
- 時間は2～3時間．可能であれば，家人も一緒に過ごしてもらい，治療後の生活を理解してもらう．
- 看護師は，暗室体験中の患者の状況を観察し，問題がないか評価する．患者によっては，治療後の暗室生活によってせん妄など引き起こされることがある．

> **ワンポイントレクチャー**
>
> **せん妄**
> 意識混濁があり，特に意識の明るさに著しい動揺がみられ，かつ妄覚（錯覚，幻覚），精神運動興奮，運動不穏などが加わり，ときに支離滅裂な独り言や行動が見られる状態をいう．[1,2]

治療前（入院から治療まで）の看護 看護

暗室のセッティング

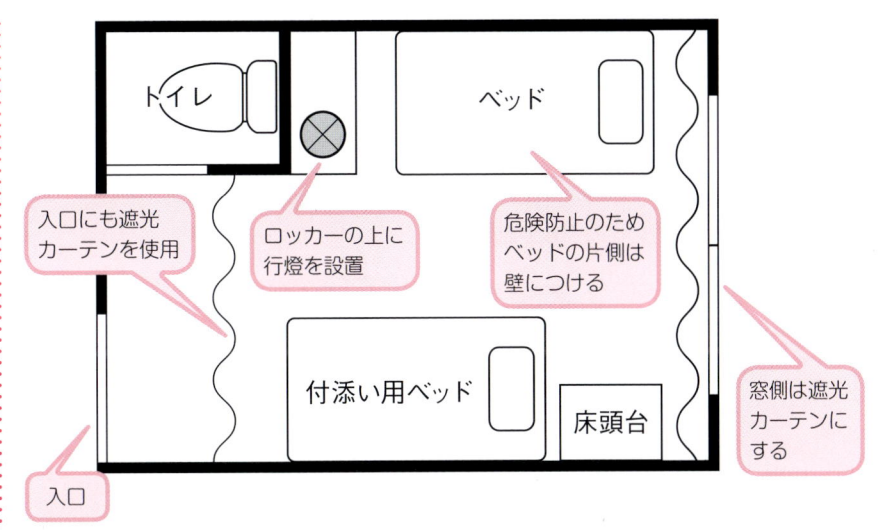

［部屋の見取り図］
- トイレ
- ベッド
- 入口にも遮光カーテンを使用
- ロッカーの上に行燈を設置
- 危険防止のためベッドの片側は壁につける
- 付添い用ベッド
- 床頭台
- 窓側は遮光カーテンにする
- 入口

- 室内の蛍光灯，読書灯，冷蔵庫の中の電球を外す．
- トイレの電球には，遮光カバーを付ける．
- 室内のブラインドを下ろし，遮光カーテンを閉める．
- 部屋の入り口にも遮光カーテンを取り付ける．
- 室内の明るさは行燈で照度を調節する．
  - 行燈は微調整できるものを準備しロッカーの上などの高い所に設置する．

身体的準備

内服薬の確認
- どのような薬を内服されているかを確認する．

抗凝固薬・抗血小板薬の内服中止
- 抗凝固薬・抗血小板薬を内服している場合は，外来受診時に中止の説明を受けている．入院時に服用中止ができているかを確認する．

💡 抗凝固薬・抗血小板薬 ｜ 作用持続時間　内服の確認　内服の中止・再開の基準　P264

絶食時の内服薬
- 降圧薬や抗不整脈薬などの薬剤は絶食の時も少量の水で内服できる．
- 絶食期間中は，血糖降下薬は中止する．
- 絶食期間中に内服する薬，休薬する薬がわかるように，患者のベッドサイドに明示しておく．
- 治療後の内服管理については暗室での生活のため，内服間違いを予防するためにも看護師が管理する．治療後，総室に転室後，自己管理にする．

💡 絶食時も内服できる薬剤　P267

日焼け止めクリームの塗り方の指導
- 男性は日焼け止めクリームを塗った経験のない方が多く，必要時塗り方を指導する．

I 光線力学的療法（PDT）

患者の安全	●患者誤認防止のため入院時にリストバンドを装着する. 　・治療出診時,リストバンド・名前の再確認をする. ●胸部レントゲン検査,心電図,感染症,血液型などを確認する. 　・穿孔などの偶発症の緊急手術に備えて治療前検査が必要である. ●問診表により抗凝固薬・抗血小板薬の内服状況,薬物アレルギー,麻薬の使用を確認する. 💡 薬剤禁忌　塩酸リドカイン P266　臭化ブチルスコポラミン P265 　　　　　　麻薬の内服 P266 ●治療出診時は,義歯,時計,指輪,湿布などを外していることを確認する. 💡 義歯・金属類・湿布の除去 P269
転倒・転落	●転倒・転落スコアシートをもとにリスクを確認する. 　・転倒・転落スコアが高得点な場合は離床センサーやモニター監視などの必要性を本人と家人に説明する. 　・治療中に暗室で過ごされることを考え,環境整備に努める.

生活面での指導

食事	●フォトフリン静注後～照射前日まで制限なし ●レーザー照射当日:朝から絶食,少量の水分は飲用可
入浴	●フォトフリン静注前日は必ず入浴をしてもらう. ●フォトフリン静注後～照射4～6日迄は入浴できない(照度80～120ルクス).

内視鏡室での看護

看護の目標/看護のポイント
- 不安なく安全・安楽に治療を受けることができるように努める
- 患者は全身が光過敏状態にあるため,治療室だけではなく廊下も遮光が必要である

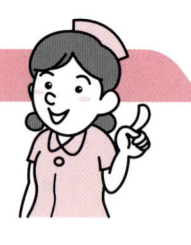

●治療開始までの看護

治療室での準備	●内視鏡システムユニット,内視鏡用装置吸引器,検査台の電源を入れ作動点検 ●生体監視モニター,酸素吸入装置の準備 ●PDT装置の立ち上げは治療前にあらかじめ医師にて施行しておく. ●治療前より廊下,治療室を消灯し,廊下に光がもれないようにカーテンや扉を閉め,レーザーの準備ができたか医師に確認をしてから病棟に出診の

内視鏡室での看護 看護　137

連絡をする．
● 患者には頭巾，手袋，サングラスを着用するよう指示伝達する．

必要物品の準備

PDT時の必要物品の一例	
薬剤	
咽頭麻酔薬	塩酸リドカイン（キシロカインビスカス）
鎮痙薬	臭化ブチルスコポラミン（ブスコパン），グルカゴン（グルカゴンG・ノボ）
潤滑油	KYゼリー，2%リドカイン（キシロカイン）ゼリー
鎮痛薬	ペンタゾシン（ペンタジン）
鎮静薬	ミダゾラム（ドルミカム），ハロペリドール（セレネース）
拮抗薬	フルマゼニル（アネキセート）
処置具	
石英ファイバー製プローブ（折れやすいので取扱いは慎重に行う）	
その他	
懐中電灯，レーザー用ゴーグル	

安全の確認

患者確認
● 患者誤認防止のために，患者と関わるすべての場面で患者自身より口頭で，フルネームを名乗ってもらい，名前とカルテなどの書類の名前が一致しているか確認する．

> **ワンポイントアドバイス**
> 確認時，五感をフルに使って！！
> 「目」だけではなく「耳」，「鼻」，「口」，「手」，「直感」も使い観察を行いましょう．

適切な薬剤の選択
● 安全に薬剤を使用するために，既往歴や薬剤アレルギーについてカルテ・問診表を用いて確認を行う．
● 抗凝固薬・抗血小板薬を内服している場合，休薬の有無・休薬期間を確認し，治療が可能か判断できるよう情報を収集する．

同意書の確認
● 治療内容・偶発症に対する理解状況を確認する．
● 精神的に安定した状態で治療を受けることができるように，新たな疑問や不安はないか確認を行う．

オリエンテーション
● 義歯の除去：治療中の外れ，破損・誤飲の可能性がある．
● 口紅の除去：治療中の低酸素血症を知る妨げとなるため
● 治療中の合図
　・スコープ挿入中は会話ができない．
　・右手をあげ知らせるなどサインをあらかじめ決めておく．
● 呼吸法：腹式呼吸
● 治療中の体位：左側臥位

I 光線力学的療法（PDT）

前処置

消泡薬・蛋白分解酵素の内服

粘液除去のため，プロナーゼ（プロナーゼMS）2万単位＋炭酸水素ナトリウム1gを10倍に希釈したジメチコン（ガスコン）水40 mLに溶解し，投与する．

💡 粘液除去に用いる薬剤　内服の際の説明の工夫　📄265

咽頭麻酔

嘔吐反射の減弱を図るため，頸部を後屈し開口させた体勢で，舌根部へ塩酸リドカイン（キシロカインビスカス7 mL：140 mg＋単シロップ3 mL）を2分間含んだ後，嚥下してもらう．嚥下できない場合は吐き出す．

⚠️ アナフィラキシーショック注意，過剰投与による中毒に注意
（リドカインの総投与量は，200 mg まで）

💡 塩酸リドカイン｜安全な投与法　極量　禁忌　📄266

鎮痙薬の投与

- 消化管蠕動運動抑制，胃液・唾液分泌抑制のために，臭化ブチルスコポラミン（ブスコパン）をまたはグルカゴン（グルカゴンG・ノボ）を静注または筋注

💡 消化管運動を抑制する薬剤　内服の際の説明の工夫　📄265

セデーションとモニタリング

セデーション

- 鎮静薬と鎮痛薬を組み合わせて使用することが多い．

💡 内視鏡に用いられる鎮静薬・鎮痛薬　追加するタイミング　📄266
鎮静薬と拮抗薬　📄267

モニタリング

- 鎮静薬の効果は人により異なる．呼吸抑制や血圧低下が起こった場合は治療を中断し，酸素投与や拮抗薬の投与など適切な対処を行う．
- 治療経過の把握，偶発症の早期発見・対処のために一画面で血圧・脈拍・呼吸回数・経皮的酸素飽和度・心電図が把握できるモニターを使用すると良い．
- アナフィラキシーショックに対応できるよう救急カートをあらかじめ準備しておく．
- セデーション下では体動による転落に注意する．

● 治療中の看護

全身状態の把握

観察項目

- バイタルサイン，胃部不快感，腹満感，嘔気
- 意識レベル，表情

●照射部位と照射範囲と何J照射したか．

安楽の保持

体位の工夫
- 治療は左側臥位で行うため，背もたれにクッションを使用し安楽な体位の保持に努める．
- 口腔内の分泌物を飲み込まないよう顔が上を向かないようにする．

> **ワンポイントアドバイス**
> 口腔内の分泌物や逆流物による誤嚥を防ぐため，吸引チューブを頭元に設置しすぐに吸引できるようスタンバイしておく．

顔の位置
- 首は伸ばし，顎は軽く前に突き出す．
- 首を強くそらせたり顎は引きすぎない．

枕の高さの調節
- 患者の口腔，咽頭，食道が同一平面状にあるように．

> **ワンポイントアドバイス**
> 長時間になると無意識に顔を動かすこともあり，誤嚥につながるため，注意が必要

転倒・転落の防止
- ベッドへの移動・昇降・治療中の転倒・転落に注意する．

タッチング
- スコープ挿入中は患者の表情を観察し，適宜言葉をかけ励ましながら緊張をほぐし苦痛の緩和を図る．
- 特に暗い室内での治療となるため，背中や腰をタッチングする．

●治療後の看護

全身状態の把握
- バイタルサイン・意識状態
- 気分不良の有無
- 疼痛の有無
- 嘔気・嘔吐の有無
- 胃部不快感の有無
- 咽頭痛の有無
- ふらつきの有無

安全の確保

安静
- 検査台から降りる際，セデーションの影響によるめまいやふらつきが起こる可能性があるため，ゆっくり起き上がるよう伝え，介助を行う．

情報の伝達
- 患者の状態（覚醒状況・痛みの有無）により車椅子またはストレッチャーにて迎えを依頼する．
- 医師に治療状況，治療後の指示の確認を行う．
- 病棟看護師に治療中の状態や病棟で継続して観察・介入すべき問題点を申

し送る．
- 治療時間・使用薬剤（鎮痛薬・鎮静薬・拮抗薬など）・薬剤使用量・造影剤の使用量を確認し，記録する．

> **ワンポイントレクチャー**
>
> | フォトフリン注射日からレーザー照射日までの流れ |||
> |---|---|---|
> | フォトフリン注射日
（ポルフィマーナトリウム） | フォトフリン注射翌日 | レーザー照射日 |
> | 朝食前に体重測定
日焼け止めを塗布
長袖パジャマ・靴下を着用
フォトフリン静注
暗室内で過ごす（10ルクス以下） | 暗室内で過ごす（10ルクス以下）
日焼け止めを塗布
長袖パジャマ・靴下を着用 | 暗室内で過ごす（10ルクス以下）
日焼け止めを塗布
室内では長袖パジャマ・靴下を着用
内視鏡室は車椅子で出診
出診時，長袖パジャマ・靴下・サングラス・頭巾・手袋を着用 |

フォトフリン注射日からレーザー照射前日までの看護

看護の目標／看護のポイント
- ポルフィマーナトリウム（フォトフリン）注射後の遮光を遵守し，安全に日常生活が送れるように援助する

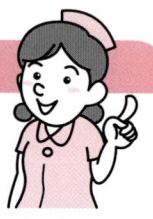

フォトフリン注射
- フォトフリンの注射量は体重（12 mg/kg）によって決定するため，注射当日の朝食前に体重測定をする．
- フォトフリンは冷所保存のため，注射前には常温に戻しておく．
- 注射前に，衣服から露出している部分（顔面，頸部，両手）に日焼け止めを塗り，長袖のパジャマ，靴下を着用させる．
- 静注に際しては，暗い中では静注しにくく危険なため，針を穿刺した時点で10ルクス以下の照明にし，薬液を投与する．

照度の設定・確認
- 注射後からレーザー照射日まで10ルクス以下に室内の照度を設定する．
- 照度を1日3回測定し確認する．
  - 行燈に近い部分で患者の身長や行動範囲を考慮し患者が最も近づいた場合を考慮し測定する．
  - 窓からも光が入る可能性があるため窓側も測定する．
  - 部屋の窓の向きによっては，朝日や夕日が差し込む時間帯にも注意して測定する．
- 起床時と，眠前にはクレンジングクリームで日焼け止めを落とし，塗り直す．
  - 日焼け止めは，水では落ちにくいため，お湯を準備する．
  - 男性の患者は，これまでに化粧の経験がない方が多いため，洗い残しや日焼け止めの塗り忘れがあるので，慣れるまで指導する．

レーザー照射日から退院までの看護

看護の目標／看護のポイント
- 偶発症（光線過敏症，出血，穿孔）の早期発見に努め，治療による苦痛が軽減するように援助する
- 退院後，遮光解除と皮膚障害予防の自己管理ができるように指導する

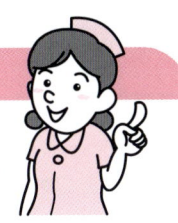

内視鏡室出診前の準備
- 日焼け止めを塗り，長袖パジャマ・靴下・手袋・頭巾・サングラスを着用
- 光の曝露時間を最小限にし，安全に出診するため車椅子で移動する．
- 蛍光灯下では300ルクスを超えるため，内視鏡室出診時は可能な限り廊下の照明を消す．

> **ワンポイントレクチャー**
> フォトフリン注射後，腫瘍への集積がピークとなる48〜72時間にレーザー照射が行われる．

患者の受け入れ準備

病室の準備
- 出血などの排泄物による汚染を予防するために，ベッドの頭元から腰部にかけて横シーツを入れる．
- 事前の情報により，治療後に不穏状態が予測される時は，離床センサーを準備しておく．
  - 暗室が続くため特に高齢者や以前の治療に際して不穏症状を起こしたことがある患者は特に注意する．

病室への移送
- ストレッチャーで病室に移送する．
- 蛍光灯下では300ルクスを超えるため，可能な限り廊下の照明を消し移送

> **ワンポイントアドバイス**
> レーザー照射後は鎮静薬（主にドルミカム使用）の影響により，意識が清明でなかったり傾眠状態であったりするためストレッチャーで病室に帰室することが多い．覚醒状況によっては，車椅子で帰室する．

全身状態の把握

申し送り
- 内視鏡室看護師から，患者の状態について申し送りを受ける．
  - 治療時間
  - 使用薬剤：鎮痛薬，鎮静薬，鎮静薬拮抗薬
  - レーザー照射部位，範囲
  - バイタルサインの変化など
  - 治療中の問題点
  - 治療後の医師指示

光線力学的療法（PDT）

帰室後の観察のポイント		●申し送り内容から問題点を把握し，継続してケアする．
	意識レベル	●鎮静薬を使用しているため，転倒・転落の危険性があることを家族にも説明 ●尿意の訴えや痛みの訴えがある場合は看護師に知らせてもらうよう説明
	呼吸状態・S_PO_2	●呼吸困難時や酸素飽和度95%以下の場合には酸素吸入を行う．

> **ワンポイントアドバイス**
> 覚醒するまで，呼吸状態に注意する．鎮静薬の拮抗薬を使用した場合には，半減期が短いため再び意識レベルが低下することがあるので注意して観察する．

	血圧	●血圧の上昇がある場合は，出血予防のため降圧薬を使用する．
	腹部症状（胃の場合）・胸部症状（食道の場合）	●痛みの観察を行い，続くようであれば鎮痛薬を使用する． ●痛みが強い場合，出血や穿孔などの偶発症を起こしている可能性もあり，バイタルサインや全身状態に注意し観察を行う． ●食道にレーザー照射した場合は，つかえた感じや嚥下時痛が出現する場合がある．嚥下時痛が生じた場合，アルギン酸ナトリウム（アルロイドG）の内服を考慮する．

> **ワンポイントアドバイス**
> ・フォトフリンは光感受性物質のため光線過敏症には特に注意が必要
> ・副作用の中でも光線過敏症が最も多く，退院後も日焼け予防が必要
> ・患者それぞれの肌の性質により皮膚障害の出現の程度は様々であり，症状に合わせて遮光を解除していく．
> ・窓のカーテンを開けることができる時期は，外からの光にも注意し，部屋の方角や時間帯を考慮して照度の測定を行う．

偶発症と観察・予防ケア

光線過敏症

発赤が出現しやすい部位	●頬・鼻・後頸部
予防法	●照度測定を行い，照度を指示内に設定する． ●長袖，長ズボンなどを着用し皮膚の露出を避ける． ●日焼け止めの塗布 ●肌荒れは皮膚障害を招きやすくなるため，化粧水や保湿液を使用し，肌の状態を整える． ●皮膚の状態を観察する．

皮膚障害が生じた時の対処方法	●日焼け後の対処方法と同様に行う. ●クーリング　　　　●カラミンローションの塗布 ●ステロイドの塗布　●重症の場合は皮膚科を受診

❋ 出血

観察のポイント	●出血の有無 ●腹痛の有無, 腹部膨満感, 腹壁の緊張 ●ショック症状, 血圧の低下, 頻脈, 心悸亢進, 息切れ, ふらつき
看護	●治療後の出血を確認するために, 排便時は流さずにトイレの中のナースコールを押してもらうように説明する. 治療後2回は観便する. ●観便の際は, 患者と一緒に観察し, 退院後も観便が必要になるため自己での観便ができるように指導する.

❋ 穿孔

観察のポイント	●腹膜炎症状：腹痛（圧痛・自発痛）の強さ（鎮痛薬を使用しても効果がない）と範囲, 腹満の程度, 腹壁の緊張の有無 ●縦隔炎：前胸部痛, 胸部圧迫感, 呼吸困難感, 頸部から前胸部・背部の皮下気腫とその範囲 ●炎症所見：白血球数・CRPの上昇, 発熱の持続 ●強い腹痛, 胸痛, 皮下気腫の増強, 発熱があれば穿孔, 腹膜炎を疑い, 胸腹部レントゲン検査やCTなどが必要となるため早めに医師に報告する.

> **ワンポイントレクチャー**
> 穿孔は術中に起こるものと照射部位の細胞が壊死していく段階で生じる遅延性に起こるものとがあるため, 術後1週間は観察が必要

患者の安全

❋ せん妄

せん妄を引き起こしやすい理由	●暗室の中　　　　　　　　●1日の流れがわかりにくい. ●不眠になりやすい.　　　●生活のリズムが崩れる. ●生活範囲が限られる.　　●刺激が少なくなる. ●暗室内での生活がストレスになる.
せん妄の予防	●患者の表情, 言動の観察を行い, 早期に発見できるようにする. ●治療前にラジオ・カレンダー・時計など日付や時間分かるものを準備してもらう. ●朝, 訪室したときは日付や時間, 今日の予定を伝える. ●日中, 一人で過ごす時間を少なくするために, 家族に協力してもらい, 会話や一緒に過ごしてもらう. ●不眠があれば眠剤を投与する.

転倒・転落の防止

- 環境整備（室内図 P.135 参照）
- 転倒の危険性が高い場合は，離床センサーやテレビモニターを使用する．

安静度・食事

	フォトフリン注射日	フォトフリン注射翌日	レーザー照射日	レーザー照射後1日目	レーザー照射後2日目	レーザー照射後3日目
安静度	室内	室内	床上安静・トイレ歩行は可能	遮光をして病棟内	遮光をして院内	⇒
食事	制限なし	⇒	絶食 レーザー照射1時間後から飲水可	⇒	朝食から開始 朝・昼7分粥 夕から全粥	昼から普通食
清潔	清拭・洗髪	⇒	⇒	⇒	⇒	照度調節後シャワー浴可能

退院指導

- パンフレットを用いて説明

退院パンフレット

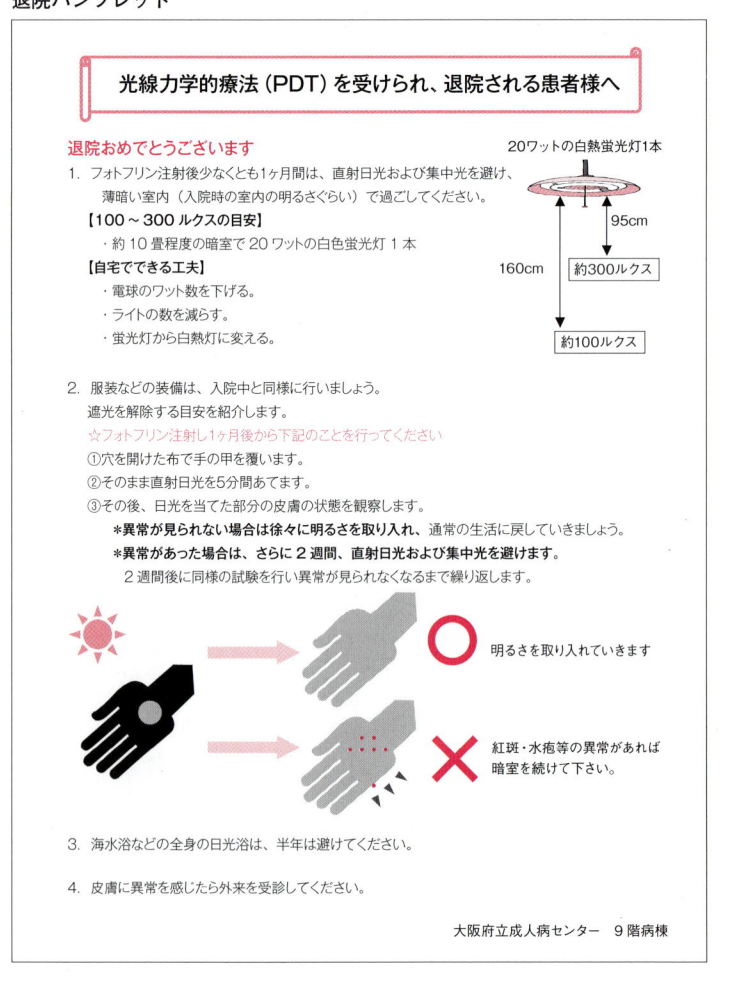

光線力学的療法（PDT）を受けられ、退院される患者様へ

退院おめでとうございます

1. フォトフリン注射後少なくとも1ヶ月間は、直射日光および集中光を避け、薄暗い室内（入院時の室内の明るさぐらい）で過ごしてください。
   【100～300ルクスの目安】
   ・約10畳程度の暗室で20ワットの白色蛍光灯1本
   【自宅でできる工夫】
   ・電球のワット数を下げる。
   ・ライトの数を減らす。
   ・蛍光灯から白熱灯に変える。

   20ワットの白熱蛍光灯1本
   95cm　約300ルクス
   160cm
   約100ルクス

2. 服装などの装備は、入院中と同様に行いましょう。
   遮光を解除する目安を紹介します。
   ☆フォトフリン注射し1ヶ月後から下記のことを行ってください
   ①穴を開けた布で手の甲を覆います。
   ②そのまま直射日光を5分間あてます。
   ③その後、日光を当てた部分の皮膚の状態を観察します。
   ＊異常が見られない場合は徐々に明るさを取り入れ、通常の生活に戻していきましょう。
   ＊異常があった場合は、さらに2週間、直射日光および集中光を避けます。
   　2週間後に同様の試験を行い異常が見られなくなるまで繰り返します。

   ○ 明るさを取り入れていきます
   × 紅斑・水疱等の異常があれば暗室を続けて下さい。

3. 海水浴などの全身の日光浴は、半年は避けてください。
4. 皮膚に異常を感じたら外来を受診してください。

大阪府立成人病センター　9階病棟

室内照明の調節	●退院前に照度の目安を説明：蛍光灯を1本にする．間接照明の利用など．

> **ワンポイントレクチャー**
> ・フォトフリン注射後1ヵ月間は300ルクスまでの室内で過ごす必要がある．
> ・退院後は患者自身が，皮膚の状態を観察し遮光の解除を行う．そのため，患者は退院後の生活について不安を訴えられる．退院の数日前から退院指導を行い，退院後の生活をイメージしてもらえるよう援助していく必要がある．

遮光解除	●光感受性テストをフォトフリン注射1ヵ月後から行うように説明する． ●光感受性テストを行い，問題がなければ徐々に解除し，発赤や発疹があれば2週間同様の遮光を続け，2週間後に同様のテストを行うよう説明する．
外出	●初めは太陽が出ている間の外出は避けるように説明する． ●日焼けの原因となる活動（海や山，ゴルフ場への外出など）は半年間は避けるよう説明する．
継続看護のポイント	●退院後の遮光解除の時期，退院時の皮膚障害の有無，患者の皮膚障害予防の自己管理能力について看護サマリーに記載し外来看護師に継続する． ●外来へ来院時，皮膚の状態を観察し，退院後の生活や遮光解除状況を確認する．

文献 ▶▶▶

1) 医学大辞典，1998，南山堂．
2) 日本病院薬剤師会：重大な副作用回避のための服薬指導情報集 No3，じほう．

J

内視鏡的静脈瘤結紮術（EVL）/
Endoscopic variceal ligation /
内視鏡的静脈瘤硬化療法（EIS）
Endoscopic injection sclerotherapy

- 食道静脈瘤は門脈圧亢進症に伴い発生し，ほとんどが基礎疾患に肝硬変を有する．静脈瘤からの出血は，出血死だけでなく二次性肝不全に至る可能性が高く，緊急止血や出血を未然に防止することは極めて重要である．
- 静脈瘤の治療法には①内視鏡的治療，②経カテーテル治療，③外科治療，④薬物治療，⑤保存的治療があるが，近年内視鏡治療がその主流となってきている．
- 内視鏡的治療は，内視鏡的硬化療法（EIS）と内視鏡的静脈瘤結紮術（EVL）の2つに大別される．

基礎知識

● 適応

① 出血静脈瘤
② 出血既往のある静脈瘤
③ F2以上の静脈瘤またはF因子に関係なく red color sign 陽性（＋＋以上）の静脈瘤[1]

● 禁忌

① 高度黄疸例（総ビリルビン 4.0 mg/dL 以上）
② 高度の低アルブミン血症（2.5 g/dL 以下）
③ 高度の血小板減少（2万/μL 以下）
④ 全身の出血傾向（DIC）　⑤ 大量腹水貯留
⑥ 高度脳症　⑦ 高度腎機能不良例[1]

● 手順

EVL
- Oリングと呼ばれるゴムバンドで食道静脈瘤を結紮し，静脈瘤を壊死脱落させる治療法．EISより侵襲が少なく，手技が簡単である．

①通常内視鏡で静脈瘤を観察後，あらかじめスコープに装着しておいたオーバーチューブを愛護的に食道内に挿入する．
②スコープを抜去し，デバイスをスコープ先端に装着する．
③デバイスにOリングを装着し，スコープをオーバーチューブから挿入する．
④内視鏡の吸引をかけ，陰圧によりデバイスの中に静脈瘤を引き込む．充分引き込んだ時点で，送気チューブから注射器で約2mLの空気を注入すると，Oリングがはずれ，静脈瘤が結紮される．
⑤スコープを抜去し，Oリングを再装着して結紮を繰り返す．結紮は食道胃接合部から開始し，口側に向かって可能な限り密に結紮する．[1]

EIS

- 静脈瘤に対して針を穿刺し，硬化剤を注入して静脈瘤を閉塞させる方法．EVLより手技が煩雑で侵襲が大きいが，再発が少ない．

①通常内視鏡で静脈瘤を観察後，まずスコープに装着しておいたバルーンを膨らまし硬化剤が口側に流れるのを予防する．
②食道胃接合部から5cm口側で静脈瘤を穿刺する．穿刺後陰圧をかけて血液の逆流を確認する．血液の逆流がある場合は血管内注入用硬化剤，逆流がない場合は血管外注入用硬化剤を注入する．
③穿刺した針を抜き，穿刺部からの出血をバルーンで圧迫し止血する．

手技の実際

抗凝固薬・抗血小板薬の内服中止

- 抗凝固薬：ワーファリン使用時は3〜4日前より休薬
- 抗血小板薬：アスピリンは3日前，チクロピジンは5日前より休薬．両者併用時は7日前より休薬[1]

全身状態の改善

- アルブミンは大循環に逸脱した硬化剤を不活化する作用を有しているため，低アルブミン血症患者では副作用出現の危険性が高い．そのため術前にアルブミン投与を行い，血清アルブミン値を少なくとも3.0g/dL以上にしておく．また腹水貯留例では術前にできるだけコントロールしておく．

前処置および治療中モニタリング

- 上部消化器内視鏡検査の前処置に準じ（P.190），咽頭麻酔を行い，鎮痙薬臭化ブチルスコポラミン（ブスコパン）を投与する．血管を確保し，必要に応じてジアゼパム（セルシン）5〜10mgまたはペンタゾシン（ペンタジン）15mgおよび塩酸ヒドロキシジン（アタラックス-P）25mgを投与する．

💡 前処置で使用する薬剤　消泡薬・蛋白分解酵素 P265　塩酸リドカイン P266　鎮痙薬 P265

- 治療前・中・後を通じて患者のバイタルサインに注意し，全身状態を把握する．
- モニタリング装置を用い，血中酸素飽和度，脈拍，血圧，心電図を測定する．

偶発症と対策	● EISによる重篤な偶発症は肺塞栓（0.2％），食道穿孔（0.5％），門脈血栓（0.4％），肝障害（1.9％），腎不全（0.8％），ショック（2.0％）などである．
❯❯ EIS	● 偶発症の多くは，血管内外への硬化剤の大量使用か，硬化剤の大循環への逸脱により発生する．内視鏡装着バルーンを使用し，透視下で行うことで予防する． ● 硬化剤を大量に使用した場合は，溶血による腎障害発生の危険があるため，ハプトグロビン静注と輸液による尿量確保を行い，腎障害の予防に努める．
❯❯ EVL	● EVLでは硬化剤を使用しないため偶発症は少ないが，オーバーチューブ挿入時の食道損傷による大出血や，結紮部からの出血や穿孔が報告されており注意が必要である．
術後管理	● 当日は絶食で，翌朝より重湯，3分，5分，全粥と1日毎に上げていき，次の治療日まで全粥で維持する． ● 当日よりトイレ歩行可で，翌朝より自由とする． ● 菌血症を防ぐため，抗生剤を3日間投与する． ● 治療期間中は出血性胃炎や胃潰瘍の偶発頻度が高く，その防止としてH_2受容体拮抗薬またはプロトンポンプ阻害薬および防御因子増強薬を投与する． ● 重篤な偶発症である肺塞栓や腎障害などを念頭におき，術後には血液ガス測定，胸部レントゲン検査や腎機能のチェックが必要である．
治療終了後の経過観察	● 治療終了後は3ヵ月ごとに内視鏡で観察を行う．静脈瘤の増悪がなければ，6ヵ月〜1年と観察間隔を伸ばしていく．再発症例では追加治療を行う．基礎疾患である肝硬変症についても十分に把握し，肝庇護療法や栄養療法を行うことも大切である．

看 護

治療前（入院から治療まで）の看護

看護の目標／看護のポイント
- 精神的・身体的に内視鏡治療を受ける準備ができるように努める
- 入院目的を理解し，治療について同意していることを確認する

全身状態の把握	
❯❯ 身体面の把握	● 食道静脈瘤自体による症状はない． ● 身体症状は原因疾患である肝硬変の症状である．

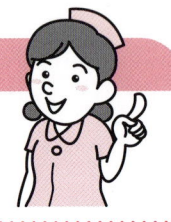

- 腹満感・腹壁の状態
- 浮腫の有無
- 黄疸の有無
- 倦怠感の有無
- 排便状況

> **ワンポイントレクチャー**
>
> **以下の場合はEVL不適応**
> 意識レベル低下・DIC等出血傾向・著明な腹水がある・低アルブミン血症（2.0 g/dL以下）・血小板減少症（1万/μL以下）・黄疸（総ビリルビン4.0 mg/dL以上）・腎不全・発熱

精神面の把握
- 治療に対する受け止め方と理解度
- 治療に対する不安の訴え

治療前の検査
- 心電図，胸部レントゲン検査
- 採血データ（赤血球数・ヘモグロビン値・白血球数・血小板数・ヘマトクリット値・AST・ALT・総ビリルビン・血清アルブミン値・血中アンモニア値）

治療内容の理解
- 治療の内容についてどのように理解されているのか
- 医師の説明について理解できなかったことはないか
- カルテ内容の記載内容とずれがないか
- 上記の内容を確認し，看護師が補足説明を行い，必要があれば，医師と連携をとり，医師からの説明の場を設定する．

> **Q&A 患者からよくある質問**
>
> **Q1 治療中は痛くないの？**
> A1 鎮静薬と鎮痛薬を使用して行います．痛いときは薬を追加もできます．
>
> **Q2 食事はいつごろから食べられますか？**
> A2 治療後2日目頃より3分粥から開始の予定です．
>
> **Q3 静脈瘤を輪ゴムで縛ると聞いたが，その輪ゴムはどうなるの？**
> A3 静脈瘤を縛り，血流を遮断し脱落させます．輪ゴム（Oリング）は静脈瘤と一緒に脱落して便に混ざって排泄されます．
>
> **Q4 出血の可能性はいつ頃まであるの？**
> A4 輪ゴム（Oリング）が早期に脱落すると出血することが考えられます．結紮により静脈瘤が脱落後は潰瘍が形成されます．潰瘍は治癒までに1～2ヵ月かかるため，1～2ヵ月は注意が必要です．

同意の確認
- 治療同意書は，患者によっては十分に読まれていない場合もあり，患者の反応を見ながら，一緒に同意書のポイントを確認する．

💡 インフォームド・コンセント ▶268

オリエンテーション
- 診療計画書を用いてオリエンテーションを行う．
- 内視鏡室の場所，食事・飲水制限，点滴の開始時間，絶食時の内服薬，出診時間，持参物，治療時の家族の待合などについて説明する．

内服薬の確認

抗凝固薬・抗血小板薬の内服中止
- 抗凝固薬・抗血小板薬を内服している場合，術中の止血困難や術後出血を予防するために，薬剤中止の説明を外来受診時に受けているので，入院時に中止できているか確認する．
- 中止薬の再開については，医師の指示があることを説明する．

💡 抗凝固薬・抗血小板薬 ｜ 作用持続時間　内服の確認　内服の中止・再開の基準　📄264

絶食時の内服薬
- 降圧薬や抗不整脈薬などの薬剤は絶食の時も少量の水で内服できる．
- 絶食期間中は，血糖降下薬は中止する．
- 絶食期間中に内服する薬，休薬する薬がわかるように，患者のベッドサイドに明示する．

💡 絶食時も内服できる薬剤　📄267

患者の安全

- 患者誤認防止のため入院時にリストバンドを装着する．
  - 治療出診時，リストバンド・名前の再確認をする．
- 胸部レントゲン検査，心電図，感染症，血液型などを確認する．
  - 穿孔などの偶発症の緊急手術に備えて治療前検査が必要である．
- 問診表により抗凝固薬，抗血小板薬の内服状況，薬物アレルギー，麻薬の使用を確認する．

💡 禁忌禁忌 ｜ 塩酸リドカイン　📄266　臭化ブチルスコポラミン　📄265
　　　　　　麻薬の内服　📄266

- 治療出診時は，義歯，時計，指輪，湿布などを外していることを確認する．

💡 義歯・金属類・湿布の除去　📄269

生活面での準備

清潔
- 治療後3日間は入浴できないため，前日に入浴する．

絶飲・絶食
- 食事は，前日の夕食まで摂取可
- 治療当日は嘔吐や誤嚥の原因となるため朝より絶食とする．
- 飲水は当日治療前まで水，お茶やポカリスエットなどのスポーツドリンクは少量なら摂取可

喫煙
- 煙草に含まれるタールは，食道粘膜に直接刺激を与えるため，喫煙者には禁煙の必要性を説明する．

内視鏡室での看護

看護の目標／看護のポイント
- 不安なく安全，安楽に治療を受けることができるように努める
- 出血が予測されるので，全身状態の観察・対処を適切に行う

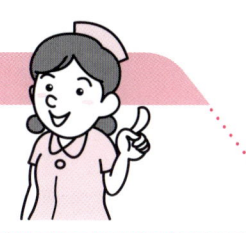

● 治療開始までの看護

治療室での準備
- 内視鏡システムユニット，内視鏡用吸引器，高周波装置，検査台の作動点検
- 生体監視モニター，酸素吸入装置，救急カートの準備

必要物品の準備

EVL 時の必要物品の一例	
薬剤	
消泡薬・蛋白分解酵素	プロナーゼ(プロナーゼMS)，炭酸水素ナトリウム，ジメチコン(ガスコン)
咽頭麻酔薬	塩酸リドカイン(キシロカイン)ビスカス
鎮痙薬	臭化ブチルスコポラミン(ブスコパン)，グルカゴン(グルカゴンG・ノボ)
潤滑油	KYゼリー
鎮痛薬	ペンタゾシン(ペンタジン)
鎮静薬	ミダゾラム(ドルミカム)
拮抗薬	フルマゼニル(アネキセート)
処置具	
EVLセット(ニューモ・アクティベイト) オーバーチューブ 注射器(2.5 mL) 散布用トロンビン1〜2万単位	

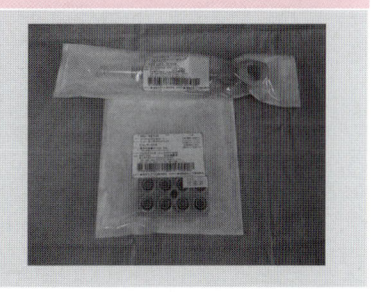

ニューモ・アクティベイト（住友ベークライト）

安全の確認

患者確認
- 患者誤認防止のために，患者と関わるすべての場面で患者自身より口頭で，フルネームを名乗ってもらい，カルテなどの書類の名前と一致しているか確認する．

> **ワンポイントアドバイス**
> 確認時，五感をフルに使って！！
> 「目」だけではなく「耳」，「鼻」，「口」，「手」，「直感」も使い観察を行いましょう．

適切な薬剤の選択
- 安全に薬剤を使用するために，既往歴や薬剤アレルギー等カルテ，問診表を用いて確認する．

	●抗凝固薬・抗血小板薬を内服している患者には，休薬の有無・休薬期間を確認する．
同意書の確認	●治療内容，偶発症に対する理解状況を確認する． ●精神的に安定した状態で治療を受けることができるように，新たな疑問や不安はないか確認する．
オリエンテーション	●義歯の除去：治療中の外れ，破損・誤飲の可能性があるため ●口紅の除去：治療中の低酸素血症を知る妨げとなるため ●呼吸法：腹式呼吸の指導 ●治療中の体位：左側臥位
前処置	
咽頭麻酔	嘔吐反射の減弱を図るため，頚部を後屈し開口させた体勢で，舌根部へ塩酸リドカイン（キシロカインビスカス7 mL：140 mg＋単シロップ3 mL）を2分間含んだ後，嚥下してもらう．嚥下できない場合は吐き出す． ⚠アナフィラキシーショック注意，過剰投与による中毒に注意 　（リドカインの総投与量は，200 mgまで） 💡 塩酸リドカイン｜安全な投与法　極量　禁忌　P266 **ワンポイントアドバイス** 通常咽頭麻酔に用いるキシロカインは飲み込むが，吐血や嘔気があれば吐き出してもらう．
鎮痙薬の投与	●消化管の蠕動運動抑制，胃液・唾液分泌抑制のため ●臭化ブチルスコポラミン（ブスコパン），またはグルカゴン（グルカゴンG・ノボ）を筋注または静注する． 💡 消化管運動を抑制する薬剤　内服の際の説明の工夫　P265
セデーションとモニタリング	●安全に治療を行うためミダゾラム（ドルミカム）を静注し，持続的にモニターで血圧，脈拍，血中酸素飽和度を観察する． 💡 内視鏡に用いられる鎮静薬・鎮痛薬　追加するタイミング　P266 　鎮静薬と拮抗薬　P267

●治療中の看護

全身状態の把握

観察項目	症状	原因	対処方法
呼吸器系	酸素飽和度の低下	・セデーション	・酸素吸入

呼吸器系		・過度の送気により腸管拡張され横隔膜が挙上する ・分泌物の貯留	・口腔内吸引(汚染予防のために襟元にドレープ使用) ・左側臥位の保持(安全ベルトや体圧分散目的のウレタンフォーム製マットの使用) ・マウスピースの確実な固定
循環器系	血圧上昇	・長時間に及ぶ処置,侵襲的な操作などからくる心機能への負担	・降圧薬使用 　ニカルジピン塩酸塩(ペルジピン) 　硝酸イソソルビド(フランドルテープ) ＊血圧が高値となると,止血に難渋
	疼痛		・鎮痛薬,鎮静薬使用 　ペンタゾシン(ペンタジン) 　ミダゾラム(ドルミカム)
	血圧低下・徐脈	・迷走神経反射刺激	
	患者の緊張・不安・苦痛		・患者の名前を呼び励ましの声かけ,タッチングなどのケア
	血圧低下・頻脈・ST変化・顔面蒼白・冷汗	・出血性ショック	・一般状態の観察,出血量の確認を行い,周囲の協力も求め,緊急に対処

> **ワンポイントアドバイス**
> セデーション開始直後は循環動態の変動が起きやすいため,患者のそばでモニタリングを行う.

安楽の保持

体位の工夫
- 治療は左側臥位で行うので,背もたれにクッションを使用し安楽な体位の保持に努める.
- 治療中は同一体位であるためベッド上に低反発素材のマット(ソフトナース)を敷く.
- 治療中に出た血液や分泌物を飲み込まないよう,顔が上を向かないようにする.

> **ワンポイントアドバイス**
> 治療中に出た血液や分泌物の誤嚥を防ぐため,吸引チューブを頭元に設置しすぐに吸引できるようスタンバイしておく

転倒・転落の防止
- ベッドへの移動,昇降,治療中の転倒・転落に注意する.
- セデーション下では,無意識に動いてしまうことが多い.治療中は患者のそばに付き添い,体動による転落に注意する.

タッチング
- スコープ挿入中は患者の表情を観察し,適宜言葉をかけ励ましながら緊張をほぐし苦痛の緩和を図る.
- 治療中に出た血液を見て動揺することもあるためタッチングや声かけを行い,不安や緊張を取り除く.
- 血液汚染はできるだけ患者の目に触れないよう,すばやく処理する.

> **ワンポイントアドバイス**
> - 出血により患者の襟元が汚染されないようにエプロンドレープ，タオルを使用
> - 口元が血液で汚れたら素早くふき取れるようティッシュなどが近くに設置してあることを確認
> - 出血により周囲が汚染しないよう吸水シーツやアルファマットを使用

治療中の介助
- モニター画面を見ながら進行状況を把握し介助を行う．

偶発症出現時の対応
- 急変時に備えてあらかじめ救急カートを準備しておく．
- 大量出血時には患者はショック状態に陥ることが考えられるため，迅速に対応できるよう日頃から救急訓練をしておく．

● 治療後の看護

全身状態の把握
- バイタルサイン，意識状態
- 気分不良の有無
- 胃部不快感の有無
- 腹痛の有無
- 咽頭痛有無
- 嘔気，嘔吐の有無
- ふらつきの有無

情報の伝達
- 医師に治療状況の再確認を行い治療後の指示を得る．
- Oリングを何個使用し結紮したかを確認し記録する．
- 患者の状態（覚醒状況・痛みの有無）によりストレッチャーにて迎えを依頼する．
- 記録用紙を用いて病棟看護師に治療中の状態や病棟で継続し観察・介入すべき問題点を申し送る．

> **ワンポイントアドバイス**
> 病棟からの迎えがくるまでは，患者のそばに付き添い労いの言葉や励ましの声かけを行う．

治療直後から食事開始までの看護

看護の目標／看護のポイント
- 偶発症（吐血・下血・胸痛・穿孔）の早期発見，対応に努める
- 活動制限を守り安全に過ごすことができるように援助する

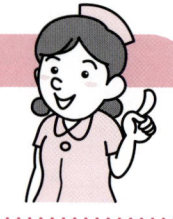

患者の受け入れ準備

病室の準備
- 出血など排泄物による汚染を予防するために，ベッドの頭部から腰部にかけて横シーツを入れる．

- 帰室後すぐにバイタルサインの測定が行えるように，血圧計・パルスオキシメーターなどの物品と，嘔吐や吐血に備えガーグルベイスンをベッドサイドに用意しておく．
- 事前の情報により，治療後に不穏状態が予測される時は，離床センサーを準備しておく．
  - 必要があれば，観察用TVモニターが使用できる病室に転室する．
  - 高齢者や以前の治療に際して不穏症状を起こしたことがある患者は特に注意が必要である．

病室への移送

- ストレッチャーで病室に移送する．
- 患者は鎮静がかかっているため，退室時には，患者の手元にナースコールを置く．

全身状態の把握

申し送り

- 内視鏡室看護師から，患者の状態について申し送りを受ける．
  - 治療時間
  - 使用薬剤：鎮痛薬，鎮静薬，鎮静薬拮抗薬
  - 使用したOリングの数
  - 治療中の問題点（治療中の出血量，穿孔の有無，クリップの使用の有無など）
  - バイタルサインの変化など
  - 治療後の医師指示

帰室後の観察のポイント

- バイタルサイン
- 吐下血の有無，量，性状
- 顔色，口唇色，四肢冷感・チアノーゼの有無
- 咳嗽の有無，程度
- 胸痛の有無，程度
- 腹痛，腹部不快感の有無，程度
- 呼吸状態，血中酸素飽和濃度
- 覚醒状態
- 指示された安静が守られているか

偶発症と観察・予防ケア

疼痛

- NSAIDsを使用し，効果がなければペンタゾシン（ペンタジン）を使用する．
- 鎮痛薬を使用しても鎮痛できない場合は，穿孔・出血などの偶発症を考慮し，全身状態の観察後，主治医へ報告する．

> **ワンポイントアドバイス**
> - 疼痛の出現により患者や家族の不安は増強する．
> - 疼痛の出現は想定内であること，鎮痛薬を使用しコントロールできることを説明する．

吐下血

> **ワンポイントアドバイス**
> 食道静脈瘤をOリングで結紮するため，機械的な刺激により出血が起こりることがある．また，怒責や咳嗽によりOリングの早期脱落による出血も起こりうる．

観察のポイント
- 嘔吐物に血液の混入がないか，吐血の有無，下血の有無
- バイタルサインの測定，ショック症状の有無

看護
- 強く咳嗽や，怒責をすることで，Oリングが外れることがあるため，強い咳嗽や怒責を避けるように指導する．
- 治療後の観便の必要性について説明する．
  - 出血の指標となるため，食事開始後3回目までは排便時にナースコールを押してもらい，看護師にて出血の有無を確認する．
- 吐下血時はバイタルサインの測定や出血の量や性状の観察，ショック症状の有無の観察など迅速に対応する．
- 吐血時は誤嚥に注意し，吸引を準備する．
- 吐物の量や臭いで，患者の不安を助長させたり，嘔気が増強するため，素早く片付ける．
- 吐下血は患者や家族にとって生命危機を感じさせる不安を与えるため，落ち着いた対応をする．

穿孔

観察のポイント
- 胸痛の有無，程度
- 皮下気腫の有無
- 呼吸状態，S_pO_2
- 顔色，口唇色，四肢冷感・チアノーゼの有無
- 咳嗽の有無，程度

看護
- 鎮痛薬を使用しても痛みの軽減が図れない場合は，穿孔の偶発症を考慮し，全身状態の観察を行い，主治医へ報告する．
- 皮下気腫が出現している時は，範囲をマーキングし広がりを確認する．
- 呼吸状態に注意し観察を行い，必要時，酸素吸入を準備する．

患者の安全

転倒・転落の防止
- 術中に使用されたセデーション（ミダゾラム・ペンタゾシン）により，歩行時ふらつくことがある．患者が初回歩行をする時には，看護師が付き添うことを説明する．

ベッド周囲の環境整備
- ベッド上安静が必要であるため，ベッド周囲の環境整備を行う．ナースコールが手元にあることを確認しておく．

飲水
- 治療後の安静や飲水制限などについては，患者は鎮静がかかっているため家族にも同席してもらい説明する．

> **ワンポイントアドバイス**
> 術中はミダゾラムで鎮静をかけている．終了後よりアネキセートを使用し覚醒を促す．アネキセートは使用後3時間程度で効果がなくなるため，帰室直後のみでなく，帰室後も継続して覚醒状態，呼吸状態の観察が必要

食事開始後から退院までの看護

看護の目標／看護のポイント
- 食事開始後の偶発症（吐血・下血・胸痛・穿孔）の早期発見，対応に努める
- 食事摂取時の注意事項が理解できるように支援する

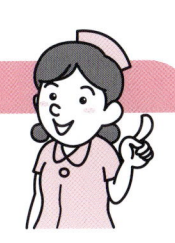

食事開始時のケア
- 術後2日目頃より食事を再開する．
- 3分粥から開始し，5分粥→7分粥→全粥→常食と日ごとにステップアップとなる．
- 食事はよく咀嚼し，ゆっくり飲み込むように説明する．
- 嚥下の刺激によりOリングの早期脱落，また形成された潰瘍からの出血を引き起こす可能性があるため

飲水
- 治療翌日の朝から飲水は可
- 誤嚥の可能性があるため，看護師が飲水テストを行い安全を確認する．

安静
- 術当日はベッド上安静，医師の指示があればトイレ歩行のみ可能
- 翌日，朝から歩行可
- 術後2日目病棟内歩行可
- 3日目から病院内歩行可

治療後の安静度	当日（治療後）	翌日	2日目
行動範囲	ベッド上安静	病棟内	院内
食事		飲水可 ＊飲水テスト後から	3分粥

退院準備期の看護

看護の目標／看護のポイント
- 退院後の日常生活について理解できるように指導する
- 自己観便の必要性と出血時の対応について理解できるように指導する

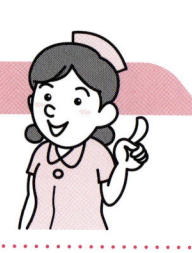

退院指導

食事
- 消化の悪いものや，硬いもの，冷たいもの，熱いもの，酸味が強いものなどの刺激が強いものは避けるように説明する（絶対に摂取してはいけないということではない）．
- 食べ方について，患者の生活習慣を確認し指導を行う．
  - 十分に咀嚼する．
  - 一口は少量ずつにする．
  - 食事摂取中も水分を摂取するように心がける．

活動
- 退院後2週間程度は激しい運動は避ける．

排便
- 出血の有無の指標となるため，便の色の観察を行うように指導する．
- 排便時は怒責を避けるように説明する．

> **ワンポイントアドバイス**
> EVL後の出血は，排泄までに消化液と混ざるため黒色便・タール便となる．黒色有形便が続く時やタール便が出たときには，受診するように指導する．

嗜好品

喫煙
- ニコチンは自律神経に作用し，心拍数の増加，血圧の上昇，末梢血管の収縮を引き起こす．タールは，食道・胃粘膜に直接刺激を与えるため，喫煙者には禁煙の必要性を説明する．

飲酒
- 肝硬変が原因疾患であり，肝臓の代謝機能が低下しているためアルコールは基本的には禁止する．
- 治療後はアルコールが食道粘膜の炎症を引き起こす原因となり，傷口からの出血の可能性を高めるため退院後2週間は控えるように説明する．

継続看護のポイント
- 退院時の食事摂取状況を確認し，食事量の不足や食事形態の工夫などが必要な場合は看護サマリーに記載し外来看護師に継続する．
- 食道静脈瘤破裂のリスクについて，医師に確認し，看護サマリーに記載し外来看護師に継続する．

文献
1) 小原勝敏，他：食道・胃静脈瘤内視鏡治療ガイドライン．日本消化器内視鏡学会（監）：消化器内視鏡ガイドライン，第3版，pp215-233，2006，医学書院．

K

消化管狭窄に対する拡張術（消化管拡張術）
Endoscopic dilatation for gastrointestinal stenosis

- 消化管の狭窄に伴うさまざまな症状に対する治療法として内視鏡的拡張術と自己拡張型金属ステント（SEMS）の留置がある．
- 炎症性腸疾患の瘢痕治癒に伴う狭窄，内視鏡治療後や術後吻合部の医原性狭窄などによる良性疾患では原則的に拡張術が行われる．

基礎知識

適応

基本的適応
- 良性の狭窄があり，それが原因で通過障害をきたしている場合には基本的に拡張術の適応となる．
- 悪性疾患では拡張術のみでは長期的な拡張効果が得られないためSEMSを留置する方法が広く行われている．

上部消化管
- 狭窄に基づく経口摂取障害
- 狭窄長の短い膜様完全閉塞

下部消化管
- 術後吻合部高度狭窄，閉塞によるイレウスないし亜イレウス
- 瘻孔，炎症，深い潰瘍を伴わない，炎症性腸疾患の治療後の瘢痕による高度狭窄や腸結核などの慢性炎症に伴う狭窄

相対的適応

上部消化管
- 頚部食道吻合部の狭窄を伴った縫合不全症例
- 内視鏡が通過する程度の狭窄
- 狭窄長の長い腐食性食道炎[1]

適応外[1]

上部消化管
- 腹腔内，縦隔内の治癒していない縫合不全を伴う吻合部狭窄
- 壊死が深く，瘢痕化に至っていない腐食性食道炎

下部消化管

- 細型内視鏡が通る程度の狭窄
- 長い狭窄
- 悪性腫瘍による狭窄
- 高度に屈曲した狭窄
- 瘻孔，炎症，潰瘍が合併した狭窄

狭窄をきたす拡張術治療対象疾患

	上部消化管	下部消化管
①良性疾患	医原性狭窄（術後吻合部狭窄，粘膜切除術後，静脈瘤硬化療法後，放射線治療後） 腐食性食道炎 逆流性食道炎 食道web（Plimmer-Vinson症候群） アカラシア 十二指腸潰瘍瘢痕狭窄 Crohn病による幽門部狭窄 幽門部疾患（PUD）	術後吻合部狭窄 大腸憩室炎 狭窄型虚血性大腸炎 非活動期Crohn病 腸結核 痔核切除後
②悪性疾患	食道癌，胃癌または食道胃接合部癌の噴門部狭窄	結腸癌（左側結腸），直腸癌，吻合部再発，Schnitzler転移による直腸狭窄

＊悪性疾患では原則としてSEMSを留置するが，留置が行えないような場所では拡張術のみを行うことがある．

（文献1より改変）

上部消化管

手順

硬性ブジー法[1]

①内視鏡にて狭窄部が切歯から何cmか位置の確認をする．
②鉗子口からガイドワイヤーを挿入し，狭窄部を超えて，レントゲン透視下で十分な位置まで押し込む．
③内視鏡を抜去し，ガイドワイヤーに沿って硬性ブジーに入れかえ，順次太いブジーに入れ換え，17〜18 mmの太さまで拡張を行う．
④拡張後，内視鏡で拡張の状態，瘻孔の確認，出血の状態を確認する．

バルーン拡張法[2]

- 食道ではthrough-the-scope（TTS）バルーン（図1）を使用．TTSバルーンには，非ワイヤーガイド（固定ワイヤー）タイプとワイヤーガイドタイプがある．

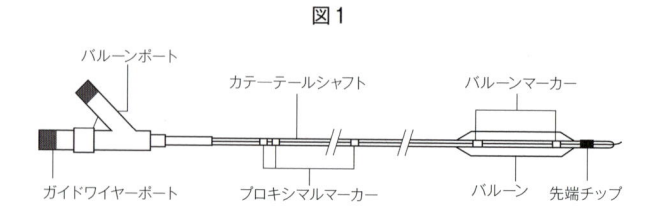

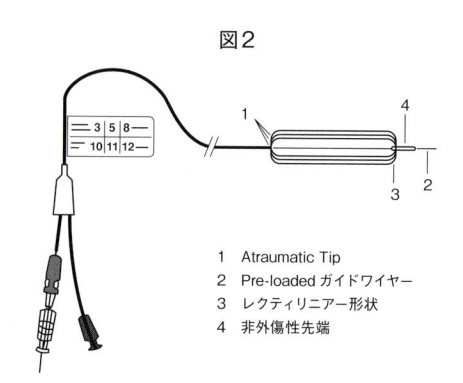

図1

バルーンポート　カテーテルシャフト　バルーンマーカー
ガイドワイヤーポート　プロキシマルマーカー　バルーン　先端チップ

図2

1　Atraumatic Tip
2　Pre-loaded ガイドワイヤー
3　レクティリニアー形状
4　非外傷性先端

（ボストン・サイエンティフィック）

- 幽門部では，屈曲が強い場合はTTSバルーンでは危険な場合があるのでガイドワイヤー下にover-the-wire（OTW）バルーンを考慮するかまたはワイヤーガイドタイプのTTSバルーン（図2）を用いる．
- 透視下に施行することが望ましい（図3）．

①鉗子口からバルーンダイレーターを挿入する．
②蒸留水をバルーンに注入し，内視鏡でバルーン越しに狭窄部が拡張する様子を観察しながらゆっくり拡張する．
③拡張後注入液を抜き，バルーンを内視鏡内に引いた後，拡張部を観察する．

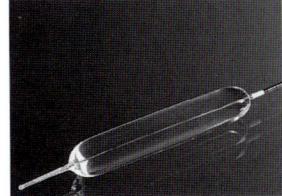

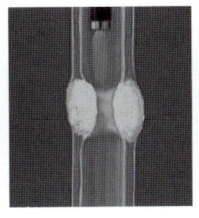

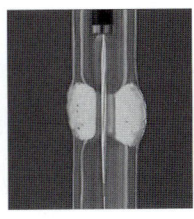

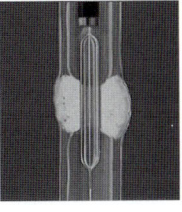

図3

（ボストン・サイエンティフィック）

● 手技の実際

インフォームド・コンセント

- 術前診断と治療の目的
- 外科的手術に代わる手技であることと，穿孔，出血などの危険性と安全性について：食道癌の拡張術にてブジー挿入法を使用した場合の穿孔発生率について約3％というデータがある．[4]
- 文書での同意を得る．

術前検査・処置

内視鏡検査

- 食道の悪性腫瘍による狭窄の場合は声帯の固定がないか，反回神経麻痺の有無を確認する．
- 頸部食道での狭窄の場合は食道入口部からの距離を，噴門部では噴門部からの距離を測定する．
- 悪性腫瘍では腫瘍の浸潤範囲と狭窄の長さを測定する．狭窄のため内視鏡が通過しない場合は拡張後に測定する．
- 瘻孔形成の有無も調べる．

上部消化管造影検査

- 狭窄部位，悪性腫瘍では範囲，狭窄長，軸変異の有無，瘻孔の有無を調べる．
- 誤嚥を起こしやすい症例では造影用のチューブを挿入し，水溶性造影剤を流す．また瘻孔の疑いのある症例でも水溶性造影剤を用いる．

CT，MRI検査

- 気管・気管支浸潤の有無，狭窄の有無，気管の狭窄の有無，大動脈浸潤の有無について検査する．
- 気道系に狭窄，瘻孔がある場合は食道拡張に先立って気道系にSEMS留置を検討する必要がある．

気管支鏡	●瘻孔や気道系圧排を起こしている症例では拡張前に検討を要する．
術前処置	●早期食道癌内視鏡治療と同様である． ●当日は絶飲・絶食 ●静脈を確保し，心電図モニター，自動血圧計，酸素飽和計を用意する． ●通常の内視鏡観察時と同じく，2％リドカイン（キシロカイン）ビスカスでの咽頭麻酔を施行する． ●臭化ブチルスコポラミン（ブスコパン）などの鎮痙薬，ミダゾラム（ドルミカム）などの鎮静薬を投与する．
用意する器具・薬剤	●内視鏡：鉗子口径 2.8 mm 以上の直視型電子内視鏡 ●拡張用器具：硬性ブジー，バルーンダイレーター，ガイドワイヤー，拡張器，圧モニター ●輸液，ガスコン溶液等

下部消化管

手順

TTSバルーン拡張	①内視鏡直視下に細径 TTS バルーンを使用する． ②狭窄部の観察を行い，病変部の炎症，易出血性，潰瘍の有無などを観察する． ③色素散布チューブで造影し狭窄部の長さ，屈曲の状態等を確認する． ④鉗子口からバルーンダイレーターを挿入し，バルーンを狭窄部に留置する． ⑤バルーン拡張を行う．蒸留水をバルーンに注入し，内視鏡でバルーン越しに狭窄部が拡張する様子を観察しながらこのとき一度に最高圧を加えず，ゆっくりと拡張する． ⑥バルーン再拡張する． ⑦拡張後注入液を抜き，バルーンを内視鏡内に引いた後，拡張部を観察する．[1]
OTWバルーン拡張	●ある程度拡張が得られたら大径の OTW バルーンを使用して最大拡張を試みる． ①狭窄部の観察を行い，病変部の炎症，易出血性，潰瘍の有無などを観察する． ②色素散布チューブで観察 ③ガイドワイヤー挿入 ④内視鏡抜去，スライディングチューブ留置 ⑤ガイドワイヤーに沿ってバルーン挿入 ⑥バルーン拡張を行う．蒸留水をバルーンに注入し，内視鏡でバルーン越しに狭窄部が拡張する様子を観察しながらこの時一度に最高圧を加えず，ゆっくりと拡張する． ⑦拡張後注入液を抜き，バルーンを内視鏡内に引いた後，拡張部を観察する．[1]

手技の実際

インフォームド・コンセント
- 内視鏡的バルーン拡張術は比較的安全に施行できるが，穿孔が約1〜3%程度起こりうること，またそれに伴い緊急手術の可能性があることを説明する．
- 文書での同意を得る．

術前検査・処置
- 早期大腸癌内視鏡治療と同様である．
- 前日20時以降は絶食とする．
- 通常の内視鏡観察と同様当日下剤を服用させる．
- 静脈を確保し，心電図モニター，自動血圧計，酸素飽和計を用意する．
- ブスコパンなどの鎮痙薬，ドルミカムなどの鎮静薬を投与する．

用意する器具・薬剤
- 内視鏡：鉗子口2.8 mm以上の直視型電子内視鏡
- 拡張用器具：バルーンダイレーター，ガイドワイヤー，拡張器・圧モニター
- 輸液，ガスコン水，水溶性造影剤等

経過観察・追加術の可否
- 拡張術を施行してもしばしば再狭窄をきたすことがある．再狭窄を確認した場合は拡張術を繰り返す．
- 再拡張が必要な場合は，上部の場合は外来通院で1, 2週間に1〜2回程度拡張術を繰り返す．

医師のワンポイントアドバイス

- マーキングのクリップは狭窄にない部位につける．硬性ブジーで外れることがある．
- 術前に狭窄部の長さ，屈曲の程度を把握する．内視鏡が通過しない場合は造影を行い，状態を確認する．
- 高度狭窄で屈曲が少なければ，はじめは細径のTTSバルーンを用いる．
- 狭窄治療時は送気過剰になりやすいため，頻回の吸引を忘れないこと．
- 狭窄長が短いとバルーン拡張時にずれることがあるため，バルーンの中心に合わせることとゆっくり膨らませること．
- 無理な拡張を避けることが最も重要で，拡張圧よりも患者の腹痛程度を重視する．通常1回の治療では，3回位までの拡張にとどめ，狭窄が完全に解除できなければ，週1〜2回を数回に分けて拡張する．目標はスコープの通過である．

看護

治療前(入院から治療まで)の看護

看護の目標／看護のポイント
- 消化管狭窄による患者の不安を軽減し，安心して治療が受けられるよう援助する
- 消化管狭窄による患者の苦痛の軽減に努める

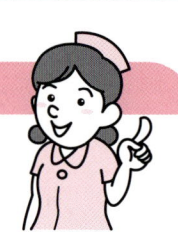

全身状態の把握

身体面の把握
- 食事摂取状況
- 飲水状況
- 食道狭窄感の程度

精神面の把握
- 治療についての理解度
- 治療についての質問内容
- 治療に対する不安の訴え

治療前の検査
- 感染症，血液型，止血機構
- 心電図，胸部レントゲン検査

治療内容の理解
- 治療の内容についてどのように理解されているのか
- 医師の説明について理解できなかったことはないか
- カルテ内容の記載内容とずれがないか
- 上記の内容を確認し，看護師が補足説明を行い，必要があれば，医師と連携をとり，医師からの説明の場を設定する．

同意の確認
- 治療同意書は，患者によっては十分に読まれていない場合もあり，患者の反応を見ながら，一緒に同意書のポイントを確認する．

💡 インフォームド・コンセント P268

オリエンテーション
- 診療計画書に基づきオリエンテーションを行う．
- 治療の目的・方法，治療後の疼痛，治療後の経過などを患者の反応を見ながら説明し，患者の気がかりとなっていることが解決でき，治療前の不安が軽減できるように関わる．

Q&A 患者からよくある質問

Q1 食べられるようになりますか？
A1 治療では食道の狭くなった部分に胃カメラを入れ，食道内で少しずつ専用の風船を用いて膨らまします．そのため，治療前に比べて通過が良くなり食事摂取しやすくなります．

> **Q2 拡張術をしても，また食道は細くなるのですか？**
> A2 消化管拡張術を行っても，再び食道が狭窄し，細くなることが考えられます．そのときは，同様に拡張術を行うようにしています．

内服薬の確認

抗凝固薬・抗血小板薬の内服中止

- 抗凝固薬・抗血小板薬を内服している場合，術中の止血困難や術後出血を予防するために，薬剤中止の説明を外来受診時に受けているため，入院時に中止できているか確認する．
- 中止薬の再開については，医師の指示があることを説明する．

💡 抗凝固薬・抗血小板薬 ｜ 作用持続時間　内服の確認　内服の中止・再開の基準　P264

絶食時の内服薬

- 降圧薬や抗不整脈薬などの薬剤は絶食の時も少量の水で内服できる．
- 絶食期間中は，血糖降下薬は中止する．
- 絶食期間中に内服する薬，休薬する薬がわかるように，患者のベッドサイドに明示する．

💡 絶食時も内服できる薬剤　P267

患者の安全

- 患者誤認防止のため入院時にリストバンドを装着する．
  - 治療出診時，リストバンド・名前の再確認をする．
- 胸部レントゲン検査，心電図，感染症，血液型などを確認する．
  - 穿孔などの偶発症の緊急手術に備えて治療前検査が必要する．
- 問診表により抗凝固薬，抗血小板薬の内服状況，薬物アレルギー，麻薬の使用を確認する．

💡 薬剤禁忌 ｜ 塩酸リドカイン　P266　臭化ブチルスコポラミン　P265
麻薬の内服　P266

- 治療出診時は，義歯，時計，指輪，湿布などを外していることを確認する．

💡 義歯・金属類・湿布の除去　P269

生活面での準備

清潔

- 基本的に治療後も入浴可であるが，安静度の指示により入浴できないこともあり，前日に入浴してもらう．

絶飲・絶食

- 食事は前日の夕食まで摂取可
  - 食事形態に注意し食道狭窄の程度に応じたものを少量ずつ時間をかけて摂取してもらうよう説明する．
- 飲水は当日治療前まで水，お茶やポカリスエットなどのスポーツドリンク少量の摂取は可

K 消化管狭窄に対する拡張術（消化管拡張術）

- 患者の状態によっては水分摂取の際にむせることがあるので，誤嚥に注意する．

喫煙

- ●ニコチンは自律神経に作用し，心拍数の増加，血圧の上昇，末梢血管の収縮を引き起こし，タールは食道・胃粘膜に直接刺激を与えるため，喫煙者には禁煙の説明をする．

内視鏡室での看護

看護の目標／看護のポイント
- 不安なく安全・安楽に治療を受けることができるようにする
- 治療後の生活指導（特に食事について）を行う

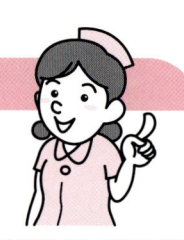

●治療開始までの看護

治療室での準備
- ●内視鏡システムユニット，内視鏡用吸引器，検査台の作動点検
- ●生体監視モニター，酸素吸入装置の準備

必要物品の準備

上部消化管拡張術時の必要物品の一例	
薬剤	
咽頭麻酔薬	塩酸リドカイン（キシロカインビスカス）
鎮痙薬	臭化ブチルスコポラミン（ブスコパン），グルカゴン（グルカゴンG・ノボ）
潤滑油	KYゼリー，2％リドカイン（キシロカイン）ゼリー，散布用トロンビン1～2万単位
鎮痛薬	ペンタゾシン（ペンタジン）
鎮静薬	ミダゾラム（ドルミカム），ハロペリドール（セレネース）
拮抗薬	フルマゼニル（アネキセート）
処置具	
プラスチックダイレーター使用の場合	プラスチックダイレーター（径9mm，12mm，18mm） 温水，温水用専用容器 ピッチャー ガイドワイヤー
バルーンダイレーター使用の場合	CREバルーン（サイズ12～15mm・15～18mm） バルーン拡張器

安全の確認

患者確認
- ●患者誤認防止のために，患者と関わるすべての場面で患者自身より口頭で，フルネームを名乗ってもらい，名前とカルテなどの書類の名前が一致しているか確認する．

> **ワンポイントアドバイス**
> 確認時，五感をフルに使って！！
> 「目」だけではなく「耳」，「鼻」，「口」，「手」，「直感」も使い観察を行いましょう．

適切な薬剤の選択	●安全に薬剤を使用するために，既往歴や薬剤アレルギーについてカルテ，問診表を用いて確認を行う． ●抗凝固薬・抗血小板薬を内服している患者には，休薬の有無，休薬期間を確認し，治療が可能か判断できるよう情報を収集する．
同意書の確認	●治療内容・偶発症に対する理解状況を確認する． ●精神的に安定した状態で治療を受けることができるように，新たな疑問や不安はないか確認を行う．
オリエンテーション	●義歯の除去：治療中の外れ，破損・誤飲の可能性があるため ●口紅の除去：治療中の低酸素血症を知る妨げとなるため ●治療中の合図：スコープ挿入中は会話ができない．右手をあげ知らせるなどサインをあらかじめ決めておく． ●呼吸法：腹式呼吸 ●治療中の体位：左側臥位
前処置	
咽頭麻酔	●嘔吐反射の減弱を図るため，頚部を後屈し開口させた体勢で，舌根部へ塩酸リドカイン（キシロカインビスカス 7 mL：140 mg ＋単シロップ 3 mL）を 2 分間含んだ後，嚥下してもらう．嚥下できない場合は吐き出す． ⚠ アナフィラキシーショック注意，過剰投与による中毒に注意！ 　（リドカインの総投与量は，200 mg まで） 💡 塩酸リドカイン｜安全な投与法　極量　禁忌　▶266 **ワンポイントアドバイス** 本治療を受ける患者は嚥下困難や通過障害があるため，誤嚥防止のためにも必ず咽頭麻酔薬は吐き出してもらう．
セデーション	●鎮静薬と鎮痛薬を組み合わせて使用することが多い． 💡 内視鏡に用いられる鎮静薬・鎮痛薬　追加するタイミング　▶266 鎮静薬と拮抗薬　▶267

K 消化管狭窄に対する拡張術（消化管拡張術）

治療中の看護

全身状態の把握

観察項目	症状	原因	対処方法
呼吸状態	酸素飽和度低下	・セデーション ・過度の送気により腸管拡張され横隔膜が挙上する ・分泌物の貯留	・酸素吸入 ・口腔内吸引 ・左側臥位の保持 ・マウスピースの確実な固定
循環動態	血圧上昇	・長時間に及ぶ処置,侵襲的な操作などからくる心機能への負担	・降圧薬使用 　ペルジピン(ニカルジピン) 　イソソルビド(フランドルテープ) 　＊血圧が高値となると,止血に難渋
	疼痛		・鎮痛薬,鎮静薬使用 　ペンタゾシン(ペンタジン) 　ミダゾラム(ドルミカム)
	血圧低下・徐脈	・迷走神経反射刺激	・硫酸アトロピンの使用 ・拮抗薬の使用
	患者の緊張・不安・苦痛		・患者の名前を呼び励ましの声かけ,タッチングなどのケア
	血圧低下・頻脈・ST変化・顔面蒼白・冷汗	・出血性ショック	・一般状態の観察,出血量の確認を行い,周囲の協力も求め,緊急に対処

> **ワンポイントアドバイス**
> セデーション直後は循環動態の変動が起きやすいため,患者のそばでモニタリングを行う.

安楽の保持

体位の工夫
- 治療は左側臥位で行うため,背もたれにクッションを使用し安楽な体位の保持に努める.
- 口腔内の分泌物を飲み込まないよう顔が上を向かないようにする.

> **ワンポイントアドバイス**
> 口腔内の分泌物や逆流物による誤嚥を防ぐため,吸引チューブを頭元に設置しすぐに吸引できるようスタンバイしておく.

顔の位置
- 首は伸ばし,顎は軽く前に突き出す.（頸椎が前面に向かいスコープが下咽頭に当たり食道入口部への挿入が困難となるため）
- 首を強くそらせたり顎は引きすぎない.

枕の高さの調節
- 患者の口腔,咽頭,食道が同一平面状にあるようにする.

> **ワンポイントアドバイス**
> 長時間になると無意識に顔を動かすこともあり,誤嚥につながるため,注意が必要

転倒・転落の防止	●ベッドへの移動，昇降，治療中の転倒・転落に注意する．
タッチング・リラクゼーション	●スコープ挿入中は患者の表情を観察し，適宜言葉をかけ励ましながら緊張をほぐし苦痛の緩和を図る．

> **ワンポイントアドバイス**
> 肩や首に力が入り，不安の強い患者には，気が紛れるように目を開けて遠くを見るようにアドバイスする．実際緊張している部位（首や肩など）に触れて「ここの力を抜きましょう」と声をかけると効果的である．

治療中の介助	●モニター画面で出血の状況を把握し，適切な処置具を医師に提供する． ●医師同士の会話をよく聞き状況を判断する．
偶発症出現時の対応	
穿孔	●ガイドワイヤーの誤留置が原因となりやすい．緊急手術や抗生剤の投与と消化管の減圧が必要となる． ●悪性疾患では致命的となる場合がある． ●急変時に備えて救急カートの準備しておく．
出血	●拡張後はほとんどの例で出血するが，多くは自然止血する．医師の指示によりトロンビン1万単位を散布することがある．

● 治療後の看護

全身状態の把握	●バイタルサイン・意識状態 ●気分不良の有無　●胃部不快感の有無 ●疼痛の有無　●咽頭痛の有無 ●嘔気・嘔吐の有無　●ふらつきの有無
安全の確保	
安静	●検査台から降りる際，セデーションの影響によるめまいやふらつきが起こる可能性があるため，ゆっくり起き上がるよう伝え，介助を行う． ●移動は車椅子を使用する． ●ベッドで1時間（又は内視鏡医の指示時間）の安静臥床を促す．

> **ワンポイントアドバイス**
> ・患者の状態に異常がないか確認後検査台から降りてもらう．
> ・ふらつきなどにより転倒しないよう注意する．

生活指導	●説明用紙を用いて指導する．

食事	●治療後1時間の絶飲・絶食 ●1時間後に少量の水分を飲み，むせないことを確認後食事を開始する． ●再狭窄の可能性があるので以下の事に注意する． ●食事の形態に注意し，少量づつゆっくり噛んで摂取するようにする． ●水分の少ないパンなどは飲み物と一緒に食べる． ●肉や刺身などは小さく切るか，よく噛んで食べる． **ワンポイントアドバイス** 特に高齢者や体力低下のある患者は，影響が長く残る恐れあり慎重に確認するよう説明する．
活動	●鎮痙薬，鎮痛薬，鎮静薬を使用した場合，治療後は自動車の運転など危険を伴う機械の操作には従事しないよう伝える．
抗凝固薬・抗血小板薬の再開	●再開日を必ず医師に確認し患者に伝える．
緊急時の連絡先	●帰宅後，激しい腹痛や大量の吐血（血液の塊を含んでいる）や黒色便が出た場合は説明用紙に記載してある緊急連絡先に電話連絡してもらう．
その他	
外来患者の場合	鎮痛薬・鎮静薬使用患者の帰宅条件と評価基準　P267
入院患者の場合	●病棟で継続して観察・介入すべき問題点を申し送る．

治療直後から食事開始までの看護

看護の目標／看護のポイント
■ 出血，穿孔の早期発見に努め，治療後の症状の苦痛の軽減に努める

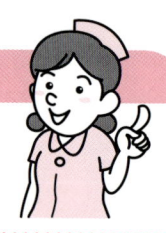

患者の受け入れ準備	
病室の準備	●出血など排泄物による汚染を予防するために，ベッドの頭部から腰部にかけて横シーツを入れる． ●嘔吐や吐血に備えガーグルベイスンをベッドサイドに用意する． ●事前の情報により，治療後に不穏状態が予測される時は，離床センサーを準備しておく． 　・必要があれば，観察用TVモニターが使用できる病室に転室する． 　・高齢者や以前の治療に際して不穏症状を起こしたことがある患者は特に注意が必要である．

治療直後から食事開始までの看護

病室への移送
- 車椅子で移送する．

全身状態の把握

申し送り
- 内視鏡室看護師から，患者の状態について申し送りを受ける．
    - 治療時間
    - 使用薬剤：鎮痛薬，鎮静薬，鎮静薬拮抗薬
    - バルーンダイレーターのサイズ，拡張時間
    - 治療中の問題点
    - バイタルサインの変化など
    - 治療後の医師指示

帰室後の観察のポイント
- 覚醒状態
- バイタルサイン（体温・脈拍・血圧・S_PO_2）
- 吐血の有無，量，性状
- 顔色，口唇色，四肢冷感・チアノーゼの有無
- 咳嗽の有無，程度
- 胸痛の有無，程度
- 皮下気腫の有無
- 呼吸状態
- つかえ感の有無，程度
- 腹痛，腹部不快感の有無，程度

偶発症と観察・予防ケア

疼痛

原因
- バルーン拡張による疼痛

看護
- NSAIDsを使用し，効果がなければペンタゾシン（ペンタジン）を使用する．
- 鎮痛薬を使用しコントロールできることを説明する．
- 鎮痛薬を使用しても痛みの軽減が図れない場合は，穿孔，出血などの偶発症を考慮し，全身状態の観察を行い，主治医へ報告する．

出血

原因
- 拡張術の際の機械的拡張により出血が起こる．

観察のポイント
- 嘔吐物に血液の混入がないか，吐血の有無，下血の有無
- バイタルサインの測定，ショック症状の有無

看護
- 治療後の出血を確認するために排便時は流さずにトイレの中のナースコールを押すように説明しておく．
- 吐下血の場合，その量を観察し，腹部症状，胸部症状や血圧の変化など随伴症状と関連させて観察を行い医師に報告する．
- 吐下血は患者や家族にとって生命危機を感じさせる出来事であり，落ち着いて対応する．
- 吐血が続く場合は，誤嚥に注意し，吸引を準備する．

K 消化管狭窄に対する拡張術（消化管拡張術）

- 吐物の量や臭いで，患者の不安を助長させたり嘔気が増強するため，素早く片付ける．

穿孔

原因
- 拡張術の際の機械的刺激により穿孔が起こる．

観察のポイント
- 胸痛の有無，程度
- 皮下気腫の有無
- 呼吸状態，SpO_2
- 顔色，口唇色，四肢冷感・チアノーゼの有無
- 咳嗽の有無，程度

看護
- 鎮痛薬を使用しても痛みの軽減が図れない場合は，穿孔の偶発症を考慮し，全身状態の観察を行い，主治医へ報告する．
- 皮下気腫が出現している時は，範囲をマーキングし広がりを確認する．
- 呼吸状態に注意し観察を行い，必要時，酸素吸入を準備する．

患者の安全

転倒・転落の防止
- 術中に使用されたセデーション（ミダゾラム，ペンタゾシン）により，歩行時ふらつくことがある．患者が初回歩行をする時には，看護師が付き添うことを説明する．

ベッド周囲の環境整備
- ベッド上安静が必要であるため，ベッド周囲の環境整備を行う．ナースコールが手元にあることを確認する．

食事開始後から退院までの看護

看護の目標／看護のポイント
- 食事形態，食事摂取方法を理解し，退院後の食事摂取に対する不安を軽減する

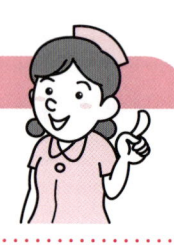

食事開始時のケア
- 治療当日より主治医の指示で食事開始となる．当日から食事が開始となった場合は，治療による覚醒を確認し，初回の飲水時は看護師の確認の元で摂取してもらう．
- 治療直後は食道が出血しやすい状態にあるため，ゆっくりと十分咀嚼するよう説明する．
- 食べ方について，患者の生活習慣を確認し指導を行う．
  - 十分に咀嚼する．
  - 一口は少量ずつにする．
- 食事摂取中も水分を摂取するように心がける．
- 治療後1週間は食道の違和感があるため，水分・食物の摂取が減少する可能性があり，水分をしっかりとるように説明する．

退院準備期の看護

看護の目標／看護のポイント
- 再狭窄時の対処ができるように指導する

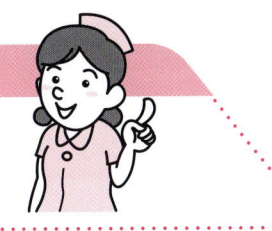

退院指導

食事
- 食事制限はないが，消化の悪いものや，硬いもの，冷たいもの，熱いもの，酸味が強いものなどの刺激が強いものは避けるように説明する．
- 食事の通りが悪くなったと感じたり，つっかえ感の出現，食事摂取量が減少してきた場合は，外来受診をするように説明する．

継続看護のポイント
- 退院時の食事摂取状況を確認し，食事量の不足や食事形態の工夫などが必要な場合は看護サマリーに記載し外来看護師に継続する．

文献 ▶▶▶

1) 松井敏幸，他：消化管狭窄に対する拡張術とステント療法ガイドライン．日本消化器内視鏡学会（監）：消化器内視鏡ガイドライン，第3版，pp234-246，2006，医学書院．
2) 鳴尾 仁，他：消化管のブジー拡張・ステント挿入ガイドライン．日本消化器内視鏡学会卒後教育委員会（編）：消化器内視鏡ガイドライン，第2版，225-243，2002，医学書院．
3) Matsui T, et al: Long-term outcome of endoscopic balloon dilation in obstructive gastrointestinal Crohn's disease. Gastrointestinal Endoscopy, 61: AB265, 2005.
4) Brian CJ, et al: TTS-balloon dilation for EUS staging of esophageal cancer: A multi-center safety study. Gastrointestinal Endoscopy, 61: AB115, 2005.

L

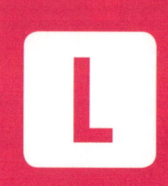

上部消化管ステント留置術
Endoscopic stenting for upper gastrointestinal stenosis

- 消化管の内視鏡的拡張術は狭窄に伴う様々な症状を改善するための治療法で，悪性疾患の拡張術は原則として自己拡張型金属ステント（SEMS）を留置する．
- ステント療法は悪性腫瘍では症状の改善を図る緩和治療の一つとして位置付けられている．
- 外科的治療に比べ，低侵襲の治療手技でその多くが比較的容易に繰り返し治療可能なところに大きな特徴を持つ．
- SEMS による食事摂取改善効果について 40％で著効（全粥以上の摂取可能），40％で有効（治療前より改善），20％で不変または悪化という報告がある．[1]

基礎知識

適応

① 内在あるいは外在の悪性腫瘍による食道狭窄
② 瘻孔を合併した食道狭窄
  - 良性疾患による食道狭窄に対しては拡張術を行う．これに対して，食道悪性疾患では拡張術のみでは長期の拡張効果が得られないため，SEMS の治療が広く行われている．
③ 噴門部癌
④ 胃癌（前庭部）
⑤ 肺癌や悪性リンパ腫などの転移性リンパ節腫による圧迫狭窄

禁忌

① 良性疾患による食道狭窄
② 事前拡張で 12 mm 以上に拡張保持できない狭窄
③ 輪状咽頭筋から 2 cm 以内の近位端が位置するような留置
④ （胃切除後の症例において）食道－空腸瘻孔形成部位への挿入
  - 蠕動運動でステントが移動する可能性があるため
⑤ その他：慢性壊死性腫瘍，ポリープ状病変，内視鏡手技が禁忌な患者への挿入

● 手順

①狭窄部の拡張	●狭窄部を拡張バルーンカテーテルで12 mm以上に拡張し，内視鏡下で狭窄部の近位部および遠位部を確認する．	
②狭窄部の長さの測定とステントの選択	●X線不透過マーカー（体表マーカー，造影剤）で狭窄部の近位部と遠位部をマーキングする．カバードタイプの場合は，狭窄部より長いカバーのステントを選択する．	
③ステントデリバリーシステムの挿入	●ガイドワイヤーを狭窄部に挿入し，ワイヤーに沿わせてデリバリーカテーテルを挿入する．狭窄部のマーカー位置が，ステントデリバリーカテーテルのマーカー（カバードタイプは，2本の太いインナーマーカー）の中央に位置するよう挿入する．	
④ステントの展開	●カテーテルに付いているフィンガーリングを引くとノット（糸）がほどけると同時に，ディスタルタイプは先端側から，プロキシマルタイプは手前側からステントが展開し始める（図はディスタルタイプが展開している様子）．	
⑤ステントの展開確認	●内視鏡下でステントが十分に展開していることを確認後，ガイドワイヤー，デリバリーカテーテル，内視鏡を抜去する．	

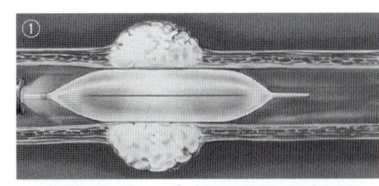

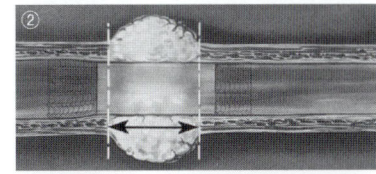

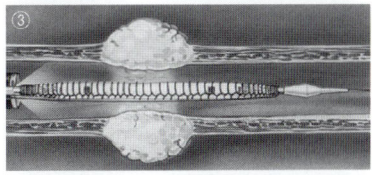

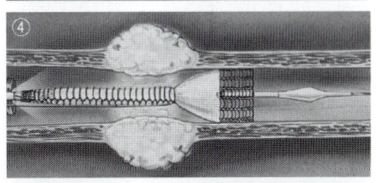

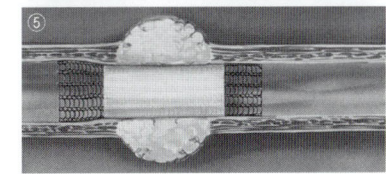

（ボストン・サイエンティフィック）

● 手技の実際

内視鏡の選択	●鉗子径2.8 cm以上の直視型電子内視鏡
マーキング用器具の選択	●マーキング用クリップまたは体表面からのマーキング用の金属片
消化管用SEMSの選択	●使用頻度の高いウルトラフレックスステント（ultraflex stent）では，遠位側の位置を優先的に決める場合にはproximal released typeを用い，近位側を優先的に決める場合にはdistal released typeを用いると良い．食道

入口部直下より2 cm肛門側までの留置が可能である．
- 食道胃接合部近傍ではproximal released typeを選択する．

経過観察・追加術の可否

- 晩期の偶発症としてステントの移動（migration），ステント内への腫瘍の浸潤（tumor ingrowth），ステント端からの腫瘍の浸潤（tumor overgrowth）気管・気管支・胸郭との瘻孔がある．
- ステント内への腫瘍の浸潤，ステント端からの腫瘍の浸潤の場合には追加でステントを留置する必要がある（stent in stent）．
- ステントの移動を起こした場合は必要に応じてステントを抜去する必要がある．

医師のワンポイントアドバイス
- 食道癌の患者では反回神経麻痺を伴っていることがあり，ステント挿入時の誤嚥の危険性が高い．
- 処置中は酸素飽和度モニターのチェックを意識的に行う．
- ステント拡張時には常に穿孔の可能性があるので痛みの訴えを始めとした全身状態を観察することが大切．

看 護

治療前（入院から治療まで）の看護

看護の目標／看護のポイント
- 治療に対する不安が軽減できるように努める
- 治療目的を理解し，治療について同意していることを確認する

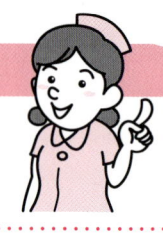

全身状態の把握

身体面の把握
- 食事摂取状況
- 飲水状況
- 食道狭窄感の程度

ワンポイントアドバイス
疾患の進行に伴い食道狭窄が出現するため，患者の不安は大きい．患者の話を傾聴し，現在の現状についての思いや，理解度を確認する．

精神面の把握
- 治療に対する受け止め方と理解度
- 治療に対する不安の訴え

Q&A 入院時の患者からよくある質問

Q1 ステントは痛くないの？
A1 ステント挿入後，ステントが開ききるのに3日程かかります．徐々にステントが開いてくるので，多少痛みが続くことが考えられますが，慣れると思いますし，痛み止めを使用できるので，我慢せず看護師に伝えてください．

Q2 食事はいつごろから食べられる？
A2 挿入後3日目頃より3分粥食から開始の予定です．

治療前の検査
- 胸部レントゲン検査
- 採血データ（検血・生化学・止血機構）

同意の確認
- 医師の説明を理解できたか確認し，理解できていないことや不安なことがあれば，医師と連携をとり，医師からの説明の場を設定する．
- 治療同意書は，患者によっては十分に読まれていない場合もあり，患者の反応を見ながら，一緒に同意書のポイントを確認する．

💡 インフォームド・コンセント ▶268

オリエンテーション
- 治療の場所，治療にかかる時間，治療までの準備（絶食時の内服薬，食事・飲水制限，点滴の開始時間），治療中の様子，治療後の経過，治療時の家族の待合などについて患者の反応を見ながら説明し，患者の気がかりとなっていることが解決できるように関わる．

内服薬の管理

抗凝固薬・抗血小板薬の内服中止
- 抗凝固薬・抗血小板薬を内服している場合，術中の止血困難や術後出血を予防するために，薬剤中止の説明を外来受診時に受けているので，入院時に中止できているか確認する．
- 中止薬の再開については，医師の指示があることを説明する．

💡 抗凝固薬・抗血小板薬 ｜ 作用持続時間　内服の確認　内服の中止・再開の基準 ▶264

絶食時の内服薬
- 降圧薬や抗不整脈薬などの薬剤は絶食の時も少量の水で内服する．
- 絶食期間中は，血糖降下薬は中止する．
- 絶食期間中に内服する薬，休薬する薬がわかるように，患者のベッドサイドに明示する．

💡 絶食時も内服できる薬剤 ▶267

患者の安全
- 患者誤認防止のため入院時にリストバンドを装着する．
  - 治療出診時，リストバンド・名前の再確認をする．
- 胸部レントゲン検査，心電図，感染症，血液型などを確認する．
  - 穿孔などの偶発症の緊急手術に備えて治療前検査が必要．

- 問診表により抗凝固薬・抗血小板薬の内服状況，薬物アレルギー，麻薬の使用を確認する．

💡 **薬剤禁忌** ｜ 塩酸リドカイン　Ⓟ266　　臭化ブチルスコポラミン　Ⓟ265
　　　　　　　　麻薬の内服　Ⓟ266

- 治療出診時は，義歯，時計，指輪，湿布などを外していることを確認する．

💡 義歯・金属類・湿布の除去　Ⓟ269

生活面での準備

清潔
- 治療後3日間は入浴できないため，前日に入浴する．

絶飲・絶食
- 食事は，前日の夕食まで摂取できる．
- 治療当日は嘔吐や誤嚥の原因となるため，朝より絶食とする．
- 飲水は当日治療前まで水・お茶やポカリスエットなどのスポーツドリンクの摂取は可

喫煙
- 喫煙者には術後の出血予防のために禁煙の必要性を説明する．
  - ニコチンは自律神経に作用し，心拍数の増加，血圧の上昇，末梢血管の収縮を引き起こし，タールは，食道粘膜に直接刺激を与えるため，喫煙者には禁煙の説明をする．

内視鏡室での看護

看護の目標／看護のポイント
- 不安なく安全・安楽に治療を受けることができるようにする
- 消化管穿孔を起こさないように透視下で行うので被曝に注意する

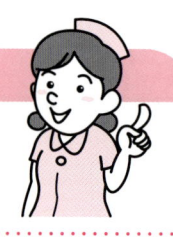

● 治療開始までの看護

治療室での準備
- 内視鏡システムユニット，吸引器，検査台の電源を入れ作動点検を行う．
- 生体監視モニター，酸素吸入装置の準備

必要物品の準備

上部消化管ステント術時の必要物品の一例	
薬剤	
咽頭麻酔薬	塩酸リドカイン（キシロカインビスカス）
鎮痙薬	臭化ブチルスコポラミン（ブスコパン），グルカゴン（グルカゴンG・ノボ）
潤滑油	KYゼリー，2％リドカイン（キシロカイン）ゼリー
鎮痛薬	ペンタゾシン（ペンタジン）
鎮静薬	ミダゾラム（ドルミカム），ハロペリドール（セレネース）
拮抗薬	フルマゼニル（アネキセート）

処置具
SEMS
ガイドワイヤー（ゼブラ）
マーキング用クリップまたは体表でのマーキング用の金属片（ステントピン）
CREバルーン（サイズ12～15 mm・15～18 mm）
バルーン拡張器
造影剤（ガストログラフィン）
スコープの機種
GIF-XQ260などの鉗子口径2.8 mm以上のスコープ

安全の確認

患者確認

- 患者誤認防止のために，患者と関わるすべての場面で患者自身より口頭で，フルネームを名乗ってもらい，名前とカルテなどの書類の名前が一致しているか確認する．

> **ワンポイントアドバイス**
> 確認時，五感をフルに使って！！
> 「目」だけではなく「耳」，「鼻」，「口」，「手」，「直感」も使い観察を行いましょう．

適切な薬剤の選択

- 安全に薬剤を使用するために，既往歴や薬剤アレルギーについてカルテ・問診表を用いて確認を行う．
- 抗凝固薬・抗血小板薬を内服している場合，休薬の有無・休薬期間を確認し，治療が可能か判断できるよう情報を収集する．

同意書の確認

- 治療内容・偶発症に対する理解状況を確認する．
- 精神的に安定した状態で治療を受けることができるように，新たな疑問や不安はないか確認を行う．

オリエンテーション

- 義歯の除去：治療中に外れたり，破損・誤飲が生じる可能性があるため
- 口紅の除去：治療中の低酸素血症を知る妨げとなるため
- 呼吸法：腹式呼吸
- 治療中の体位：左側臥位

前処置

咽頭麻酔

- 嘔吐反射の減弱を図るため，頸部を後屈し開口させた体勢で，舌根部へ塩酸リドカイン（キシロカインビスカス7 mL：140 mg＋単シロップ3 mL）を2分間含んだ後，嚥下してもらう．嚥下できない場合は吐き出す．
  ⚠アナフィラキシーショック注意，過剰投与による中毒に注意
  （リドカインの総投与量は，200 mgまで）

💡 塩酸リドカイン ｜ 安全な投与法　極量　禁忌　 P266

> **ワンポイントアドバイス**
> 本治療をうける患者は嚥下困難や通過障害があるため，誤嚥防止のためにも咽頭麻酔薬は吐き出してもらう

セデーション
- 鎮静薬と鎮痛薬を組み合わせて使用することが多い．
- モニタリングが必要である．

💡 内視鏡に用いられる鎮静薬・鎮痛薬　追加するタイミング　P266
鎮静薬と拮抗薬　P267

●治療中の看護

全身状態の把握

観察項目	症状	原因	対処方法
呼吸器系	酸素飽和度低下	・セデーション ・過度の送気により腸管拡張され横隔膜が挙上する ・分泌物の貯留	・酸素吸入 ・口腔内吸引 ・左側臥位の保持 ・マウスピースの確実な固定
循環器系	血圧上昇	・長時間に及ぶ処置，侵襲的な操作などからくる心機能への負担	・降圧薬使用 　ニカルジピン塩酸塩（ペルジピン） 　硝酸イソソルビド（フランドルテープ） 　＊血圧が高値となると，止血に難渋する
	疼痛		・鎮痛薬，鎮静薬使用 　ペンタゾシン（ペンタジン） 　ミダゾラム（ドルミカム）
	血圧低下・徐脈	・迷走神経反射刺激	
	患者の緊張・不安・苦痛		・患者の名前を呼び励ましの声かけ，タッチングなどのケア
	血圧低下・頻脈・ST変化・顔面蒼白・冷汗	・出血性ショック	・一般状態の観察，出血量の確認を行い，周囲の協力も求め，緊急に対処

> **ワンポイントアドバイス**
> ・セデーション開始直後は循環動態の変動が起きやすいため，患者のそばでモニタリングを行う．
> ・ステント拡張時には常に穿孔の可能性があるので，患者の痛みの訴えを始め，全身状態をしっかり観察する．

安楽の保持

体位の工夫
- 治療は左側臥位で行うため，背もたれにクッションを使用し安楽な体位の保持に努める．
- 口腔内の分泌物を飲み込まないよう顔が上を向かないようにする．

> **ワンポイントアドバイス**
> - 食道癌の患者は反回神経麻痺を伴っていることがあり，ステント挿入時に誤嚥の危険性が高い．処置中は酸素飽和度モニターのチェックを意識的に行う．
> - 口腔内の分泌物や逆流物による誤嚥を防ぐため，吸引チューブを頭元に設置しすぐに吸引できるようスタンバイしておく．

顔の位置
- 首は伸ばし，顎は軽く前に突き出す．
- 首を強くそらせたり顎は引きすぎない．

枕の高さ調節
- 患者の口腔，咽頭，食道が同一平面状にあるように調節する．

> **ワンポイントアドバイス**
> 治療が長時間になると無意識に顔を動かすこともあり，誤嚥につながるため，注意が必要

転倒・転落の防止
- ベッドへの移動・昇降・治療中の転倒・転落に注意する．

タッチング・リラクゼーション
- スコープ挿入中は患者の表情を観察し，適宜言葉をかけ励ましながら緊張をほぐし苦痛の緩和を図る．

> **ワンポイントアドバイス**
> 肩や首に力が入り，不安の強い患者には，気が紛れるように目を開けて遠くを見るようにアドバイスする．実際緊張している部位（首や肩など）に触れて「ここの力を抜きましょう」と声をかけると効果的である．

治療の介助
- モニター画面で出血の状況を把握し，適切な処置具を医師に提供する．
- 医師同士の会話をよく聞き状況を判断する．
- 透視中は透視室の外から患者の様子をモニタリングし記録する．
- 患者の状況に応じて看護師もプロテクターを装着し，透視室へ入りケアを行う．

💡 レントゲン被爆を避けるために ▶P272

偶発症出現時の対応

穿孔
- ガイドワイヤーの誤留置が原因となりやすい．緊急手術や抗菌薬の投与と消化管の減圧が必要となる．
- 悪性疾患では致命的となる場合がある．
- 急変時に備えて救急カートのあらかじめ準備しておく．

出血
- 拡張後はほとんどの例で出血するが，多くは自然止血する．

食道潰瘍	●動脈性出血で止血術を必要とするのは1%以下である． ●SEMSの先端が食道壁に食い込んで潰瘍を生じる．管腔が屈曲している頸部食道や噴門部で起こりやすい． ●発生時の痛みと発熱が特徴で，内視鏡的な観察で確認できる．発生した場合にはSEMSの抜去を考慮する．

●治療後の看護

全身状態の把握	●バイタルサイン・意識状態 ●疼痛の有無　　　　●咽頭痛の有無 ●気分不良の有無　　●胃部不快感の有無 ●嘔気・嘔吐の有無
情報の伝達	・医師に治療状況の再確認を行い治療後の指示を得る． ・患者の状態（覚醒状況・痛みの有無）によりストレッチャーにて迎えを依頼する． ・病棟看護師に治療中の状態や病棟で継続し観察・介入すべき問題点を申し送る．

> **ワンポイントアドバイス**
> ・ステントの展開に伴い疼痛が出現することがあるため，鎮痛薬の指示を確認する．
> ・病棟からの迎えが来るまでは，患者のそばに付き添い，労いの言葉や励ましの声かけを行いタッチングなど行う．

治療直後から食事開始までの看護

看護の目標／看護のポイント
- 偶発症（吐血・下血・ステント挿入部位の痛み・穿孔）の早期発見，対応ができるよう努める
- 安静度の範囲内で日常生活が過ごせるように援助する

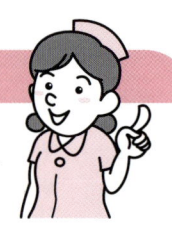

患者の受け入れ準備	
病室の準備	●嘔吐，出血など排泄物による汚染を予防するために，ベッドの頭から腰部にかけて横シーツを入れる． ●帰室後すぐにバイタルサインの測定が行えるように，血圧計・パルスオキシメーターなどの物品と，嘔吐や吐血に備えガーグルベイスンをベッドサイドに用意しておく．
病室への移送	●治療直後の患者の状態に合わせて車椅子，ストレッチャーで移送する．

全身状態の把握

申し送り
- 内視鏡室看護師から，患者の状態について申し送りを受ける．
  - 治療時間
  - 使用薬剤：鎮痛薬，鎮静薬，鎮静薬拮抗薬
  - 使用したステントの種類，挿入部位
  - 治療中の問題点
  - バイタルサインの変化など
  - 治療後の医師指示

帰室後の観察のポイント
- バイタルサイン（体温・血圧・S_PO_2）
- 吐下血，量，性状
- 顔色，口唇色，四肢冷感・チアノーゼの有無
- 咳嗽の有無・程度
- 胸痛の有無・程度
- 腹痛，腹部不快感の有無・程度
- つかえ感の有無・程度
- 皮下気腫の有無
- 呼吸状態
- 覚醒状態

偶発症と観察・予防ケア

疼痛

> **ワンポイントアドバイス**
> - 疼痛の出現により患者や家族の不安は増強する．
> - ステントという異物を挿入しており疼痛の出現は想定内であること，鎮痛薬を使用しコントロールできることを説明する．

- NSAIDs を使用し，効果がなければペンタゾシンを使用する．
- 鎮痛薬を使用しても痛みの軽減が図れない場合は，穿孔・出血などの偶発症を考慮し，全身状態の観察後，主治医へ報告する．

出血

> **ワンポイントレクチャー**
> ステント挿入という機械的な刺激により出血が起こりることがある．また，怒責や咳嗽によりステントが動くことで刺激となり出血が起こる場合がある．

観察のポイント
- 嘔吐物に血液の混入がないか，吐血の有無，下血の有無
- バイタルサインの測定，ショック症状の有無

看護
- 強く咳嗽や，怒責をすることで，ステントがずれることがあるため，強い咳嗽や怒責を避けるように指導する．
- 吐血時は誤嚥に注意し，吸引を準備する．
- 治療後の観便の必要性について説明する．
- 出血の指標となるため，食事開始後3回目までは排便時にナースコールを押してもらい，看護師にて出血の有無を確認する．

- 吐下血時はバイタルサインの測定や出血の量や性状の観察・ショック症状の有無の観察など迅速に対応する．
- 吐物の量や臭いで，患者の不安を助長させたり，嘔気が増強したりするため，素早く片付ける．
- 吐下血は患者や家族にとって生命危機を感じさせる不安を与えるため，落ち着いた対応をする．

穿孔

観察のポイント
- 胸痛の有無，程度
- 皮下気腫の有無
- 呼吸状態，S_PO_2
- 顔色，口唇色，四肢冷感・チアノーゼの有無
- 咳嗽の有無，程度

看護
- 鎮痛薬を使用しても痛みの軽減が図れない場合は，穿孔の偶発症を考慮し，全身状態の観察を行い，主治医へ報告する．
- 皮下気腫が出現している時は，範囲をマーキングし広がりを確認する．
- 呼吸状態に注意し観察を行い，必要時，酸素吸入を行う．
- 強く咳嗽や，怒責をすることで，ステントの位置がずれることがあるため，強い咳嗽や怒責を避けるように指導する．

患者の安全

転倒・転落の防止
- 術中に使用されたセデーション（ミダゾラム・ペンタゾシン）により，歩行時ふらつくことがある．患者が初回歩行をする時には，看護師が付き添うことを説明する．

ベッド周囲の環境整備
- ベッド上安静が必要であるため，ベッド周囲の環境整備を行う．ナースコールが手元にあることを確認する．

飲水
- 治療後の安静や飲水制限などについては，患者は鎮静がかかっているため家族にも同席してもらい説明する．
- 治療後，通常1時間後から飲水が可となる．
- 初回の飲水は誤嚥の可能性があるため，看護師が付き添い飲水テストを行い安全を確認する．

> **ワンポイントアドバイス**
> 術中はミダゾラムで鎮静をかけている．終了後よりアネキセートを使用し覚醒を促す．アネキセートは使用後3時間程度で効果がなくなるため，帰室直後のみでなく，帰室後も継続して覚醒状態，呼吸状態の観察が必要

食事開始後から退院までの看護

看護の目標／看護のポイント
- 食事開始後の偶発症（吐血・下血・胸痛・穿孔）の早期発見，対応に努める
- 食事摂取時の注意事項が理解できるように支援する

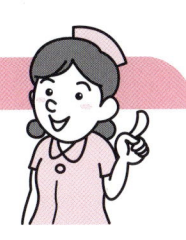

食事開始時のケア
- 治療後3日目から流動食から開始する．
- つかえ感，疼痛の有無・程度について観察を行い，症状に合わせて，食事形態をアップしていく．
- 食事はよく咀嚼し，ゆっくり飲み込むように説明する．

安静
- 治療当日はベッド上安静．医師の指示によりトイレ歩行のみ可
- 治療翌日は朝から歩行可，治療後2日目までは棟内安静
- 治療後3日目より院内制限なしとなる．

> **ワンポイントアドバイス**
> ステントが固定されるのに3日ほどかかる．

治療後の安静度

	当日(治療後)	翌日	2日目	3日目
行動範囲	ベッド上安静	病棟内	病棟内	院内
食事	絶食	絶食	流動食	食事形態アップ

退院準備期の看護

看護の目標／看護のポイント
- 退院後の日常生活について理解できるように努める
- 自己観便の必要性と出血時の対応について理解できるように努める

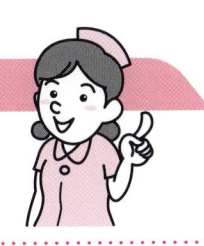

退院指導

食事
- 消化の悪いものや，硬いもの，冷たいもの，熱いもの，酸味が強いものなどの刺激が強いものは避けるように説明する．よく咀嚼し，水分をしっかりとるように説明する．
- 食事の通りが悪くなったと感じたら，早めに受診するように説明する．

活動
- 退院後2週間程度は激しい運動は避ける．
- 激しい咳は避けるように説明する．

排便
- 出血の有無の指標となるため，便の色の観察を行うように指導する．
- 黒色有形便が続く時やタール便が出たときには，受診するように指導する．
- 排便時は怒責を避けるように説明する．

> **ワンポイントアドバイス**
> 上部消化管ステント挿入後の出血では，消化液と混ざるため黒色便・タール便となる．

嗜好品

喫煙
- ニコチンは自律神経に作用し，心拍数の増加，血圧の上昇，末梢血管の収縮を引き起こす．タールは，食道・胃粘膜に直接刺激を与えるため，喫煙者には禁煙の必要性を説明をする．

飲酒
- アルコールは粘膜の炎症を起こす原因となり，傷口からの出血の可能性を高めるため退院後2週間は控えるように説明する．

継続看護のポイント
- 退院時の食事摂取状況を確認し，食事量の不足や食事形態の工夫などが必要な場合は看護サマリーに記載し外来看護師に継続する．

文献 ▶▶▶

1) 松井敏幸，他：消化管狭窄に対する拡張術とステント療法ガイドライン．日本消化器内視鏡学会（監）：消化器内視鏡ガイドライン，第3版，pp234-246，2006，医学書院．

Chapter 2

内視鏡検査の看護

- **A** 上部消化管内視鏡検査 ……………………………… 188
- **B** 経鼻内視鏡検査 ……………………………………… 201
- **C** 大腸内視鏡検査 ……………………………………… 209
- **D** 超音波内視鏡検査(EUS) …………………………… 220
- **E** 超音波内視鏡ガイド下穿刺術(EUS-FNA) ………… 227
- **F** 小腸カプセル内視鏡検査 …………………………… 240
- **G** 内視鏡的逆行性膵胆管造影(ERCP) ……………… 243

A

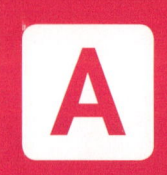

上部消化管内視鏡検査
Esophagogastroduodenoscopy

- 口腔粘膜から十二指腸下行部まで内視鏡を用いて観察する方法
- 食道癌，胃癌の早期診断に不可欠
- 通常，観察以外に色素法，NBI（狭帯域画像強調）拡大観察，AFI（自家蛍光），生検，超音波診断などが可能で，上部消化器病態の診断，病態解明に役立つ．

基礎知識

●適応

- 患者が同意し上部消化管に病変が疑われる場合のほとんどすべてが適応
- 全身状態が極めて不良な場合や，イレウス，消化管穿孔，呼吸器疾患や循環器疾患などで内視鏡検査を行うことが危険な場合は，内視鏡検査を行うことの有用性が，危険性を上回る場合のみ施行
- イレウスの場合に内視鏡下にイレウスチューブを挿入したり，消化管穿孔が疑われる場合に積極的に穿孔部，穿孔範囲を確認することもあるが，この場合には内視鏡手技に熟練した者が行うことが好ましい．[1]

●禁忌

- 患者の同意が得られていない場合
- 患者が非協力的な場合
- 出血傾向のあるもの，抗凝固薬使用中のもの

●手順

①絶食，抗凝固薬，抗血小板薬の中止，インフォームド・コンセントの確認
②前投薬
　1）鎮痙薬（臭化ブチルスコポラミン〔ブスコパン〕）の投与
　2）消泡薬（ジメチコン〔ガスコン〕）の投与

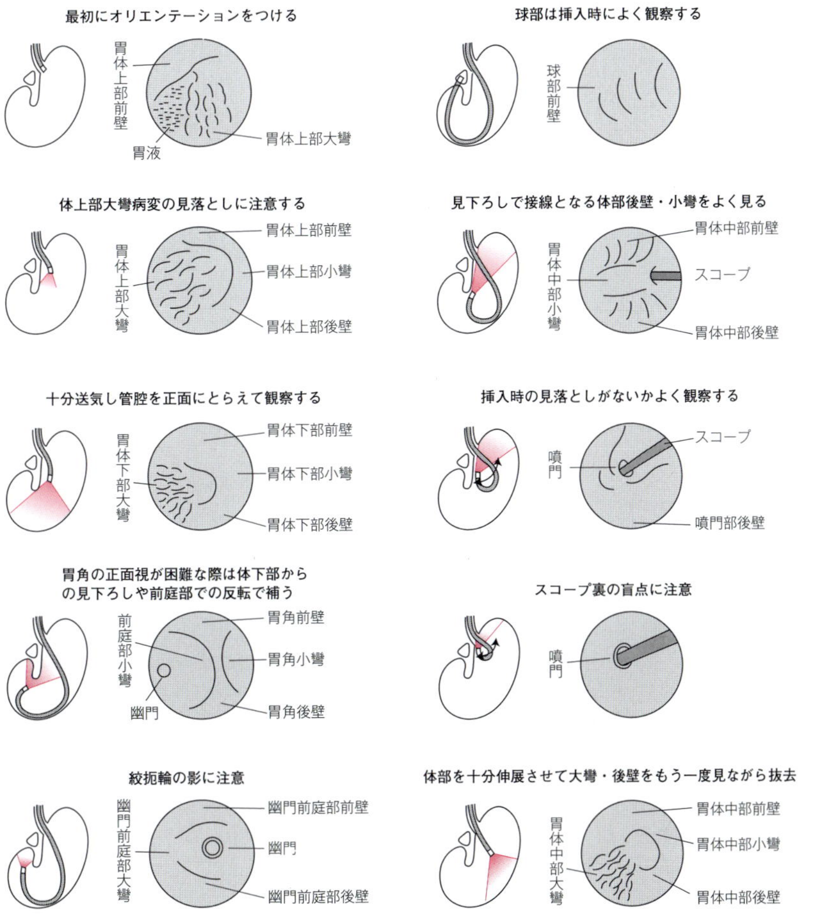

A 上部消化管内視鏡検査

最初にオリエンテーションをつける	球部は挿入時によく観察する
胃体上部前壁／胃液／胃体上部大彎	球部前壁

体上部大彎病変の見落としに注意する	見下ろしで接線となる体部後壁・小彎をよく見る
胃体上部前壁／胃体上部小彎／胃体上部大彎／胃体上部後壁	胃体中部前壁／胃体中部小彎／スコープ／胃体中部後壁

十分送気し管腔を正面にとらえて観察する	挿入時の見落としがないかよく観察する
胃体下部前壁／胃体下部小彎／胃体下部大彎／胃体下部後壁	噴門／スコープ／噴門部後壁

胃角の正面視が困難な際は体下部からの見下ろしや前庭部での反転で補う	スコープ裏の盲点に注意
前庭部小彎／胃角前壁／胃角小彎／幽門／胃角後壁	噴門

絞扼輪の影に注意	体部を十分伸展させて大彎・後壁をもう一度見ながら抜去
幽門前庭部大彎／幽門前庭部前壁／幽門／幽門前庭部後壁	胃体中部前壁／胃体中部小彎／胃体中部大彎／胃体中部後壁

(竜田正晴：上部消化管検査法，消化器内視鏡テクニックマニュアル，改訂第2版，p.25-27, 2000, 南江堂[2]より許諾を得て抜粋改変し転載)

③咽頭麻酔
④内視鏡挿入，観察（上図）
⑤色素散布，観察
⑥NBI，AFI観察
⑦生検

● 手技の実際

インフォームド・コンセント

- 内視鏡検査を行うにあたって，患者に内視鏡検査の必要性，方法，偶発症の可能性を説明し，内視鏡検査の同意を得る．
- 口頭での説明のみならず説明書と同意書を取りかわす．
- 既往歴，内服薬のチェック（抗凝固薬・抗血小板薬の服用の有無），感染症（HBV，HCV，梅毒など）チェックのための検査の必要性を説明
- 色素散布（ヨード，インジゴカルミンなど）について説明し，アレルギーをチェック
- 組織確認のために生検を行う可能性についても同意を得ておく．

💡 インフォームド・コンセント ▶P.268

内視鏡機器の準備	●内視鏡室は専用の部屋であることが望ましく，十分な広さ（できれば 30 m² 以上）と各装備品が十分装備されている必要がある． ●装備品の中には内視鏡機器の他に血圧計，救急セットを準備する． ●鎮痛薬・鎮静薬，静脈麻酔下で検査を行う場合は循環動態把握のためのパルスオキシメーター，酸素供給システムなどは最低限必要である．
絶食の確認	●食事は検査前日の午後9時以降は禁止とする． ●水分についてはジュースや牛乳など検査の妨げとなるものを除いて，検査2時間前までは通常通り摂取可 ●胃切除歴のある患者では残胃内に食物残渣が残りやすいため，前日の夕食（場合によってはそれ以前）より絶食
抗凝固薬・抗血小板薬中止の確認	●観察のみであれば抗凝固薬・抗血小板薬は継続してよい． ●生検の可能性がある場合には抗凝固薬・抗血小板薬の中止が必要 ●中止する時期については日本消化器内視鏡学会の指針に基づいて中止期間を決める． 💡 抗凝固薬・抗血小板薬　作用持続時間　内服の確認　内服の中止・再開の基準 ▶264
前投薬	
消泡薬・蛋白分解酵素の内服	●粘液除去のため，プロナーゼ（プロナーゼ MS）2万単位＋炭酸水素ナトリウム1gを10倍に希釈したジメチコン（ガスコン）水40 mLに溶解し，投与する．
鎮痙薬	●消化管運動，唾液分泌の抑制のため臭化ブチルスコポラミン（ブスコパン）20 mg/1 mLの筋注または静注 ●緑内障，虚血性心疾患，前立腺肥大などの患者は使用禁忌 ●上記の場合，グルカゴン（グルカゴン G・ノボ）で代用可能（ただし，グルカゴンは褐色細胞腫に禁忌）
塩酸リドカイン	●咽頭麻酔のためキシロカインビスカスを咽頭の奥の方に数分含ませる． ●咽頭麻酔後はビスカスを飲み込むか無理なら吐き出させる． ●アナフィラキシーショックが起こることがあり，重篤な場合には血圧低下や声帯，咽頭浮腫による気道閉塞をきたす． ●アナフィラキシーショックが疑われた場合，アドレナリン（ボスミン），ステロイドの投与を行い，気道閉塞が疑われれば早急に気道確保（気管内挿管） ●予防としては既往歴の聴取が重要で，抜歯や皮膚外傷縫合時にリドカインによるアレルギーがなかったかを確認することが大切 ●リドカインの過剰投与による中毒に注意！ 💡 リドカインの極量 ▶266

セデーションとモニタリング

セデーション
- 十分な鎮静，鎮痛を得るため，ミダゾラム（ドルミカム）2.5 mg を静注（ドルミカム 1 筒（10 mg/2 mL）＋生理食塩液 6 mL を 2 mL 使用）
- 血圧低下や呼吸抑制が起こりうるので使用時にモニタリングは必須
- 酸素飽和度の低下が見られれば酸素を投与する．
- ベンゾジアゼピン拮抗薬フルマゼニル（アネキセート）でリバースできる．
- アネキセートはドルミカムよりも半減期（効果の持続）が短いため，アネキセートで一旦覚醒した後に再び傾眠傾向となることがある．
- 検査終了後は処置室などでしばらく休んでもらい，当日の車の運転は禁止

💡 鎮静薬と拮抗薬　フルマゼニルの使用上の注意　P267

モニタリング
- 以下の場合はモニタリング装置を用いる．
  - 循環器疾患や呼吸器疾患などの合併症を有する患者
  - 鎮静薬，鎮痛薬を使用している．
- 酸素飽和度，心電図，脈拍，血圧などをモニタリング

内視鏡検査を受けるのに必要なこと

義歯，めがね
- 義歯は原則として外してもらうが，義歯の固定の良い場合や義歯を外した場合に残った歯が不安定な場合は装着したまま検査を行う．
- ポリープ切除など高周波電源を使用する処置を行う可能性がある場合には，ヘアピン，ネックレス，指輪，イヤリング，ピアスなどの金属類は外してもらう．
- 心臓のペースメーカの植え込みの有無についても確認する．

感染防御
- 内視鏡機器を媒介として患者から患者の感染，および術者（医師，看護師，内視鏡技師）への感染がある．
- いずれのケースも感染症のチェック，内視鏡機器の消毒が重要
- 通常検査でも手袋，エプロンを着用するように心がける．
- 吐血，下血などの緊急内視鏡時には手袋，ガウン，マスクなどを着用し，血液への接触を予防することが大切

挿入時の注意

患者の体位
- 膝を軽く曲げ左側臥位をとらせることで，体を安定させ，腹壁の緊張を取り除く．
- 右腕を伸ばして右腰の上に置き，左腕は曲げて右腋窩にはさむ，もしくは体の前に伸ばす．
- 患者の口腔，咽頭，食道が同一平面上にあるように枕の高さを調節する．
- 胸部，腹部を圧迫しないよう，ベルト，下着などを緩めるよう説明する．

患者の姿勢		●顎を軽く突き出した姿勢をとらせる． ●首を強く反らしたり，顎を引きすぎた姿勢では挿入は困難 ●腹式呼吸を練習させ，肩から首にかけての力を抜かせる．
スコープ挿入時		●マウスピースをくわえてもらい，全身の力を抜くよう指示する．
咽頭への挿入時		●患者の緊張が強いと舌が口蓋垂に接触した状態となり咽頭反射を誘発しやすくなる． ●この場合は頸部の緊張を和らげるように声をかけ，舌を前に出すように指示すると，舌と口蓋垂の間に隙間が生じ通過が容易
咽頭から頸部食道への挿入時		●スコープ通過が最も困難で苦痛のある部位 ●挿入が困難な場合は，左梨上陥凹にスコープが接触した時点で軽く嚥下運動（つばを飲み込む動作）をさせると挿入しやすい．
胃前庭部から十二指腸への挿入時		●前庭部から幽門輪へ近接する際，スコープは胃体部大彎を押し下げるようにして進んでいくので，患者に腹部を突っ張る感じがあることを伝えておく． ●幽門輪を越えにくい時は一瞬呼吸を止めてもらい呼吸性変動のない状態にすると通過しやすい．

色素検査法

種類と特徴

コントラスト法	●消化管粘膜や臓器表面の色素液のたまりを利用して粘膜表面の凹凸を強調し病変の形態や表面性状を観察 ・色素は粘膜または臓器と異なる色調であることが重要で，青色系の色素がよく用いられる．
染色法	●粘膜上皮への色素の浸潤ないし吸収による生体組織の染色 ・正常組織での色素の吸収からその機能を見る目的で用いられることもある．
反応法	●色素がある特定の条件下で特異的に反応することで種々の病態の広がりを観察する． ・胃酸分泌領域を見るコンゴーレッド法，食道癌に用いられるヨード法，*Helicobacter pylori*（*H. pylori*）の胃内分布を見るフェノールレッド法などがある．
蛍光法	●アクリジンオレンジやヘマトポルフィリンなどの蛍光感受性色素を粘膜内に投与して正常色素と病変部への親和性の違いを内視鏡像として観察
併用法	●上記のいくつかの方法を併用して1回の検査で行う方法

- コンゴーレッド・メチレンブルー法やトルイジンブルー・ヨード二重染色法など

💡 代表的な色素内視鏡検査法　▶271

ヨード法

調製方法
- 3%の複合ヨードグリセリン液を0.2 Mバッファー液（pH4.0）で2倍に希釈する．
- 複合ヨードグリセリン液はグリセリンが混和され，濃度が薄いので使用後の違和感が少ない．
- ヨウ素1.2 gをヨウ化カリウム2.4 gとともに蒸留水100 mLに溶解
- 市販の散布用ヨード剤を用いる場合は1.5～2倍に薄めて使用する．
- 古くなるとヨウ素が薄くなり染色性が悪くなるので注意が必要である．

散布法
- 基本的には散布チューブを用いて散布する．
- 先端が粘膜に当たって出血させないように注意する．
- 腫瘍部は易出血性なため散布する際のシリンジ加圧の加減が重要
- 病変部や染色にムラが見られる場合には，必要な部分に直接散布を追加
- ヨード散布によりむかつき，不快感などの症状が出ることを説明する．
- 観察終了後，チオ硫酸ナトリウム（デトキソール）20 mLを散布すると不快感が軽減する．

インジゴカルミン法

調製方法
- 機能検査用として市販されている0.4%インジゴカルミン注射液（5 mL/1筒）を精製水10筒 450 mLに溶解する（0.04%）．
- 薄いインジゴカルミン液は表面の粘液が過度に染まることなく病変の色調も同時に観察できる．
- 濃いインジゴカルミン液は高いコントラストが得られる．
- 電子内視鏡では薄い濃度でも十分なコントラストが得られる．

散布法
- 萎縮性胃炎例など胃内全体に散布する場合には散布チューブを用いる．
- 散布時の注意点はヨード散布と同様であるが，胃内に使用するため全体に散布するには注射器の十分な加圧が必要である．
- 病変のみに散布する場合には20 mLの注射器に吸った後，直接散布する方法が簡便

生検法

鉗子の種類と使い分け
- 病変の可動性，部位などにより使い分ける．
- 感染を防止するため症例ごとに鉗子を取り替える．

💡 生検鉗子 | 種類　生検の仕方　▶270

鉗子の使い方・スコープへの挿入・抜去の仕方	●介助者は右手に鉗子を握り，鉗子を上からたるませないように左手で持つ． ●鉗子は図のように持ち，手を開いて先端部を開き，目標の部位で握って先端部を閉じ，検体を採取する． ●鉗子はスコープの鉗子口から挿入する． ●鉗子抜去時は鉗子の先端がはねないように，一方の手でガーゼを鉗子口に当てがうようにして抜去する．	(竜田正晴：上部消化管検査法，消化器内視鏡テクニックマニュアル，改訂第2版，p.40, 2000, 南江堂[2])より許諾を得て転載)
標本の取り扱い	●鉗子を開き，細いピンセットで検体を挫滅させないように引き出す． ●10%ホルマリン5〜7mLを入れた検体容器に1検体づつ入れ固定する． ●ID, 氏名を記載したラベルを貼付する． ●検体容器に入った組織を病理検査部へ提出する．	
生検後(出血時など)の対応	●ポリープの生検など内視鏡下に出血の多い時はトロンビン局所用5,000〜10,000単位を散布する． ●生検を行った患者には2日間食事に注意するよう指導し，帰宅させる． ●苦痛を訴えたり，出血の恐れがある患者はリカバリルームで休養後帰宅させる．	
終了時の声かけ	●検査が終了したらその旨を患者に伝え，口の中に溜まった唾液を吐き出してもらう． ●患者の全身状態に変わりのないことを確認してから検査台から降りてもらう． ●血圧，脈拍を測定し異常がないか確認する．	
スコープの取り扱い	●抜去されたスコープはぬれガーゼで外表面の汚れをぬぐう． ●スコープの先端をピッチャーに入れ，中の酵素系洗剤を吸引し洗浄する． ●先端から唾液が垂れないよう，左手にスコープ操作部を，右手に先端を持って洗浄台へ運ぶ．	(竜田正晴：上部消化管検査法，消化器内視鏡テクニックマニュアル，改訂第2版, p.50, 2000, 南江堂[2])より許諾を得て転載)
患者指導	●検査後の諸注意として下記の事項について説明する． 　・前投薬に使用した薬剤による副作用に対する注意 　・検査後1〜2時間の飲食の禁止，車の運転の禁止 　・生検を行った場合はその偶発症（吐血，下血など） 　・抗凝固薬・抗血小板薬の再開時期の指示（主治医又は内視鏡医の指示を仰ぐ．生検を行った場合，通常は3日間程度中止することが多い）	

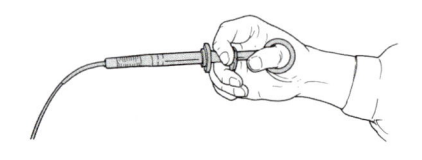

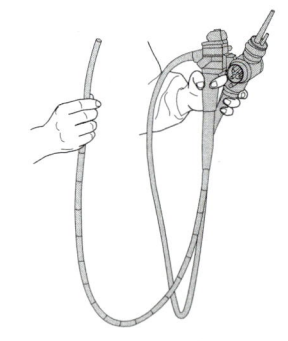

看　護

内視鏡室での看護

看護の目標／看護のポイント
- 不安なく安全・安楽に検査を受けることができるように努める
- 患者が検査の必要性を理解し，協力が得られるように指導・説明を行う

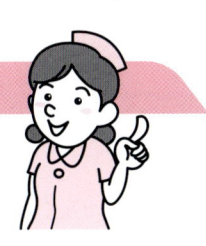

● 検査開始までの看護

検査室での準備
- 内視鏡システムユニット，吸引器，検査台の電源を入れ作動点検を行う．
- 生体監視モニター，酸素吸入装置の準備

必要物品の準備

上部消化管内視鏡検査時の必要物品の一例	
薬剤	
消泡薬・蛋白分解酵素	プロナーゼ（プロナーゼMS），炭酸水素ナトリウム，ジメチコン（ガスコン）
咽頭麻酔薬	塩酸リドカイン（キシロカイン）ビスカス
鎮痙薬	臭化ブチルスコポラミン（ブスコパン），グルカゴン（グルカゴンG・ノボ）
鎮静薬	ミダゾラム（ドルミカム）
処置具	
生検鉗子	鉗子口の大きさに合わせてサイズを選択する．カップ径：2.8 mmまたは2.0 mm
色素	インジゴカルミン（胃），複合ヨードグリセリン（食道）
散布用チューブ	
その他	
生検用容器（固定液はホルマリン液）生検用ピンセット，マジック H. pyroli菌用スピッツ，止血用トロンビン液1万単位	

💡 スコープの名称と特徴　▶ P 270

安全の確認

患者確認
- 患者誤認防止のために，患者と関わるすべての場面で，患者自身より口頭でフルネームを名乗ってもらい，カルテなどの書類の名前と一致しているか確認する．

👉 **ワンポイントアドバイス**
確認時，五感をフルに使って！！
「目」だけではなく「耳」，「鼻」，「口」，「手」，「直感」も使い観察を行いましょう．

A 上部消化管内視鏡検査

| 適切な薬剤の選択 | ●安全に薬剤を使用するために，既往歴や薬剤アレルギーについてカルテ・問診表を用いて確認を行う．
●抗凝固薬・抗血小板薬を内服している患者には，休薬の有無，休薬期間を確認し，検査が可能か判断できるよう情報収集を行う．
💡 抗凝固薬・抗血小板薬 ｜ 作用持続時間　内服の確認　内服の中止・再開の基準　🅿264 |

| 同意書の確認 | ●検査内容・偶発症に対する理解状況
●精神的に安定した状態で検査を受けることができるように，新たな疑問や不安はないか確認を行う．
💡 インフォームド・コンセント　🅿268 |

オリエンテーション

| 検査前日 | ●前日20時以降絶食
　・胃切除術後の場合は，検査数日前から消化の良い繊維の少ない食事をとり残渣をなくす．
　・深夜のアルコールや食物摂取は厳禁（胃粘膜の浮腫・びらんを生じやすいため）
●以後検査朝までは，水・砂糖水・スポーツドリンクなどは飲んでも良い．
　・色のついた牛乳・コーヒー・ジュース類・紅茶・日本茶は避ける． |
| 検査当日 | ●検査の概要を説明する．
　・検査中の外れ，破損・誤飲の可能性があるため，義歯は外す．
　・検査中の低酸素血症を把握するために口紅は除去する．
　・検査中口腔内に溜まった唾液は飲み込むと誤嚥するため，飲み込まずに吐き出すよう説明する．
　・検査中の呼吸法は腹式呼吸を行う． |

前処置

| 消泡薬・蛋白分解酵素の内服 | ●粘液除去のため，プロナーゼ（プロナーゼMS）2万単位＋炭酸水素ナトリウム1gを10倍に希釈したジメチコン（ガスコン）水40mLに溶解し，投与する．
💡 粘液除去に用いる薬剤　内服の際の説明の工夫　🅿265 |
| 咽頭麻酔 | ●嘔吐反射の減弱を図るため，頸部を後屈し開口させた体勢で，舌根部へ塩酸リドカイン（キシロカインビスカス7mL：140mg＋単シロップ3mL）を2分間含んだ後，嚥下してもらう．嚥下できない場合は吐き出す．
⚠アナフィラキシーショック注意，過剰投与による中毒に注意
　（リドカインの総投与量は，200mgまで） |

💡 塩酸リドカイン｜安全な投与法　極量　禁忌　🅟266

鎮痙薬の投与
- 消化管蠕動運動抑制，胃液・唾液分泌抑制のために，臭化ブチルスコポラミン（ブスコパン）をまたはグルカゴン（グルカゴンG・ノボ）を静注または筋注

💡 消化管運動を抑制する薬剤　内服の際の説明の工夫　🅟265

セデーションとモニタリング

セデーション
- 患者の苦痛の軽減のためミダゾラム（ドルミカム）3～5mLを用いセデーションを施行

💡 内視鏡に用いられる鎮静薬・鎮痛薬　追加するタイミング　🅟266
鎮静薬と拮抗薬　🅟267

モニタリング
- 鎮静薬の効果は人によって異なる．呼吸抑制や血圧低下が起こった場合は検査を中断し，酸素投与や拮抗薬の投与など適切な対処を行う．
- 検査経過の把握，偶発症の早期発見・対処のために一画面で血圧・脈拍・呼吸回数・経皮的酸素飽和度・心電図が把握できるモニターを使用
- アナフィラキシーショックに対応できるよう救急カートの準備
- セデーション下では体動による転落に注意する．

検査中の看護

全身状態の把握

観察項目
- 表情，意識状態，バイタルサイン
- マウスピースが外れていないか
- 呼吸状態，誤嚥の有無
- 体動の有無

> **ワンポイントアドバイス**
> セデーション下では，無意識に動いてしまうことが多い．セデーション投与直後は循環動態の変動が起きやすいため，スコープ挿入後しばらくは患者のそばでモニタリングを行う．

安楽の保持

体位の工夫
- 左側臥位になり，膝は軽く曲げ右手は伸ばし右腰の上に置き，左手は軽く曲げ胸に当てることで基底面積が広がり安定し，腹壁の緊張が取れる．
- 頬が枕に付き，首は伸ばし，顎は軽く前に突き出す．
- 枕の高さは患者の口腔，咽頭，食道が同一平面状にあるように調節する．

転落の防止
- 体動によるベッドからの転落に注意して観察しそばに付き添う．

タッチング	●肩や首に力が入ったり，不安の強い患者には，気が紛れるように目を開けて遠くを見るようにアドバイスする． ●緊張している部位（首や肩など）に触れて「ここの力を抜きましょう」と声をかけると効果的である． ●検査中は肩や腰などをゆっくり「トントン」すると安心につながる．
衣類の調節	●腹部の圧迫を避けるために下着やベルト，ボタンを緩める．

検査の介助

色素散布の介助	●検査の目的を理解し，医師が観察・処置を行っている内容の理解に努める． ●散布チューブを検者に手渡し，鉗子チャンネルよりチューブを挿入する． ●胃は管腔が広いため原則は散布チューブの使用とする． ●色素を吸った注射器を接続し，医師の指示に従いモニターを見ながら散布する． ●チューブ先端と病変部との距離を常に意識し，適当な圧力で散布する． ●インジゴカルミン液：注入速度が速いと出血する危険性，遅すぎると均一に散布ができない． ●ヨード：噴門から切歯列 20 cm 付近まで十分な圧力をもって散布する． 　・散布 1～2 分後，黒褐色の発色は最高となり 5 分以降少しずつ色がさめていく． 　・ヨード使用後はチオ硫酸ナトリウム（デトキソール）を中和剤としてまく．

> **ワンポイントアドバイス**
> ・ヨードは，潰瘍性病変に強い刺激があり，胸痛・嘔気を伴う場合もある．
> ・散布前に「胸がしみる感じがある」，「喉に上がってきたものを飲まないように」と説明する．
> ・散布後，鉗子チャンネルからシリンジに陰圧をかけ，チューブ内に残った色素をシリンジ内に吸引，ガーゼで鉗子口を押さえ，拭き取りながら抜去する．

> **ワンポイントレクチャー**
> **散布の仕方**
> 通常肛門側からスコープを抜きながら口側に向かって散布
> **病変のみに散布する場合**
> 20 mL の注射器に色素を吸った後，鉗子口より直接散布することもある．

> **ワンポイントアドバイス**
> **ヨードの使用量を少なくするひと工夫**
> 散布しながら 5 cm ほど抜き，一旦散布と引抜を中止し，脱気を行うという作業を繰り返す．

直視下生検の介助	●鉗子チャンネル口径に応じた生検鉗子のサイズを選択し，生検カップの開閉状態を確認する．

	●医師に斜め上45度方向から渡し鉗子チャンネルより生検鉗子を挿入する. ●ハンドルをかるく握り，医師の指示に従い採取する. ●採取後抜去する. 💡 生検の仕方 ▶270
検体取り扱い時の注意事項	●生検後採取した組織片は，乾燥する前に固定液に入れる. ●固定液の瓶には番号をつけるなどして取り違えのないようにする.
生検に伴う偶発症	●出血性素因のある患者は大出血の可能性がある. ●あらかじめ出血性素因の疾病の有無や，抗凝固薬内服の有無などを確認しておく. ●対処法はトロンビン液の散布，止血クリップなど.

● 検査後の看護

全身状態の把握

観察項目	●腹痛，胃部不快感，嘔気，咽頭痛，気分不良の有無 ●バイタルサイン ●ふらつきの有無 ●セデーション時は薬剤の使用量，拮抗薬使用の有無と意識レベル
安全の確保	●外来患者の場合，腹痛や気分不良がある場合は，症状が改善するまで回復室で安静臥床を促し経過観察を行う. ●鎮静薬を使用した場合，外来患者は回復室で経過観察する．検査終了1時間後に覚醒しておりバイタルサインに異常がなく，ふらつきがなければ帰宅可能と判断する.

生活指導

●検査後の注意点について説明用紙を用いて以下の内容を指導する.

誤嚥防止	●検査後1時間は咽頭麻酔の影響が残っているため，絶飲・絶食とする. ●1時間後に少量の水を飲み，むせないことを確認してから食事をしてもらう.
食事	●観察のみの場合は食事制限はない. ●生検を行った場合は消化が良く刺激の少ない，ほどよい温度のものをすすめる.
薬剤の副作用	●鎮痙薬や鎮静薬を使用した場合，検査後は自動車の運転など危険を伴う機械の操作には従事しないよう注意する. ●色素（インジゴカルミン）使用時は，一時的に尿が青くなるが時間経過とともに消失する.

	●色素（ヨード）使用時は，胸痛・嘔気があるが時間経過とともに消失する． ●抗凝固薬・抗血小板薬を内服している場合は内服再開日を説明用紙に記入する．
症状出現時の対応	●スコープ挿入中の送気により腹部膨満感が生じることがある．げっぷが出ると症状が軽減することを説明する．
緊急時の連絡先	●帰宅後出血や腹痛の増強などがある場合は，説明用紙に記載してある緊急連絡先に連絡してもらう．

文献 ▶ ▶ ▶

1) 三木一正，他：上部消化管内視鏡ガイドライン．日本消化器内視鏡学会（監）：消化器内視鏡ガイドライン，第3版，pp73-93，2006，医学書院．
2) 竜田正晴，他：消化器内視鏡テクニックマニュアル，改訂第2版，pp25-50，2000，南江堂．

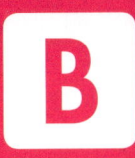

B

経鼻内視鏡検査
Pernasal endoscopy

- 近年の技術の進歩により，従来の通常内視鏡と遜色ない操作性を実現した超細径内視鏡が開発された．これを使用した経鼻内視鏡検査は今後の内視鏡検査の受診を促進し癌の早期発見につながるものと考えられる．

基礎知識

適応

- 通常の経口内視鏡検査に比べて咽頭反射が軽減されており，健診目的や，下咽頭，喉頭を同時に観察したい時，あるいは開口障害や意識障害患者へは良い適応である．

禁忌

- 消化管出血や内視鏡的粘膜切除などの治療手技には，適切な処置ができず禁忌である．また鼻粘膜腫瘍や損傷，術後変化により経鼻ルートに変形や狭窄がある場合にも相対的禁忌となる．

手順

① 左側臥位で鼻づまりのない鼻孔よりスコープを挿入する（鼻づまりに左右差がない場合は右鼻孔を選択する）．
② 鼻腔の挿入ルートは，下鼻甲介下端あるいは中鼻甲介下端より進める．通常は下鼻甲介下端から進めることが多い．
③ その際，観察（モニター）に集中しすぎず，患者の鼻孔や鼻腔内に無理な力が加わらないように注意しゆっくりとしたスコープ操作を試みる．
- 生検や色素散布を含めてスコープより右手を放す際は，看護師にスコープを支えて貰うことで患者の鼻痛を軽減することが可能である．人手が足りないときは，患者自身に支えてもらうことで対処することもできる．

- 挿入時に，鼻出血を起こしたり，鼻痛が酷いときは無理せず経口的に挿入することを考える．
④鼻腔より下咽頭までスコープを進めれば，通常の経口内視鏡と同様に左梨状陥凹よりスコープを挿入し食道，胃，十二指腸の観察をする．
⑤食道のスクリーニングには，NBIを用いてBrownish areaの有無を確認すれば病変の拾い上げが簡便にできる．ただし拡大観察はできない．
⑥ヨード散布は可能であるが，鉗子口が小さいため散布に時間を要する．
⑦胃，十二指腸におけるインジゴカルミン散布も同様で必要最低限に用いられる．
⑧病理検査が必要な場合は，生検可能である．しかし鉗子口のサイズより小さなカップの生検鉗子が用いられる．生検部位を的確に判断し施行する必要がある．

💡 生検鉗子 | 種類　生検の仕方　📄270

● 手技の実際

前処置	①消泡薬ジメチコン（ガスコン）水を服用し，その後は背臥位で処置 ②出血予防のため0.05%硝酸ナファゾリン（プリビナ）液点鼻（局所血管収縮薬）（10分間） ・プリビナを両側鼻腔にシリンジで0.15 mLずつ入れる．喉に流れたら吐き出してもらう． ③咽頭麻酔：2%リドカイン（キシロカイン）ビスカス7 mL＋単シロップ3 mL（2分間） ・プリビナ点鼻処置と並行して進める． ④内視鏡を挿入する鼻腔に2%リドカインビスカス3 mL注入（2分間） ・鼻づまりのない側を選択する．左右差のない場合は右鼻孔を第一選択とする．
検査前確認	①抗凝固薬・抗血小板薬の中止の確認 ②鼻の手術や疾患の既往
偶発症の対応	
鼻出血	●鼻中隔側キーゼルバッハ部位を注意して検査をする必要がある．鼻出血の頻度は4.1〜5.1%とされている．0.05%硝酸ナファゾリン液の点鼻，0.1%エピネフリン液を浸した綿球を用いた圧迫止血などを行う．
抜去困難例	●乾燥した鼻粘膜や鼻腔の狭い部位にスコープが引っかかり，抜去できないことが起こりうる．潤滑剤を使用し再度スコープを挿入してから抜去すると解決できる場合がある．

| インフォームド・コンセント | ●通常の経口内視鏡検査のインフォームド・コンセントの内容に加えて，経口内視鏡検査と経鼻内視鏡検査それぞれのメリット，デメリット，偶発症等を説明したうえで患者の希望に沿って選択する．
●経鼻内視鏡検査はあくまでスクリーニングに限定し，消化器癌の術前精査や詳細な観察が必要な場合は経口内視鏡を用いるべきである． |

💡 インフォームド・コンセント　P268

看 護

内視鏡室での看護

看護の目標／看護のポイント
- 不安なく安全，安楽に検査を受けることができるように努める
- 患者が検査の必要性を理解し，協力が得られるように指導・説明を行う

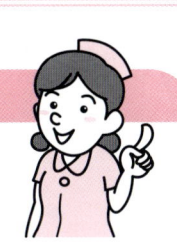

● 検査開始までの看護

| 検査室での準備 | ●内視鏡システムユニット，内視鏡吸引器，検査台の作動点検を行う．
●生体監視モニター，酸素吸入装置の準備 |

| 必要物品の準備 | |

経鼻内視鏡検査時の必要物品の一例	
薬剤	
消泡薬・蛋白分解酵素	プロナーゼ(プロナーゼMS)，炭酸水素ナトリウム，ジメチコン(ガスコン)
鼻腔内麻酔	硝酸ナファゾリン(プリビナ)点鼻薬，塩酸リドカイン(キシロカインビスカス)
咽頭麻酔薬	塩酸リドカイン(キシロカインビスカス)
鎮痙薬	臭化ブチルスコポラミン(ブスコパン)，グルカゴン(グルカゴンG・ノボ)
処置具	
生検鉗子	カップ径2.0 mmの鉗子を選択
色素	インジゴカルミン(胃)，複合ヨードグリセリン(食道)
散布用チューブ	
その他	
生検用容器(固定液はホルマリン液)生検用ピンセット，マジック	

💡 生検鉗子の種類　P270　　スコープの名称と特徴　P270

| 安全の確認 | |
| 患者確認 | ●患者誤認防止のために，患者と関わるすべての場面で，患者自身より口頭 |

でフルネームを名乗ってもらい，カルテなどの書類の名前と一致しているか確認する．

> **ワンポイントアドバイス**
> 確認時，五感をフルに使って！！
> 「目」だけではなく「耳」，「鼻」，「口」，「手」，「直感」も使い観察を行いましょう．

適切な薬剤の選択
- 安全に薬剤を使用するために，既往歴や薬剤アレルギーについてカルテ，問診表を用いて確認を行う．
- 抗凝固薬・抗血小板薬を内服している患者には，休薬の有無，休薬期間を確認し，検査が可能か判断できるよう情報を収集する．

💡 抗凝固薬・抗血小板薬 ｜ 作用持続時間　内服の確認　内服の中止・再開の基準　🅟 264

同意書の確認
- 検査内容，偶発症に対する理解状況
- 経鼻内視鏡に適しているか．
  - アレルギー性鼻炎・鼻中隔彎曲症・蓄膿（副鼻腔炎）・鼻茸，その他鼻に関する手術を受けたことがないか．

オリエンテーション

検査前日
- 前日20時以降絶食
  - 胃切除術後の場合は，検査数日前から消化の良い繊維の少ない食事をとり残渣をなくす．
  - 深夜のアルコールや食物摂取は厳禁（胃粘膜の浮腫・びらんを生じやすいため）
- 以後検査朝までは，水・砂糖水・スポーツドリンクなどは飲んでも良い．
  - 色のついた牛乳・コーヒー・ジュース類・紅茶・日本茶は避ける．

検査当日
- 検査の概要を説明する．
  - 検査中の外れ，破損・誤飲の可能性があるため，義歯は外す．
  - 検査中の低酸素血症を把握するために口紅は除去する．
  - 検査中口腔内に溜まった唾液は飲み込むと誤嚥するため，飲み込まずに吐き出すよう説明する．
  - 検査中の呼吸法は腹式呼吸を行う．
  - 検査中の会話：スコープ挿入中でも会話ができることをあらかじめ伝えておく．

🔍 **ワンポイントレクチャー**

・経鼻内視鏡の長所	・経鼻内視鏡の短所
①スコープ挿入時の嘔吐反射が少ない	①スコープ挿入中に鼻痛がある
②循環動態への影響が少ない	②鼻出血が起こることがある

③セデーションが不要　　　　　　　③画質不良
④検査中に会話ができる　　　　　　④狙撃生検能が劣ることがある
⑤検査に対するリピーターが増加する

	経鼻内視鏡	経口内視鏡
心拍数	わずかに増加	有意に増加
収縮期血圧	低下	有意に増加
酸素飽和度	不変	有意に低下
身体への負担	少ない	ややあり

前処置

鼻腔粘膜の拡張・鼻出血予防
- 硝酸ナファゾリン（プリビナ）点鼻薬を両鼻腔に 0.15 mL ずつ注入する．

> **ワンポイントレクチャー**
> プリビナの効果は点鼻後 10 〜 15 分でピークに達する．

咽頭麻酔
- 嘔吐反射の減弱を図るため，頸部を後屈し開口させた体勢で，舌根部へ塩酸リドカイン（キシロカインビスカス 7 mL：140 mg ＋単シロップ 3 mL）を 2 分間含んだ後，嚥下してもらう．嚥下できない場合は吐き出す．
  ⚠アナフィラキシーショック注意，過剰投与による中毒に注意
  （リドカインの総投与量は，200 mg まで）

💡 塩酸リドカイン｜安全な投与法　　極量　　禁忌　　P266

鼻腔麻酔
- 内視鏡挿入時の苦痛の軽減のために，仰臥位で通りの良い鼻腔に塩酸リドカイン（キシロカインビスカス 3 mL：60 mg）を注入後 2 分間待ち，喉に流れたら吐き出す．

鎮痙薬の投与
- 消化管蠕動運動抑制，胃液・唾液分泌抑制のために臭化ブチルスコポラミン（ブスコパン）またはグルカゴン（グルカゴン G・ノボ）を筋注または静注

💡 消化管運動を抑制する薬剤　　内服の際の説明の工夫　　P265

検査中の看護

全身状態の把握

観察項目
- 表情，意識状態，バイタルサイン
- 呼吸状態，誤嚥の有無　　　　　●体動の有無

安楽の保持		
	体位の工夫	●左側臥位になり，膝は軽く曲げ右手は伸ばし右腰の上に置き，左手は軽く曲げ胸に当てることで基底面積が広がり安定し，腹壁の緊張が取れる． ●頬が枕に付き，首は伸ばし，顎は軽く前に突き出す． ●枕の高さは患者の口腔，咽頭，食道が同一平面状にあるように調節する．
	タッチング	●肩や首に力が入ったり，不安の強い患者には，気が紛れるように目を開けて遠くを見るようにアドバイスする． ●緊張している部位（首や肩など）に触れて「ここの力を抜きましょう」と声をかけると効果的である． ●検査中は肩や腰などをゆっくり「トントン」すると安心につながる． ●会話ができることをあらかじめ伝えておく．
	衣類の調節	●腹部の圧迫を避けるため下着やベルト，ボタンを緩める．
検査の介助		●検査の目的を理解し，医師が観察・処置を行っている内容の理解に努める． ●経鼻内視鏡は鉗子チャンネルが小さいので直径サイズ2.0 mmの処置具を使用する．
	色素散布の介助	●散布チューブを検者に手渡し，鉗子チャンネルよりチューブを挿入する． ●色素を吸った注射器を接続し，検者の指示に従いモニターを見ながら散布する． ●チューブ先端と病変部との距離を常に意識し，適当な圧力で散布する． ●インジゴカルミン液：注入速度が速いと出血する危険性，遅すぎると均一に散布ができない． ●ヨード：噴門から切歯列20cm付近まで十分な圧力をもって散布する． 　・散布1～2分後，黒褐色の発色は最高となり，5分以降少しずつ色がさめていく． 　・ヨード使用後はチオ硫酸ナトリウム（デトキソール）を中和剤としてまく．
	直視下生検の介助	●鉗子チャンネル口径に応じたサイズ（細径）を選択し，生検カップの開閉状態を確認する． ●検者に斜め上45度方向から渡し鉗子チャンネルより生検鉗子を挿入する．

> **ワンポイントアドバイス**
> ・ヨードは，潰瘍性病変に強い刺激があり，胸痛・嘔気を伴う場合もある．
> ・散布前に「胸がしみる感じがある」，「喉に上がってきたものを飲まないように」と説明する．
> ・散布後鉗子チャンネルからシリンジに陰圧をかけ，チューブ内に残った色素をシリンジ内に吸引，ガーゼで鉗子口を押さえ，拭き取りながら抜去する

	●ハンドルをかるく握り，検者の指示に従い採取する． ●採取後抜去する．
検体取り扱い時の注意事項	●生検後採取した組織片は，乾燥する前に固定液に入れる． ●固定液の瓶には番号をつけるなどして取り違えのないようにする．
生検に伴う偶発症	●出血性素因のある患者は大出血の可能性がある． ●あらかじめ出血性素因の疾病の有無や，抗凝固薬内服の有無などを確認しておく． ●対処法はトロンビン液の散布，止血クリップなど．

💡 生検の仕方 P270

● 検査後の看護

全身状態の把握

観察項目	●鼻痛，鼻出血，胃部不快感，嘔気，気分不良など自覚症状の有無． ●適宜バイタルサイン

> 検査中・直後に起こりうる偶発症は，鼻出血，緊張から来る過換気症候群，既往歴から来る症状，起立性低血圧やまれに耳下腺の腫脹・疼痛がある．

●外来患者の場合，腹痛や気分不良がある場合は，症状が改善するまで回復室で安静臥床を促し経過観察を行う．
●鼻出血時は，プリビナ綿球を挿入し圧迫止血を行い，症状が改善するまで回復室で安静臥床を促し経過観察を行う．

生活指導

誤嚥防止・出血予防	●検査後の注意点について説明用紙を用いて以下の内容を指導する． ●検査後1時間の絶飲・絶食である． ●1時間後に少量の水分を飲み，むせないことを確認後食事をしてもらう． ●唾液は飲まずティッシュに出し，下向きで口をゆすぐ．

> 特に高齢者や体力低下のある患者は，影響が長く残るおそれがあり，慎重に確認するよう説明する．

●鼻は強くかまないように説明する．

食事	●観察のみの場合は食事制限はない． ●生検を行った場合は消化が良く刺激の少ない，ほどよい温度のものをすすめる．

薬剤の副作用	●鎮痙薬や鎮静薬を使用した場合，検査後は自動車の運転など危険を伴う機械の操作には従事しないよう注意する． ●色素（インジゴカルミン）使用時は，一時的に尿が青くなるが時間経過とともに消失する． ●色素（ヨード）使用時は，胸痛・嘔気があるが時間経過とともに消失する． ●抗凝固薬・抗血小板薬を内服している場合は内服再開日を説明用紙に記入する．
症状出現時の対応	●スコープ挿入中の送気により腹部膨満感が生じることがあるが，げっぷやおならが出ると症状が軽減することを説明する．
緊急時の連絡先	●帰宅後腹痛などの増強がある場合は，説明用紙に記載してある緊急連絡先に電話連絡してもらう．

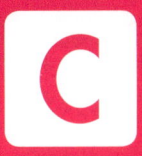

大腸内視鏡検査
Colonoscopy

- あらゆる大腸疾患の診断と治療に役立つ．特に大腸癌の早期発見に最も有効．

基礎知識

適応

- すべての下部消化管疾患が適応
- 大腸疾患が疑われるもの，下血，便潜血陽性の精密検査なども適応
- 高齢者，やせた女性，腹部骨盤手術歴がある患者など挿入困難が予想される患者や，多臓器疾患を有するリスクの高い患者は，上級者が検査を行う．

禁忌

絶対的禁忌
- 消化管穿孔
- 中毒性巨大結腸

相対的禁忌
- インフォームド・コンセントが得られていない患者
- 重篤な多臓器疾患を認める症例
- 出血傾向がある症例，抗凝固薬・抗血小板薬を服用中の症例に対する生検

手順

① 絶食，抗凝固薬・抗血小板薬の中止，インフォームド・コンセントの確認
② 腸管洗浄
③ 前投薬（臭化ブチルスコポラミン〔ブスコパン〕，もしくはグルカゴン〔グルカゴンG・ノボ〕）投与
④ 必要に応じ鎮静薬，鎮痛薬を投与
⑤ 肛門部にゼリーを塗り，直腸診を行う．
⑥ 肛門よりスコープを挿入
⑦ 腸管をできるだけ短縮し，直線化した状態で挿入

⑧盲腸まで達したことを確認
⑨白色光を用いた通常観察に引き続き，必要に応じて色素散布観察，狭帯域画像強調（NBI）拡大観察，自家蛍光（AFI）観察，組織検査を行う．
⑩終了後の処置

● 手技の実際

インフォームド・コンセント	●病名　　　　　　　　　　●検査の目的，必要性，有効性 ●検査内容　　　　　　　　●偶発症と発生率 ●偶発症発生時の対応　　　●代替可能な検査 ●検査を行わなかった場合に予想される経過 などを説明し，同意を得る．
重篤な多臓器疾患の確認	●問診表を用いて心・血管疾患，呼吸器疾患，肝疾患，腎疾患，甲状腺疾患，糖尿病，前立腺肥大，緑内障，出血傾向，薬剤アレルギー，妊娠，抗凝固薬・抗血小板薬の服用の有無などを確認する．

問診票

大腸内視鏡検査・治療問診表（外来）

フリガナ（　　　　　　　　　　）
氏　名（　　　　　　　　　　）

該当する項目に○印をつけてください

（　　）緑内障（あおそこひ）・眼圧が高い
（　　）前立腺肥大・尿が出にくい・頻尿である
（　　）心臓病（心筋梗塞・狭心症・不整脈・ペースメーカー・弁の病気）
（　　）喘息
（　　）糖尿病
（　　）乳房の手術などで注射や血圧測定ができない腕がある
（　　）今までに開腹手術をしたことがある
　　　　例）盲腸　など（　　　　　　　　　　　）
（　　）薬のアレルギーがある（歯の麻酔薬・胃カメラの喉の麻酔・抗生物質
　　　　ヨード造影剤・アルコール綿花・その他（　　　　　　　　））
（　　）麻薬性鎮痛薬を使用している
（　　）高血圧で降圧剤を内服している

　（　　）抗凝固剤・抗血小板薬（血の流れをよくする薬）を飲んでいる
　　　　　薬の名前（　　　　　　　　　　　　　　）
　　　　　パナルジン・小児用バファリン・バイアスピリン・ワーファリン
　　　　　プレタール・ペルサンチン・プラビックス　など
　☆休薬していますか　（　　はい　・　いいえ　）
　　休薬期間（　月　日　から　月　日　まで　　　間）
　☆内服されている理由を教えて下さい
　　　（心臓病のため・脳疾患のため・その他血管病変のため・予防的）

（　　）上記該当項目なし

　　　　　　　　　　　　　確認日　　　　　確認看護師
　　　　　　　　地方独立行政法人　大阪府立病院機構　大阪府立成人病センター

| 大腸内視鏡の選択 | ● CF-H260AZI，CF-FH260AZI，CF-Q240ZI（オリンパスメディカルシステムズ）などの拡大機能を有するスコープが望ましい．
・初心者は硬度可変機能搭載スコープを用いると良い．
・手元操作側のグリップを回転させることによりスコープ軸（シャフト）の硬度を任意の硬さに変換できる．スコープの挿入方法としては以下の3つがある．
①直腸から肝彎曲部間では最も軟らかいレベル0で挿入し，横行結腸以深は直線化した後，最も硬いレベル3でS状結腸や横行結腸がたわまないように挿入．レベル0ではループを形成しても被検者の苦痛は少なく腸管穿孔の危険性は減少する．
②レベル1〜2で挿入を開始し，挿入困難な場合はS状結腸でレベル0として通過し，再び1〜2として脾彎曲まで挿入する．
③S状結腸の癒着が高度の症例や痛みに敏感な症例，どうしてもループを形成する症例では最後までレベル0のままスコープを挿入する．
●レントゲン透視装置に代え内視鏡挿入形状観察装置（コロナビ，UPD）を用いることがある．
・コロナビを用いればレントゲン被爆や体位変換なしにループ解除が行える．
・その原理は，専用スコープまたはプローブに組み込まれた磁界発生コイルが電磁波を発生し，アンテナがこれを感知して液晶モニター上にコンピュータグラフィック画像として表す．

抗凝固薬・抗血小板薬の内服中止

● 観察のみの場合には抗凝固薬・抗血小板薬の中止は基本的に必要ではない．
● 生検や内視鏡治療を行う場合に抗凝固薬・抗血小板薬の内服中止が必要

💡 抗凝固薬・抗血小板薬 ｜ 内服の中止・再開の基準　P264

腸管洗浄

前日

● 前日は繊維の多いもの（根菜類など）は避け，消化の良いものを中心に摂取するよう指導する．
● 検査食としてエニマクリン食が市販されている．
● センナ（ヨーデルS）2錠を就寝前に内服する．
● 午後7時にマグコロールP 50gをコップ1杯の水に溶かして飲む．
● 午後9時就寝前にコップ1杯以上の水を飲む．

当日

● 起床時にコップ1杯以上の水を飲む（コーヒー，牛乳，ジュースは不可）．
● いずれかの腸管洗浄法を選択する．

💡 腸管洗浄法の比較　P271

● 便の性状を観察し，検査可能か判断する．通常便が淡黄色・透明になれば

検査を開始する．ただし下血時など緊急検査の場合は前処置を行わずに検査を開始することもある．
- ビジクリア錠（リン酸二水素ナトリウム）を検査の4～6時間前から1回当たり5錠づつ，約200 mLの水とともに15分間毎に計10回（合計50錠）経口投与する方法もある．

前投薬

- 鎮痙薬（臭化ブチルスコポラミン〔ブスコパン〕もしくはグルカゴン〔グルカゴンG・ノボ〕）を投与
- 必要に応じ鎮静薬，鎮痛薬を投与し，セデーションを行う．

💡 **前処置で使用する薬剤**　鎮痙薬 ▶P265　鎮静薬・鎮痛薬 ▶P266

モニタリング

- モニタリングとは患者の状態の変化を把握することであり，偶発症の予防，早期発見のために行う．
- 基本は患者観察である．患者の顔色や呼吸状態を常に観察し，必要に応じてモニタリング装置で血中酸素飽和度および脈拍，血圧，心電図を測定し，状態に変化がないかをチェックする．
- 特に一般状態の悪い患者，高齢者，セデーション下の患者では慎重にモニタリングを行う．

用手圧迫

- 一度直線化したS状結腸が再び進展，屈曲しないようにするため①の部位の用手圧迫が有用
- 横行結腸の下垂が強い場合には②の部位，肝彎曲手前でループを形成する場合は③の部位の用手圧迫が有用

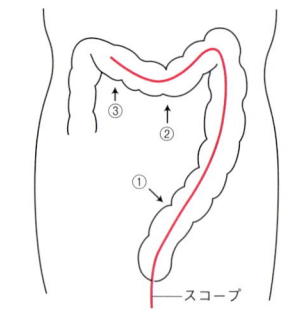

体位変換と呼吸法

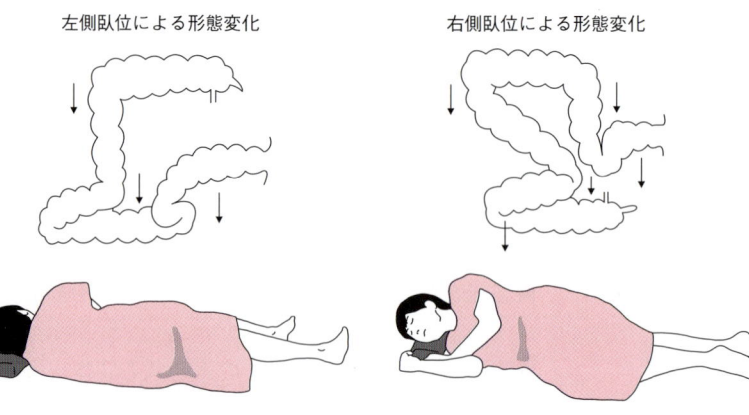

左側臥位による形態変化　　右側臥位による形態変化

（文献1より改変）

- 検査は左側臥位で開始するが，SD彎曲部，肝彎曲部，脾彎曲部などの屈曲が強い場合，体位変換や呼吸法が有効な場合がある（重力を利用して腸管の走行を変え挿入をスムーズにする）．

- 屈曲部を開大させる方向へ体位変換し呼吸法を併用すると良い．

色素検査法

- 大腸内視鏡検査では主にインジゴカルミンとクリスタルバイオレット（ピオクタニン）を用いる．

インジゴカルミン

- 隆起，発赤，粘膜の凹凸不整，びらん，潰瘍，血管網の消失などが見られた場合や病変の存在が強く疑われた場合，インジゴカルミンによる色素内視鏡を行う．

クリスタルバイオレット（ピオクタニン）

- 拡大観察に用いる．着色しやすいので鉗子口から直接注入せず，必ず特殊洗浄チューブを用いる．

💡 代表的な色素内視鏡検査法　P271

偶発症

- S状結腸や直腸で穿孔しやすい．
- $500\,g/cm^2$で疼痛が発生し，$3\,kg/cm^2$以上加わると穿孔をきたす．
- 前処置のための薬剤によるアレルギー，心不全，脱水などの危険性がある．
- その他に頻度は低いが，意識障害，呼吸停止，心停止，痙攣，ショックなどの可能性がある．

終了時の声かけ・説明

- 検査中に大腸疾患が認められれば，その場で簡潔に説明し，治療が必要である疾患であれば，適切な処置を行う．
- 検査が終了しスコープを抜去したら患者の全身状態を確認し，問題がなければ起き上がらせる．
- 検査室を出たらまずトイレに行き大腸内の空気を排泄させる．その後バイタルサインをチェックする．
- 抗凝固薬・抗血小板薬の再開時期を説明する．

💡 抗凝固薬・抗血小板薬　｜　内服の中止・再開の基準　P264

- 生検を行った患者では2日間の禁酒，内視鏡治療後は1週間の禁酒を指示する．また激しい運動も禁止とする．

医師のワンポイントアドバイス

- 大腸内視鏡検査は，スクリーニングを含め今後さらに普及することが見込まれる．
- 苦痛を軽減する挿入の機器や補助方法は進歩しているが，検査前後に前述した処置が必要であり，患者にとって苦痛を強いられる検査に変わりはない．

大腸内視鏡検査

看 護

内視鏡室での看護

看護の目標／看護のポイント
- 不安なく安全，安楽に検査を受けることができるよう努める
- 被検者が検査の必要性を理解し，検査に対する協力が得られるよう指導・説明を行う

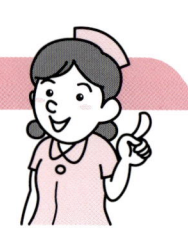

● 検査開始までの看護

検査室での準備
- 内視鏡システムユニット，内視鏡用吸引器，検査台の作動点検
- 生体監視モニター，酸素吸入装置，挿入形状観察装置の準備
- 拡大観察コントローラ

必要物品の準備

大腸内視鏡検査時の必要物品の一例	
薬剤	
消泡薬	ジメチコン（ガスコン）
鎮痙薬	臭化ブチルスコポラミン（ブスコパン），グルカゴン（グルカゴンG・ノボ）
潤滑油	KYゼリー，2％リドカイン（キシロカイン）ゼリー
腸管洗浄液	Golytely液（ニフレック），クエン酸マグネシウム（マグコロールP）
鎮静薬	ミダゾラム（ドルミカム），ハロペリドール（セレネース）
拮抗薬	フルマゼニル（アネキセート）
色素	
インジゴカルミン希釈液（インジゴカルミン8筒＋蒸留水100 mL）	
0.05％クリスタルバイオレット（ピオクタニン）	
処置具	
生検鉗子，散布チューブ，スライディングチューブ（必要に応じて）	
その他	
ベストシーツ（検査台の上に敷き患者ごとに交換），ゴム手袋	
生検用容器（固定液はホルマリン），生検用ピンセット・マジック	

💡 生検鉗子の種類 ●P270　スコープの名称と特徴 ●P270

安全の確認

患者確認

- 患者誤認防止のために，患者と関わるすべての場面で，患者自身より口頭でフルネームを名乗ってもらい，カルテなどの書類の名前と一致しているか確認する．

> **ワンポイントアドバイス**
> **確認時，五感をフルに使って！！**
> 「目」だけではなく「耳」，「鼻」，「口」，「手」，「直感」も使い観察を行いましょう．

適切な薬剤の選択

- 安全に薬剤を使用するために，既往歴や薬剤アレルギーについてカルテ・問診表を用いて確認を行う．

💡 **薬剤禁忌** | 塩酸リドカイン ▶266　臭化ブチルスコポラミン ▶265
麻薬の内服 ▶266

- 抗凝固薬・抗血小板薬を内服している場合，休薬の有無・休薬期間を確認し，検査が可能か判断できるよう情報を収集する．

💡 **抗凝固薬・抗血小板薬** | 作用持続時間　内服の確認　内服の中止・再開の基準 ▶264

同意書の確認

- 検査内容・偶発症に対する理解状況を確認する．
- 精神的に安定した状態で検査を受けることができるように，新たな疑問や不安はないか確認を行う．

オリエンテーション

- 説明用紙を用いて以下の内容を指導する．

パンフレット

大腸内視鏡検査のご案内

持参品 診察券・問診表・同意書・薬一覧表（お薬手帳など）

検査前の注意事項
検査前日：検査食，もしくは消化のよい食品を食べましょう．
　　　　　水分はできるだけ多く飲みましょう．
　　　　　内服薬は通常通り服用してください．
　　　　　下剤2錠は毎食後，粉薬は19時頃に内服しましょう．

検査当日：朝から絶食です．
　　　　　飲水は，水・砂糖水・スポーツドリンクに限りコップ2杯まで可能です．
　　　　　降圧剤を内服中の方は午前7時までに内服し，糖尿病薬は中止してください．
　　　　　＊抗凝固剤を内服中の方：主治医の指示に従ってください．
　　　　　＊前処置による注射の影響で，自動車・バイク・自転車の運転は1日できません．
　　　　　＊鎮静剤を使用された方は，検査終了後1時間回復室で安静が必要です．
　　　　　＊シャワー室はありますが，タオルをご持参ください．
　　　　　＊転倒防止のため，スリッパは用意しておりません．

大腸鏡検査前の食事内容について
・腸管内の残渣を少なくするため，検査2～3日前から飲水・食事に注意しましょう．
・絶食すると腸の動きが鈍くなり気分が悪くなることがあります．
　　　推奨される食品例
　　　　＊検査食
　　　　＊消化のよいもの：素うどん・そうめん・ご飯（茶碗に軽く1杯程度）
　　　　　食パン（粒の無いジャムは可）・具なしスープなど
　　　　＊水分はできるだけとるようにしましょう．

予約変更・検査問い合わせ
検査中止・変更等は前日の診療時間内（8時45分～17時15分）に，
その他検査問い合わせは13～17時にお願いします．

　　　　　　地方独立行政法人大阪府立病院機構　大阪府立成人病センター
　　　　　　　　　　　　　　電話：06-6972-1181

検査前

検査食
- 検査前日は検査食を摂取する．
- 検査食が口に合わない患者は，消化の良い具体的な食事内容を伝える．
  例）具を除いたうどんやそうめん，ご飯，パン（粒のないジャムを塗る），実のないスープ，豆腐，麩，じゃがいもなどを具にした味噌汁やすまし汁
- 絶食にすると，かえって腸の動きが鈍くなり気分不良の原因にもなるため，食事と水分は多めにとる．
- 夜9時以降は，絶食
- 水・お茶・スポーツ飲料は検査当日も飲用可
- 食物繊維の多い食品（野菜・ゴマ・海草・果物など）は2～3日前より避ける．
- 当日の起床時コップ1杯以上の水を飲む（コーヒー・牛乳・ジュースは不可）．

下剤の服用
- 検査前日に服用
- 下剤（ヨーデルS 2錠）は就寝前，コップ1杯（180 mL）以上の水で服用
- マグコロールP 50 g午後7時，コップ1杯（180 mL）以上の水に溶かして服用

常用薬
- 降圧薬は当日服用
- 糖尿病の薬は当日の朝は使用しない．
- 抗凝固薬・抗血小板薬内服中の患者は休薬の有無を確認する．

検査当日

腸管洗浄液の服用方法
- 検査オリエンテーションビデオを用いて指導する．
- ニフレック2Lの場合1時間30分～2時間かけて服用
- マグコロールP 1.8 Lの場合1時間かけて服用
- 服用開始前，前日の排便状況・腹痛・嘔気・嘔吐の有無を必ず確認
- 内服中に腹痛・嘔気・嘔吐が出現したらすぐに申し出ること
- 洗浄液内服中は，排便を促すため腹部マッサージや歩行などの運動が効果的である．
- 検査可能な状態になった時点で洗浄液の内服は中止する．

浣腸法
- 嘔吐のため経口洗浄液が服用できない場合や直腸病変の場合，浣腸を行うこともある．その場合は，グリセリン浣腸120 mLを有形便が排泄されなくなるまで繰り返し行う．
  ⚠️直腸に腫瘍がある場合など，浣腸の刺激によって出血する恐れがあるため，できるだけ避ける．

検査可能な便の状態
- 便が性状表（P.217）の④～⑤の状態であれば検査可能

検査中の体位
- 検査中は医師の指示のもと，適宜，体位変換を行う．

前投薬

鎮痙薬の投与

- 大腸の蠕動運動を抑制するため，臭化ブチルスポコラミン（ブスコパン 20 mg）または，グルカゴン（グルカゴン G・ノボ 1 mg）を投与する．

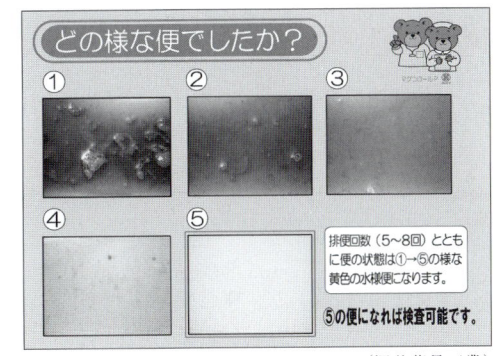

💡 消化管運動を抑制する薬剤　内服の際の説明の工夫　P.265

（堀井薬品工業）

● 検査中の看護

全身状態の把握

観察項目

- バイタルサイン・循環動態の変動の有無
- 腹痛・腹部膨満感の有無
- 表情・意識・呼吸状態
- 迷走神経反射の有無

安楽の保持

タッチング

- 患者のそばに付き添い不安や緊張の緩和に努める．
- スコープ挿入中は，手を握り，肩に軽く触れる．

> **ワンポイントレクチャー**
> - 挿入中に患者が痛みを訴えることが多いのは，S状結腸から下行結腸を通過する時や脾彎曲部・肝彎曲部を通過しようとする時である．
> - 理由：上行結腸・下行結腸・直腸は後腹壁に固定されているため

声かけ

- スコープ挿入時「身体の力を抜いてくださいね」，「おなかが痛いときは遠慮なく言ってくださいね」など声かけを行う．
- 観察時は送気をしているため腹部膨満感を訴えることが多い．患者には「空気を送っているためお腹が張ってくると思います．ガスが出そうであれば我慢せずに出してください」と説明する．

> **ワンポイントレクチャー**
> **おならを我慢するとなぜいけないのか？**
> 送気が多くなると，消化管の過伸展や攣縮をきたし迷走神経反射を引き起こしやすくなる．そのため，気分不良・徐脈・血圧低下などの症状が出現する．

保温

- 術者の邪魔にならない範囲でタオルケットをかけ保温に努める．

検査中の介助

体位変換の介助
- スコープが足に引っかかって抜けないよう患者にも声をかけながら介助する．

💡 スコープの挿入・観察時に有効な体位変換 P272

腹壁圧迫の介助
- 必要時，腹壁を圧迫し腸管のたわみを防止し効果的にスコープが挿入できるようにする．
- 圧迫すべきポイント，方向がある．力の加減もあり力まかせの圧迫は不要

💡 用手圧迫が有効な部位と状況 P272

直視下生検の介助
- 生検鉗子の開閉確認
- 検査医に鉗子の先端を手渡す．
- 画面を見ながら検査医の指示に従い鉗子の開閉を行う．
- 採取した組織片は乾燥する前に固定液（ホルマリン）容器に入れ，採取した順に番号，名前を付ける．

色素散布の介助
- インジゴカルミン希釈液を20 mLシリンジで鉗子口より注入し散布する．
- クリスタルバイオレット（ピオクタニン）は着色しやすいので，特殊型洗浄チューブ（粘膜を傷つけないため先端が球状になっている）を用いて病変局所に滴下するように散布する．

💡 代表的な色素内視鏡検査法 P271

マーキングクリップ
- 術前患者で指示のある場合はマーキング用のクリップをかける．

点墨
- 大腸癌術前患者に対して術中の病変部位同定を目的にインドシアニングリーン注射液（ジアグノグリーン）を粘膜下に，局注針を使用して注入する．

🔍 **ワンポイントレクチャー**
- ジアグノグリーンはヨウ素を含んでいるため，ヨード過敏症を起こす恐れがある．
- 使用する際は十分な問診とアレルギーの既往等の確認が必要

検査後の看護

全身状態の把握

観察項目
- バイタルサイン・循環動態の変動の有無
- 腹痛・腹部膨満感・排ガスの有無
- 迷走神経反射の有無
- 表情・意識・呼吸状態
- 気分不良・ふらつきの有無

安全の確保

移動の介助
- 検査台から降りる際，患者に長時間の臥床によるめまいやふらつきが起こる可能性があるため，ゆっくり起き上がるよう伝え，介助を行う．

生活指導

- 検査後の注意点について説明用紙を用いて指導する．

食事
- 腹痛や嘔気がなければ，飲食は可能である．
- 前日からの食事量は少なく，前処置により脱水をきたしていることが考えられるため，生検の有無に関わらず必ず病院内で食事を摂ってから帰宅してもらう．
  - 観察のみ：食事内容の制限はない．
  - 生検あり：検査当日は消化の良い食品を食べ，刺激物やアルコールは避ける．

活動
- 鎮痙薬・鎮静薬を使用した場合
  - 検査後は自動車の運転など危険を伴う機械の操作には従事しないよう伝える．
- 生検を行った場合
  - 腹圧をかけると出血しやすくなるため，重い物を持ったり，自転車に乗ったり，激しい運動は避けてもらう．検査当日の入浴は避けシャワー程度にしてもらう．

腹部症状
- トイレに誘導しガスを排出してもらう．
- 鎮痙薬の影響ですぐにガスが出なくても心配ないことを伝える．
- 腹部膨満感による苦痛がある時は，回復室で排ガスがあるまで休んでもらう．
- 排ガスを促進するには，右側臥位や掛け物などをして腹部を温める．

> **ワンポイントレクチャー**
> **苦痛の原因**
> - 検査時の腸管内への送気によるエアーの残存
> - 鎮痙薬の影響で腸蠕動が抑制されている．

緊急時の連絡先
- 帰宅後，激しい腹痛や大量の出血（血塊を含む）が出現した場合，すぐに連絡するよう指導し，連絡先を必ず伝える．

文献 ▶▶▶
1) 工藤重光：大腸内視鏡検査の介助―用手圧迫について．消化器・がん・内視鏡ケア，12: 64, 2007.

D

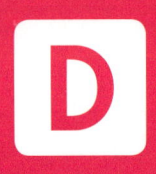

超音波内視鏡検査(EUS)
Endoscopic ultrasonography

- EUSは内視鏡下に行われる超音波検査で，主に消化管内から標的となる臓器を観察する検査法
- EUSは標的となる臓器に近い消化管内から超音波検査を行うため，体表からの腹部超音波検査よりも周波数の高い超音波を用いることができ，より解像度の高い画像を得ることができる．
- 消化管ガスの影響を受けにくいため，体表からの腹部超音波検査では描出しにくい部位を明瞭に描出することができる．
- 超音波内視鏡機器には，先端に超音波装置の付いた専用の内視鏡と，通常内視鏡の鉗子口から挿入する細径超音波プローブの2種類がある．
- 前者の超音波内視鏡専用機にはラジアル型，コンベックス型，リニア型があり，電子走査型の機器ではカラードプラ法による血流の観察も可能である．以下に例を示す．

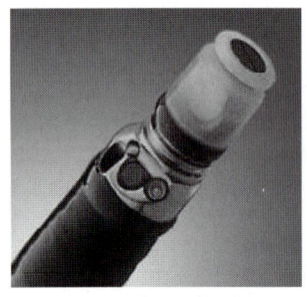

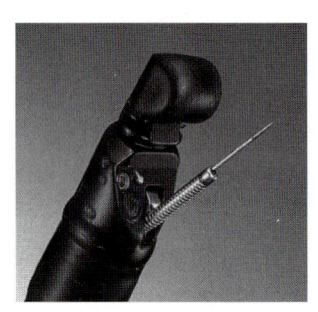

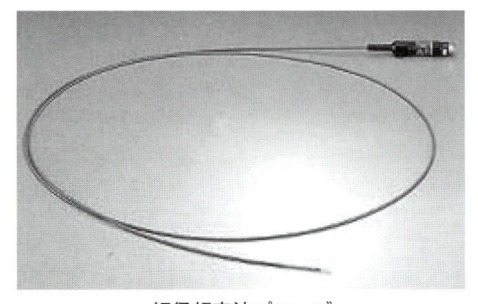

ラジアル型　　　　　コンベックス型　　　　　細径超音波プローブ
(オリンパスメディカルシステムズ)

基礎知識

● 適応

①消化管疾患
- 消化管悪性腫瘍（食道癌，胃癌，大腸癌など）の深達度診断，リンパ節転移の有無の確認，消化管粘膜下腫瘍の診断

②膵疾患
- 膵疾患（膵腫瘍や慢性膵炎など）の診断，膵癌の進展度診断，リンパ節転移の有無の確認

③胆道疾患
- 胆道疾患（胆道腫瘍や総胆管結石など）の診断，胆道癌の進展度診断，リンパ節転移の有無の確認

禁忌

①患者の同意や協力が得られない症例
②全身状態不良例（内視鏡検査の禁忌）

手順

専用機を用いる場合	①咽頭や消化管粘膜を傷つけないように細心の注意を払いながら内視鏡を挿入する． ・通常の内視鏡に比較し先端硬性部が長く，内視鏡自体も硬性であるため，安楽に検査が受けられるよう援助が必要である． ②目標部位まで内視鏡を挿入したら，内視鏡先端に付けたバルーン内に水を溜めるか，脱気水を鉗子口から注入する． ③適宜吸引を行い消化管内の空気をできるだけ除去し，超音波にて観察する．

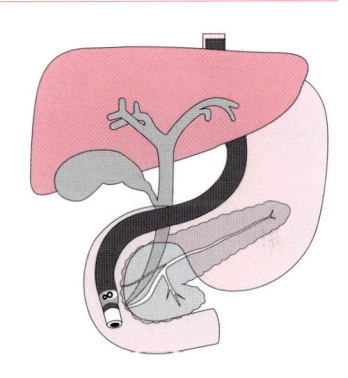

ラジアル型の内視鏡を十二指腸まで挿入したところ

超音波プローブを用いる場合	①内視鏡を目標部位まで挿入後，鉗子口から脱気水を注入する． ②引き続き超音波プローブを鉗子口から挿入し，病変部付近に進め観察する．

手技の実際

インフォームド・コンセント	●全身状態，既往歴（腹部手術の有無等），偶発症の有無，薬剤に対する過敏症の有無，常用薬の有無等の確認を行う．抗凝固薬や抗血小板薬は休止していることが望ましい．検査に対する十分な説明を行い，同意を得る．

💡 インフォームド・コンセント ▶268

検査当日	●朝から絶食とする．内服薬については，降圧薬など必要な薬剤については内服を許可する．
機器の準備	●超音波内視鏡機器，脱気水を準備する．
前処置	●ジメチコン（ガスコン）水の内服による粘液除去，塩酸リドカイン（キシロカイン）による咽頭麻酔 ●鎮痙薬（臭化ブチルスコポラミン〔ブスコパン〕，グルカゴン〔グルカゴン

G・ノボ〕)，必要に応じて鎮静薬（ミダゾラム〔ドルミカム〕など）を投与する．

| 前処置で使用する薬剤 | 消泡薬・蛋白分解酵素 P265
 鎮痙薬 P265 | 塩酸リドカイン P266 |

検査中
- EUS専用機は通常内視鏡に比較し，先端硬性部が長く，内視鏡自体も硬性であることが多い．したがって挿入時には咽頭や消化管粘膜を傷つけないように細心の注意を払いながら挿入する．
- 目標部位まで内視鏡を挿入したら，内視鏡先端に付けたバルーン内に水を溜めるか，脱気水を鉗子口から注入する．
- 吸引を適宜行い消化管内の空気をできるだけ除去し，超音波にて観察を行う．
- 超音波プローブを用いる場合には，通常内視鏡を目標部位まで挿入後，脱気水を鉗子口から注入する．引き続き超音波プローブを鉗子口から挿入し，病変部付近に進め観察する．

検査後
- 脱気水を注入した場合には，できるだけ吸引回収し，内視鏡を抜去する．
- バイタルサインに変化がないかを確認する．

> **医師のワンポイントアドバイス**
> - 検査前後の偶発症については通常の内視鏡検査と同様である．
> - しかし，EUS専用機は通常内視鏡に比較し，先端硬性部が長く，内視鏡自体も硬性であることが多いため，出血や穿孔など内視鏡挿入に関する偶発症が多くなる可能性があり注意を要する．
> - 上部消化管で脱気水充満法にて検査した場合は，誤嚥に注意するとともに，術後の下痢の発生の可能性についても説明する．

看　護

内視鏡室での看護

看護の目標／看護のポイント
- 不安なく安全・安楽に検査を受けることができるよう努める
- EUS用スコープは超音波機能が一体化しているため先端の外径が太い．スコープ挿入時の患者の苦痛は増すため，安楽に検査が受けられるよう援助を行う

●検査開始までの看護

検査室の準備
- 内視鏡システムユニット，内視鏡用吸引器，検査台の作動点検を行う．
- 生体監視モニター，酸素吸入装置の準備
- 内視鏡用超音波観測装置一式の準備

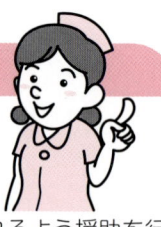

超音波内視鏡検査（EUS）

必要物品の準備

EUS検査時の必要物品の一例

薬剤

消泡薬	ジメチコン（ガスコン）
咽頭麻酔薬	塩酸リドカイン（キシロカイン）ビスカス
鎮痙薬	臭化ブチルスコポラミン（ブスコパン），グルカゴン（グルカゴンG・ノボ）
鎮静薬	ミダゾラム（ドルミカム）

その他

EUS用バルーン（MH-303）
（バルーンに破損のないこと，バルーン内に気泡がついていないことを確認する）
アプリケーター（MD-688）
蒸留水500 mLボトル，ピッチャー，30 mL注射器（充満法の場合）

バルーンアプリケーター

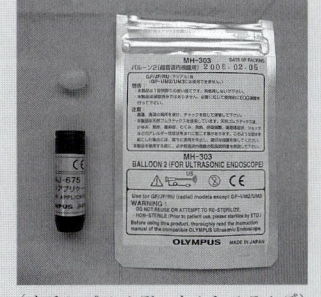

（オリンパスメディカルシステムズ）

ワンポイントレクチャー

- 超音波は体腔内に溜まったガス（気体）を通過できないため，超音波プローブと観察部位との間に脱気水を介在させる必要がある．手法に合わせて脱気水やバルーン，バルンアプリケーターが必要となる．
- 脱気水とは？…溶存酸素を除いた水のこと．脱気水を常時準備することが困難なため，注射用蒸留水を使用する．

安全の確認

患者確認

- 患者誤認防止のために，患者と関わるすべての場面で，患者自身より口頭でフルネームを名乗ってもらい，カルテなどの書類の名前と一致しているか確認する．

適切な薬剤の選択

- 安全に薬剤を使用するために，既往歴や薬剤アレルギーについてカルテ・問診表を用いて確認を行う．

💡 薬剤禁忌 ｜ 塩酸リドカイン P266　臭化ブチルスコポラミン P265
麻薬の内服 P266

同意書の確認

- 検査内容，偶発症に対する理解状況
- 精神的に安定した状態で検査を受けることができるように，新たな疑問や不安はないか確認を行う．

オリエンテーション

説明内容

- 検査の流れ
- 鎮静薬を使用すること，モニターを装着する必要性
- 検査台からの転落の危険性があるため，動きたい時は看護師に声をかけるよう説明する．

- 検査中口腔内に溜まった唾液は飲み込むと誤嚥するため，飲み込まずに吐き出すよう説明する．

前処置

消泡薬・蛋白分解酵素の内服

- 粘液除去のため，プロナーゼ（プロナーゼ MS）2 万単位＋炭酸水素ナトリウム 1 g を 10 倍に希釈したジメチコン（ガスコン）水 40 mL に溶解し，投与する．

💡 粘液除去に用いる薬剤　内服の際の説明の工夫　▶265

咽頭麻酔

- 嘔吐反射の減弱を図るため，頚部を後屈し開口させた体勢で，舌根部へ塩酸リドカイン（キシロカインビスカス 7 mL：140 mg ＋単シロップ 3 mL）を 2 分間含んだ後，嚥下してもらう．嚥下できない場合は吐き出す．
  ⚠ アナフィラキシーショック注意，過剰投与による中毒に注意
  （リドカインの総投与量は，200 mg まで）

💡 塩酸リドカイン｜安全な投与法　極量　禁忌　▶266

鎮痙薬の投与

- 消化管蠕動運動抑制，胃液・唾液分泌抑制のために，臭化ブチルスコポラミン（ブスコパン）をまたはグルカゴン（グルカゴン G・ノボ）を静注または筋注

💡 消化管運動を抑制する薬剤　内服の際の説明の工夫　▶265

セデーションとモニタリング

セデーション

- 患者の苦痛の軽減のためミダゾラム（ドルミカム）3〜5 mL を用いセデーションを施行
- 年齢や体重を考慮し投与量を決定する．必要時，拮抗薬フルマゼニル（アネキセート）の準備も必要

💡 内視鏡に用いられる鎮静薬・鎮痛薬　追加するタイミング　▶266
　　鎮静薬と拮抗薬　▶267

モニタリング

- 鎮静薬の効果は人によって異なる．呼吸抑制や血圧低下が起こった場合は検査を中断し，酸素投与や拮抗薬の投与など適切な対処を行う．
- 検査経過の把握，偶発症の早期発見・対処のために一画面で血圧・脈拍・呼吸回数・経皮的酸素飽和度・心電図が把握できるモニターを使用
- アナフィラキシーショックに対応できるよう救急カートを準備しておく．
- セデーション下では体動による転落に注意する．

検査中の看護

全身状態の把握

観察項目
- 表情，意識状態，バイタルサイン
- マウスピースが外れていないか
- 呼吸状態，誤嚥の有無
- 体動の有無

> **ワンポイントアドバイス**
> セデーション下では，無意識に動いてしまうことが多い．セデーション開始直後は循環動態の変動が起きやすいため，スコープ挿入後しばらくは患者のそばでモニタリングを行う．

安楽の保持

体位の工夫
- 検査時間が長くなるので，大枕を背部に置き，ベッドには体圧分散寝具を敷く．

転落の防止
- 体動によるベッドからの転落に注意して観察しそばに付き添う．

タッチング
- 肩や首に力が入ったり，不安の強い患者には，気が紛れるように目を開けて遠くを見るようにアドバイスする．
- 緊張している部位（首や肩など）に触れて「ここの力を抜きましょう」と声をかけると効果的である．

検査後の看護

全身状態の把握

観察項目
- 腹痛，胃部不快感，嘔気，咽頭痛，気分不良の有無
- バイタルサイン
- ふらつきの有無
- セデーション時は，薬剤の使用量，拮抗薬使用の有無と意識レベル

安全の確保
- 外来患者の場合，腹痛や気分不良がある場合は，症状が改善するまで回復室で安静臥床を促し経過観察を行う．
- 鎮静薬を使用した場合，外来患者は回復室で経過観察する．検査終了1時間後に覚醒しておりバイタルサインに異常がなく，ふらつきがなければ帰宅可能と判断する．

生活指導

誤嚥防止
- 検査後1時間は咽頭麻酔の影響が残っているため，絶飲・絶食である．
- 1時間後に少量の水を飲み，むせないことを確認してから食事をしてもら

	うよう説明する．
食事	●食事制限はない．
薬剤の副作用	●鎮痙薬や鎮静薬を使用した場合，検査後は自動車の運転や危険を伴う機械の操作には従事しないよう注意する．
症状出現時の対応	●スコープ挿入中の送気により腹部膨満感が生じることがある．げっぷが出ると症状が軽減することを説明する．
緊急時の連絡先	●帰宅後腹痛の増強などがある場合は，説明用紙に記載してある緊急連絡先に連絡してもらう．

E

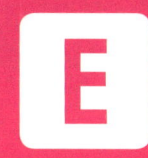

超音波内視鏡ガイド下穿刺術（EUS-FNA）
EUS-guided fine needle aspiration

- 超音波内視鏡下穿刺吸引法 EUS-FNA とは超音波内視鏡（EUS）を用いて消化管内から標的となる臓器をリアルタイムに観察しながら穿刺を行い，細胞や組織を採取する検査法
- 標的臓器を至近距離から観察できる超音波内視鏡の特徴を生かし，非常に小さな病変や体表からアプローチが困難な部位の病変に対しても穿刺ができる．
- 腹腔神経叢ブロック，膵仮性嚢胞ドレナージ，アカラシアに対するボツリヌス毒素局注療法，経消化管的胆管ドレナージ，膵癌への樹状細胞注入による免疫療法など内視鏡治療にも応用
- 穿刺に用いられる超音波内視鏡機器には，以下のようなものがある．

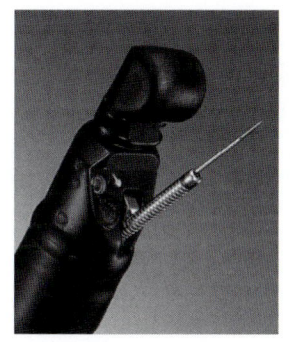

（オリンパスメディカルシステムズ） 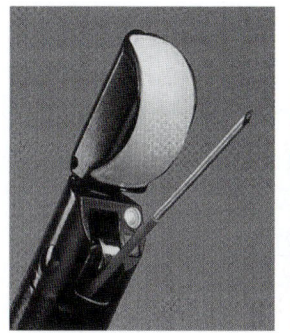　（HOYA ペンタックス） 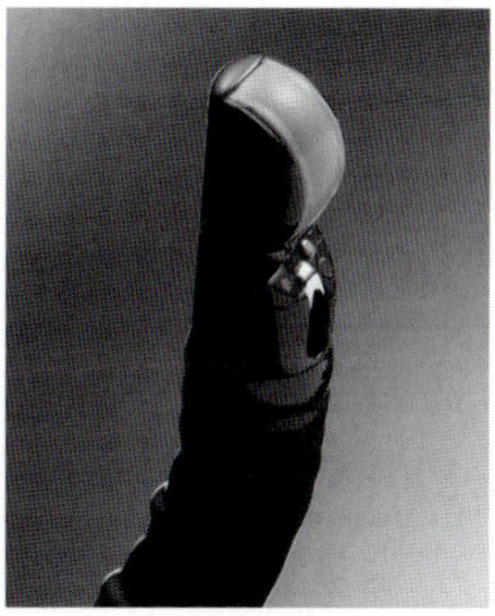　（富士フィルムメディカル）

基礎知識

● 適応

診断的穿刺
① 消化管粘膜下腫瘍の診断
② 膵腫瘍性病変の診断
③ 後縦隔腫瘍性病変，腫大リンパ節の診断
④ 腹腔内腫瘍性病変，腫大リンパ節の診断
⑤ その他
　• EUS でしか描出されない少量の腹水や胸水の診断，副腎腫瘍の診断など

治療的穿刺	
薬物局注	①腹腔神経叢ブロック ②腫瘍や血管性病変へのエタノール局注 ③アカラシアに対するボツリヌス毒素局注 ④膵癌への活性化リンパ球注入や樹状細胞注入による免疫療法 ⑤膵癌への遺伝子注入による治療 ⑥乳糜胸に対する胸管穿刺硬化療法 ⑦術前マーキングとしての tatooing
ドレナージ	①膵仮性囊胞・膿瘍ドレナージ ②経消化管的胆管ドレナージ ③経消化管的膵管ドレナージ ④経直腸的骨盤内膿瘍ドレナージ[1]

禁忌

- 患者の同意や協力が得られない症例
- 全身状態不良例（内視鏡検査の禁忌）
- 出血傾向を有する症例

手順

①目標部まで内視鏡を挿入する.
- 先端硬性部が長く内視鏡自体も硬性であるため咽頭や消化管粘膜を傷つけないよう細心の注意を払いながら挿入

②内視鏡先端に付けたバルーン内に水を溜めるか，脱気水を鉗子口から注入

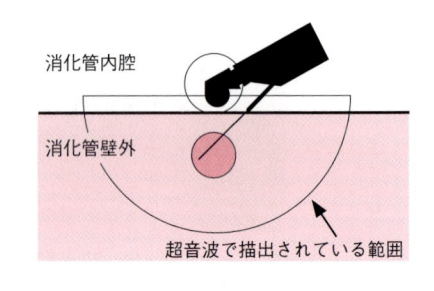

③空気をできるだけ吸引除去し，超音波を用いて病変を描出する.
④穿刺針を内視鏡の鉗子口から挿入し固定する.
⑤外筒を穿刺部位に密着させ，穿刺方向に病変部をとらえる.
⑥カラードプラ像で穿刺ラインに血流がない位置を見つけ，穿刺針を病変手前まで挿入する.
⑦穿刺後スタイレットを引き抜き，注射器を用いて中空針の内腔に陰圧をかける.
⑧病変内を 5〜10 回程度行き来し，針内腔に組織を吸引採取する.
⑨陰圧を解除後に穿刺針を引き抜く.
⑩スタイレットを挿入して，穿刺内の検体を押し出す.
⑪得られた糸状の組織をホルマリン固定液につけ病理組織診に提出
- 一部をスライドガラス上に塗抹し，細胞診も行うことが望ましい.

- 可能な限り細胞診検査技師が検査室に立ち会い迅速細胞診を施行することが望ましい．迅速細胞診の実施により適切な部位から検体が採取できているか，検体が十分採取されているか，追加穿刺が必要かといった判断が可能となり，その結果穿刺回数を減らすことができ，偶発症の逓減にも有用である．

⑫検査後内視鏡画面での穿刺点の観察，超音波画面での穿刺深部の観察を行い，出血などの偶発症がないことを確認する．

⑬脱気水を注入した場合には，できるだけ吸引回収し，内視鏡を抜去．バイタルサインに変化がないか確認する．

● 手技の実際

検査前まで	● 全身状態，既往歴（腹部手術の有無等），偶発症の有無，薬剤に対する過敏症の有無，常用薬の有無等の確認を行う． ● 抗凝固薬や抗血小板薬は休止していること，止血能に異常がないことを確認する． ● 検査に対する十分な説明を行い，同意を得る．
検査当日	
絶食	● 朝から絶食 ● 内服薬については，降圧薬など必要な薬剤は許可する．
機器の準備	● 穿刺用超音波内視鏡機器，脱気水（必要時）を準備する． ● 19 G～25 G 吸引穿刺針 ● 吸引生検針は外筒，中空針，スタイレットからなり，病変部位に固定した段階では外筒針内に収まっている． ● 穿刺に用いられる超音波内視鏡用吸引生検針には右のものがある．
前処置	● ジメチコン（ガスコン）水の内服による粘液除去，塩酸リドカイン（キシロカイン）による咽頭麻酔 ● 鎮痙薬（臭化ブチルスコポラミン〔ブスコパン〕，グルカゴン〔グルカゴンG・ノボ〕），必要に応じて鎮静薬（ミダゾラム〔ドルミカム〕など）を投与する．

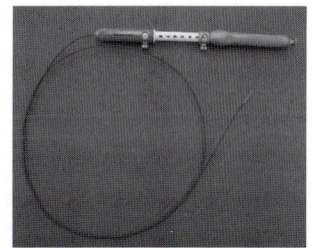

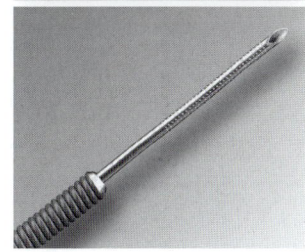

Cook社製EchoTip針

💡 前処置で使用する薬剤　消泡薬・蛋白分解酵素 ▶265　塩酸リドカイン ▶266

検査後

- 内視鏡画面で穿刺点の観察，超音波画面で穿刺部深部の観察を行い出血等の偶発症がないことを確認する．
- 脱気水を注入した場合には，できるだけ吸引回収し，内視鏡を抜去する．
- バイタルサインに変化がないことを確認する．

医師のワンポイントアドバイス

- EUS-FNAによる偶発症の頻度は，およそ1～2%である．
- 偶発症は出血，膵炎，感染症であるが，その大部分が保存的治療にて軽快している．
- 消化管を介して穿刺を行う検査であるが，偶発症としての消化管穿孔の報告はほとんどない．
- 危惧される偶発症として穿刺により腫瘍を拡げてしまう腫瘍播種があるが，報告例は極めて少ない．
- 穿刺用超音波内視鏡機器は通常内視鏡に比較し，先端硬性部が長く，内視鏡自体も硬性であることが多いため，内視鏡挿入に関する偶発症が多くなる可能性がある．

看 護

入院診療計画書 P 304, 306

検査前（入院から検査まで）の看護

看護の目標／看護のポイント

- 精神的・身体的に検査を受ける準備ができるように努める
- 入院目的を理解し検査・治療に対して同意できるように努める

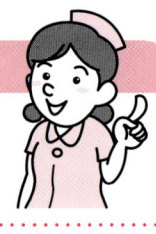

ワンポイントアドバイス

EUS-FNAの場合は膵臓の検査と膵臓以外（食道・胃・十二指腸など）の2つに大きく分けられる．膵臓目的の場合は，ERCPを行ったが確定診断がつかずさらに詳しく調べるために行うことが多い．どちらの場合においても悪性腫瘍の確定診断に用いられる検査であるため，疾患についてどのように告知されているのか，キーパーソンは誰か，どのような告知を希望しているかなどの情報収集をするとともに，確定診断を待つ不安な心理状態へ寄り添うケアが必要である．

全身状態の把握

身体面の把握
- 患者の表情や言動，睡眠状態
- 嘔気・上腹部痛・背部痛の有無

精神面の把握
- 検査についての理解度
- 検査についての質問内容
- 検査に対する不安の訴え

> **患者からよくある質問**
>
> **Q1 検査はどのくらい時間がかかりますか？**
> A1 人によって違いますが，鎮静薬の点滴などの準備を含めて30分〜1時間半程度で終了します．実際にカメラが入っている時間は20〜40分程度の予定です．
>
> **Q2 いつごろ検査結果が出ますか？**
> A2 採取した組織の検査結果が出るのに，1〜2週間程度かかります．一旦退院されて外来で結果を聞く方もいらっしゃいますが，入院中に結果を聞き，引き続いて治療に入られる方もいらっしゃいます．
>
> **Q3 検査には痛みが伴いますか？**
> A3 カメラを挿入することの苦しさはありますが，生検に使う際の針はとても細いので針を刺す時の痛みはほとんどありません．検査室にも看護師がいますので，痛いときや苦しい時は看護師に伝えてもらえばすぐに対処することができます．

術前の検査

- 血液検査：膵・胆道系酵素，炎症反応
- 画像検査：レントゲン検査，CT，MR，エコー，心電図など

同意の確認

- 説明を受けた検査内容について，患者本人の言葉で説明してもらい，その際の表情や言動から，検査内容や偶発症などについて理解したうえで同意しているかを確認し，同意書を回収する．
- 必要時には，医師に再度説明してもらう場を設ける．

💡 インフォームド・コンセント　P268

オリエンテーション

- 入院診療計画書（P.304，306）を用いて入院から退院までの流れを説明する．
- 検査前日から出診前までの食事制限や出診時の注意点，内視鏡室での大まかな流れや予測される時間などについて説明する．

内服薬の管理

抗凝固薬・抗血小板薬の内服中止

- 抗凝固薬・抗血小板薬を内服している場合，術中の止血困難や術後出血を予防するために，薬剤中止の説明を外来受診時に受けているため，入院時に中止できているか確認する．
- 中止薬の再開については，医師の指示があることを説明する．

💡 抗凝固薬・抗血小板薬 ｜ 作用持続時間　内服の確認　内服の中止・再開の基準　P264

絶食時の内服薬

- 降圧薬や抗不整脈薬などの薬剤は絶食の時も少量の水で内服
- 絶食期間中は，血糖降下薬は中止する．
- 絶食期間中に内服する薬，休薬する薬がわかるように，患者のベッドサイドに明示しておく．

💡 絶食時も内服できる薬剤　P267

患者の安全	●患者誤認防止のため入院時にリストバンドを装着する． 　・検査出診時，リストバンド・名前の再確認をする． ●胸部レントゲン検査，心電図，感染症，血液型などを確認する． 　・穿孔などの偶発症の緊急手術に備えて術前検査を行う． ●問診表により抗凝固薬・抗血小板薬の内服状況，薬物アレルギー，麻薬の使用を確認する． ●検査出診時は，義歯，時計，指輪，湿布などを外していることを確認する．
絶飲・絶食	●検査前日の夕食後より医師の指示があるまで絶食とする． ●検査当日0時より絶飲．指示薬の内服時や口渇時には水など色の付いていないものであれば，検査までにコップ1杯程度であれば飲水できる． ●患者へは絶食・絶飲の必要性を理解できるように説明する．
禁煙	●ニコチンは自律神経に作用し，心拍数の増加，血圧の上昇，末梢血管の収縮を引き起こす．またタールは消化管粘膜に直接刺激を与えるため，喫煙者には入院前から禁煙を指導する．

内視鏡室での看護

看護の目標／看護のポイント
- 不安なく安全・安楽に検査・治療を受けることができるように努める
- 超音波内視鏡下で病変内の組織を採取するため，EUSより時間を要するので安楽に対する配慮を行う

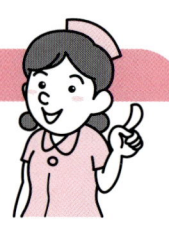

● 検査開始までの看護

検査室での準備	●内視鏡システムユニット，吸引器，検査台の電源を入れ作動点検を行う． ●生体監視モニター，酸素吸入装置の準備 ●内視鏡用超音波観測装置一式の準備

必要物品の準備	

EUS-FNA時の必要物品の一例	
薬剤	
消泡薬	ジメチコン（ガスコン）
咽頭麻酔薬	塩酸リドカイン（キシロカイン）ビスカス
鎮痙薬	臭化ブチルスコポラミン（ブスコパン），グルカゴン（グルカゴンG・ノボ）
鎮静薬	ミダゾラム（ドルミカム）
鎮痛薬	ペンタゾシン（ペンタジン）
拮抗薬	フルマゼニル（アネキセート）
輸液	輸液ルートは必ず確保する． 標的臓器が膵臓の場合，蛋白分解酵素阻害剤，H_2ブロッカーを基液に混注する．
処置具	
EUS-FNAスコープ用バルーン（MAJ-675）	

アプリケーター（MAJ-213）
蒸留水500 mLボトル，ピッチャー，30 mL注射器（充満法の場合）
吸引生検針：エコーチップウルトラ超音波内視鏡生検針（19 G，22 G，25 G）

検体採取時に必要なもの

細胞診用緩衝液の入ったスピッツ
氷を入れた保冷容器：検体を入れたスピッツを一時保存する
生理食塩液用シリンジ：チューブ内洗浄に使用

安全の確認

患者確認

- 患者誤認防止のために，患者と関わるすべての場面で患者自身より口頭で，フルネームを名乗ってもらい，名前とカルテなどの書類，ネームバンドと一致しているか確認する．

適切な薬剤の選択

- 安全に薬剤を使用するために，既往歴や薬剤アレルギーについてカルテ・問診表を用いて確認を行う．

> 💡 薬剤禁忌　塩酸リドカイン P266　臭化ブチルスコポラミン P265
> 　　　　　　麻薬の内服 P266

- 抗凝固薬・抗血小板薬を内服している場合，休薬の有無，休薬期間を確認し，検査が可能か判断できるよう情報を収集する．

同意書の確認

- 検査内容・偶発症に対する理解状況
- 精神的に安定した状態で検査を受けることができるように，新たな疑問や不安はないか確認を行う．

オリエンテーション

説明内容

- 検査の流れ
- 鎮静薬を使用すること，モニターを装着する必要性
- 検査台から転落する危険性があるので，動きたいときは看護師に声をかけるよう説明する．
- 検査中口腔内に溜まった唾液は飲み込むと誤嚥するため，飲み込まずに吐き出すよう説明する．

> 💡 EUS-FNAのインフォームド・コンセント　P268

前処置

消泡薬・蛋白分解酵素の内服

粘液除去のため，プロナーゼ（プロナーゼMS）2万単位＋炭酸水素ナトリウム1gを10倍に希釈したジメチコン（ガスコン）水40 mLに溶解し，投与する．

> 💡 粘液除去に用いる薬剤　内服の際の説明の工夫　P265

咽頭麻酔

- 嘔吐反射の減弱を図るため，頸部を後屈し開口させた体勢で，舌根部へ塩酸リドカイン（キシロカインビスカス7 mL：140 mg ＋単シロップ3 mL）を2分間含んだ後，嚥下してもらう．嚥下できない場合は吐き出す．
  ⚠アナフィラキシーショック注意，過剰投与による中毒に注意
  （リドカインの総投与量は，200 mgまで）

  💡 塩酸リドカイン｜安全な投与法　極量　禁忌　P266

鎮痙薬の投与

- 消化管蠕動運動抑制，胃液・唾液分泌抑制のために，臭化ブチルスコポラミン（ブスコパン20 mg）をまたはグルカゴン（グルカゴンG・ノボ1 mg）を静注または筋注

  💡 消化管運動を抑制する薬剤　内服の際の説明の工夫　P265

セデーションとモニタリング

セデーション

- 患者の苦痛の軽減のためミダゾラム（ドルミカム）3〜5 mLを用いセデーションを施行
- 年齢や体重を考慮し投与量を決定する．必要時，拮抗薬フルマゼニル（アネキセート）の準備

  💡 内視鏡に用いられる鎮静薬・鎮痛薬　追加するタイミング　P266
  鎮静薬と拮抗薬　P267

モニタリング

- 鎮静薬の効果は人により異なる．呼吸抑制や血圧低下が起こった場合は検査を中断し，酸素投与や拮抗薬の投与など適切な対処を行う．
- 検査経過の把握，偶発症の早期発見・対処のために一画面で血圧・脈拍・呼吸回数・経皮的酸素飽和度・心電図が把握できるモニターを使用
- アナフィラキシーショックに対応できるよう救急カートの準備
- セデーション下では体動による転落に注意する．

● 検査中の看護

全身状態の把握

観察項目

- バイタルサイン・循環動態の変動の有無
- 腹痛・腹部膨満感の有無
- 表情，意識状態
- 呼吸状態，誤嚥の有無
- マウスピースが外れていないか
- 体動の有無

安楽の保持

体位の工夫

- 検査は左側臥位で行うので，背もたれにクッションを使用し安楽な体位の保持に努める．

	●検査中は同一体位であるためベッド上に低反発素材のマット（ソフトナース）を敷く． ●検査中に出た血液や分泌物を飲み込まないよう顔が上を向かないようにする．
転倒・転落の防止	●ベッドへの移動，昇降，検査中の転倒・転落に注意する．
タッチング	●スコープ挿入中は患者の表情を観察し，適宜言葉をかけ励ましながら緊張をほぐし苦痛の緩和を図る．
声かけ	●検体採取に時間がかかる時は「もう少し時間はかかりますが順調に進んでいますよ」，「もうすぐ終わりますよ」などと声をかける．

検体採取の介助

吸引生検	●採取した組織片は乾燥する前にホルマリン液で固定し，採取した順に番号を付ける．
細胞診	●吸引した細胞をプレパラートに固定する．生検針内に付着した細胞を生理食塩液で洗い流し，細胞診固定液の入ったスピッツに入れる．採取した順に番号を付ける．

● 検査後の看護

全身状態の把握

観察項目	●バイタルサイン ●腹痛，胃部不快感，嘔気，咽頭痛，気分不良の有無など ●セデーション時は，薬剤使用量，拮抗薬使用の有無と覚醒状況

安全の確保

検査後の注意点	●検査後1時間は咽頭麻酔の影響が残っているため，絶飲・絶食であること．飲水は許可があってから行う． ●膵炎防止のため，翌日指示があるまでは絶食であり，点滴が続く． ●検査中鎮静・鎮痛薬を使用しているため，ふらつき転倒する危険性がある．
情報の伝達	●患者の状態（覚醒状況，痛みの有無）により車椅子またはストレッチャーにて迎えを依頼する． ●医師に検査状況，検査後の指示の確認を行う． ●病棟看護師に検査中の状態や病棟で継続して観察・介入すべき問題点を申し送る．

●検査時間・使用薬剤（鎮静薬・拮抗薬など）・薬剤使用量を確認する．

検査直後から食事開始までの看護

看護の目標／看護のポイント
- 偶発症の予防や早期発見に努め，検査・治療による苦痛が軽減できるように援助する

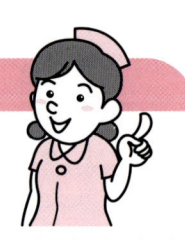

患者の受け入れ準備

病室の準備
- 嘔吐など排泄物の汚染を防止するために，ベッドの頭部から腰部にかけて横シーツを入れ，ガーグルベースンを準備
- 帰室時，直ちにバイタルサインが測定できるように血圧計，パルスオキシメーターを準備

病室への移送
- 検査中の鎮静薬による患者の覚醒状態に合わせて，車椅子または，ストレッチャーで移送

全身状態の把握

申し送り
- 内視鏡室看護師から，患者の状態について申し送りを受ける．
  - 検査時間
  - 使用薬剤：鎮痛薬，鎮静薬，鎮静薬拮抗薬
  - 検査中の問題点
  - バイタルサインの変化など
  - 検査後の医師指示

帰室後の観察のポイント
- 申し送り内容から問題点を把握し，継続してケアする．

意識レベル
- 鎮静薬を使用しているため，どの程度の覚醒状況なのか意識レベルの観察が重要．

バイタルサイン
- 膵炎・出血・穿孔などを起こしている場合は，熱発や血圧低下，頻脈などのショック症状が見られる場合がある．また，鎮静薬使用により覚醒が不十分でない場合はS_PO_2の低下がみられることもあるため観察が必要である．S_PO_2 95%以下で酸素を投与する．

嘔気・腹部症状
- 出血・穿孔・急性膵炎などの偶発症の有無を確認するために必要な観察
- 嘔気・腹痛・腹満感などの主訴だけではなく，腹部を触診し，腹壁の硬さ，圧痛がないか，腹鳴の有無なども観察する．

患者の安全
- ベッド柵の使用，ベッドの高さの調整，障害物の除去などの環境を整える．
- 鎮静薬の使用や持続点滴などにより，転倒・転落のリスクが高くなってい

検査直後から食事開始までの看護 看護　237

ることを患者に説明し，初回歩行時には看護師が付き添うため必ずナースコールするように伝える．
●家族などが付き添っている場合には家族にも安静度を指導する．

偶発症と観察・予防ケア

穿孔

原因
●内視鏡挿入時の強い嘔吐・咳反射が起きた場合や，腫瘍の影響により消化管の位置関係が正常と大きく異なる場合，穿刺時に消化管壁を傷つける手技的なもの

観察
●発熱
●嘔気，嘔吐
●強い腹痛，腹部膨満感・反跳痛・腹部筋性防御の有無
●ショック徴候（血圧低下，四肢冷感，頻脈，冷汗，不穏）

看護
●上記のような症状が出現した場合は，すぐに医師に報告する．
●安静を保ち，腹圧がかからない体位を工夫する．
●医師の指示のもと，採血やレントゲン・CTなどの出診を行う．
●緊急内視鏡や緊急手術になることが多い．患者の苦痛の軽減を図りなら，患者・家族にその都度説明を行い，不安の軽減に努める．

出血

原因
●腫瘍を生検する際に動脈を穿刺した場合に起こる．

観察
●嘔気・腹痛・腹部膨満感・四肢冷感
●ショック徴候（血圧低下，四肢冷感，頻脈，S_PO_2低下，冷汗，不穏）

看護
●痛みにはNSAIDsを使用し，効果がなければペンタゾシンを使用する．
●鎮痛薬を使用しても鎮痛できない場合は，出血などの偶発症を考慮し，全身状態の観察後，主治医へ報告する．
●多量の出血の場合はショック状態に陥ることもあるため，継続的に観察する．
●検査データの確認：ヘモグロビン・赤血球・ヘマトクリット値の低下

急性膵炎（膵腫瘍穿刺の場合）

原因
●内視鏡挿入による物理的刺激，穿刺部からの膵液の漏出によって起こる．

観察
●激しい腹痛
●背部痛
●嘔気，嘔吐
●発熱の有無
●翌朝の血清アミラーゼ値

E 超音波内視鏡ガイド下穿刺術（EUS-FNA）

看護
- 点滴管理：検査直後より蛋白分解酵素阻害薬と抗生剤の投与を開始する．
- 膵炎の徴候である腹痛・嘔気などの症状を説明し，症状がある時は我慢せずにすぐ知らせるように伝える．
- 飲水などにより症状が増強する場合は中断して看護師に知らせるように伝える．
- 腹痛，背部痛にはペンタゾシンなどの鎮痛薬を投与する．
- 翌日の血清アミラーゼ500 IU/L以上，白血球数9,900/μL以上の場合には，食事摂取開始を延期する．
- 膵炎を発症した場合は絶飲・絶食のうえ，抗生剤や蛋白分解酵素阻害薬を投与し保存的治療を行い，確実な薬剤投与と食事制限による口渇などの苦痛緩和に努める．

> **ワンポイントアドバイス**
> 急性膵炎の場合，身体を前屈させて丸くなると軽減する腹痛が特徴的である．また，重症例では血圧低下・呼吸困難・出血傾向をきたす場合がある．これらの症状は，検査直後から食事開始後まで継続的に観察する必要がある．

検査後の安静度

飲水
- 翌日の朝食までは絶食，検査終了1時間後より飲水可
- 飲水開始時には，咽頭麻酔によるむせや違和感がないことを確認してもらう．
- 食事摂取により偶発症を発症する危険性があるため，看護師が食事開始を伝えるまでは絶食を守るように説明する．

食事開始後から退院までの看護

看護の目標／看護のポイント
- 食事開始後の膵炎などの偶発症の早期発見に努める
- 退院の準備ができ，退院後の検査・治療方針が理解できるように努める

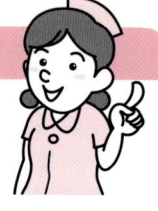

食事開始時のケア

食事開始時の患者指導
- 食事開始については，腹痛と嘔気がないこと，採血データが血清アミラーゼ500 IU/L以下，白血球数9,900/μL以下であることを確認する．
- 食事は検査翌日，膵炎症状がないことを確認後開始
- 食事開始に伴い膵炎などの偶発症を発症することもあるため，ゆっくりよく噛んで食べるように説明し，腹痛や嘔気などの症状が出現すればすぐに摂取を中止し，知らせるように説明しておく．

安静
- 翌朝まで，ベッド上安静，トイレ歩行のみ可
- 膵炎症状がなければ，翌朝から病棟内歩行可

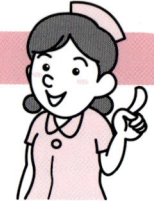

- ●膵炎症状がなければ，翌日からシャワー浴可，検査後2日目以降は入浴可

退院時の看護

退院指導	
食事	●日常生活の制限は特にない． ●バランスの良い食事と規則正しい生活を心がけるように説明する．
外来受診	●次回の外来予約日には，必ず受診するように説明する．また，可能であればキーパーソンに同席してもらうように伝えておく．
継続看護のポイント	●患者が抱えている不安内容や，キーパーソン，告知についての希望など，継続的な介入ができるように，退院サマリーに記載する．

文献 ▶▶▶

1) 神津照雄，他：超音波内視鏡ガイド下穿刺術ガイドライン．日本消化器内視鏡学会(監)：消化器内視鏡ガイドライン，第3版，pp170-187，2006，医学書院．

F

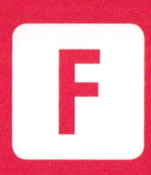

小腸カプセル内視鏡検査
Small bowel capsule endoscopy

- 小腸用カプセル内視鏡により，これまで困難とされた全小腸の観察が，検査時のセデーションや前処置を特に必要とせず，カプセルを少量の水で飲むだけで容易に行えるようになった．
- カプセルは単回使用で交差感染のリスクもなく，検査時に患者は院内に留まることなく8時間，日常生活を送れることからも，極めて患者に優しく非侵襲的で小腸スクリーニング検査としての第一選択の機器に適している．
- 日本では2007年4月に薬事承認を受け，同年10月に保険収載された．

● 適応

- 上部および下部消化管検査（内視鏡検査を含む）を行うも原因不明の消化管出血
- 次の患者への使用には注意すること（安全性が確認されていないため）．
  - 妊婦
  - 18歳未満の患者
  - 重篤な消化器憩室疾患の患者

● 禁忌

滞留関連
- 腹部レントゲン検査，腹部超音波検査，病歴や手術歴，臨床所見等で消化管の閉塞，狭窄，瘻孔が既知または疑われる患者（ただし，上記検査法にて確定できない場合でも簡易法を含めた小腸二重造影検査で狭窄がないことが確認された場合は除く）
- 診断確定済みのクローン病患者（腸管狭窄によりカプセル内視鏡が滞留するおそれが高いため）
- 骨盤内臓器に対して放射線治療を受け，放射線性腸炎による狭窄が疑われる患者
- 腹腔内の外科的手術（例えば人工肛門造設術やバイパス術）歴があり，小腸検査を含む適切な検査にて本検査実施に問題がないことを確認できない患者

滞留以外
- 心臓ペースメーカーまたは他の電気医療機器が埋め込まれている患者
- 嚥下障害がある患者

● 手順

検査前日
① データレコーダのバッテリー充電の確認
② 患者チェックインを手順書通りに行う．
③ センサアレイの損傷確認・粘着パット装着

検査当日
① クレードルからデータレコーダを取り外す．
② レコーダベルトを患者の体型に合わせて調整し装着
③ センサアレイ8個の貼付面の粘着シートをはがし，センサアレイ取付ガイドに従い患者の胸腹部に貼り付ける．
④ データレコーダをレコーダベルトのポーチに挿入
⑤ センサアレイとデータレコーダを接続（ロッキングハンドルを正しく閉める）
⑥ カプセルをブリスターから取り出す．
⑦ カプセルの動作チェックを実施（1秒間に2回点滅）
⑧ 患者自身がカプセルをフォルダーから取り出す（患者以外は触れないこと）．
⑨ ジメチコン（ガスコン）溶液（ガスコン 5 mL ＋水 200 mL）にてカプセルを飲み込む．
- 適量の水を嚥下前，嚥下時，嚥下後の3回飲む．
- カプセルを摂取後2時間は水のみなら可
- 2時間後から茶・スポーツドリンクも可
- 4時間後から食事を摂ってもよい．
- 検査中に仕事は可能だが，激しい運動や汗をかくような作業は避ける．
- MRI に近づかない．

カプセル内視鏡
（ギブン・イメージング）

⑩ データレコーダのカプセル LED が青く点滅していることを確認
- 「緑色の点灯，青色の点滅，オレンジの点滅は正常に作動している」ということを説明
- 赤色点滅や不具合が生じたり，気分がすぐれない時は検査医に直ちに連絡するように説明

> 👉 **ワンポイントアドバイス**
>
> **検査中患者が院外に出る場合**
> ⓐ 患者にデータレコーダとセンサアレイの取り外し方法とその時期を指示
> - 患者に対し，飲食の時間，強力な磁場への曝露を避けることなど，装置の適切な取扱方法についても指示
>
> ⓑ 患者用説明書にもとづき，イベントフォームの記載方法と，以下の注意事項について説明し，患者は病院から退出
> - カプセル内視鏡検査中，8時間以上，或いはデータレコーダの LED が点滅している間は，レコーダベルトを装着したままにしておく．
> - 検査中は，データレコーダの上部の LED が1秒間に2度点滅することを確認し何らかの理由で LED がこの間隔で点滅しなくなった場合は，その時刻を記録して担当医師に連絡する．
> - 患者には「私は現在カプセル内視鏡の検査中ですので，MRI のような強い電磁場の側に近づけないでください」と記載したカードを身につけさせる．

F 小腸カプセル内視鏡検査

⑪検査終了時（カプセル服用後約8時間）センサアレイとデータレコーダを外す（ロッキングハンドルを開位置にする）．
⑫データレコーダがついたままの状態でレコーダベルトを外す．
⑬カプセル回収キットを渡し，カプセル排泄の確認方法について説明
- 結果説明日の外来予約（読影に数日間要するため約1週間後になる）
- 検査後は生活，運動，食事のすべてにおいて制限がないことを説明する．

撮影画像データの流れ

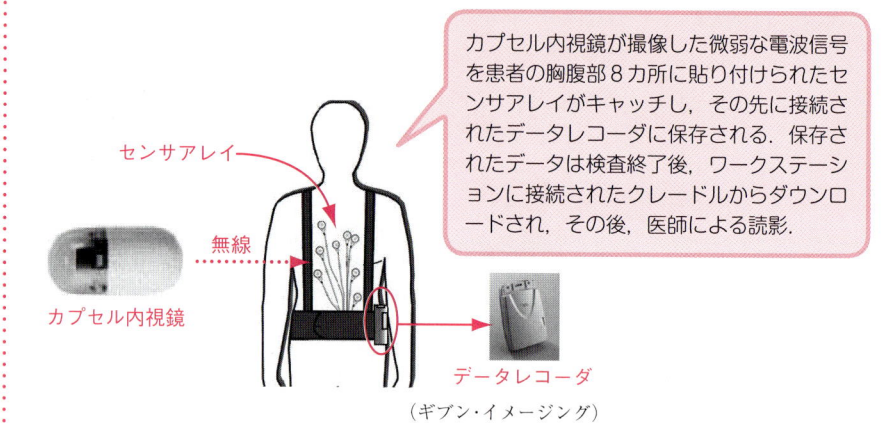

カプセル内視鏡が撮像した微弱な電波信号を患者の胸腹部8カ所に貼り付けられたセンサアレイがキャッチし，その先に接続されたデータレコーダに保存される．保存されたデータは検査終了後，ワークステーションに接続されたクレードルからダウンロードされ，その後，医師による読影．

カプセル内視鏡　無線　センサアレイ　データレコーダ
（ギブン・イメージング）

●手技の実際と看護

検査前の確認
- 同意書（検査前日までに）の確認
- 検査前8時間以上の絶飲・絶食

検査日

データレコーダセットの取り外し
- 嚥下後，約8時間で撮像が終了
- その後，患者からデータレコーダ，センサアレイ，レコーダベルトを取り外し，イベントフォームを回収する．
  ①センサアレイをデータレコーダから取り外す．
  ②データレコーダをポーチに入れたままの状態で，患者からレコーダベルトを取り外す．
  ③粘着パッドごとセンサアレイを患者の体表面から取り外す．

カプセル内視鏡の回収
①カプセル内視鏡小腸検査の終了後，排便前にカプセル用シートを便器内に浮かべて，そこに排便し，患者がカプセルを採取する．
- 自動洗浄機能（自動フラッシュ機能）付きのトイレの場合は電源を切るよう指示
- カプセルの採取が困難なタイプ（たとえば汲み取り式）のトイレの使用は避ける．
- カプセル採取用便座シートはそのままトイレに流して可
- 紙製の採取スプーンはトイレに流さない．
②カプセルを収納したメタル袋は，さらにチャック付きのビニール袋に入れて，感染性廃棄物として廃棄する．

G

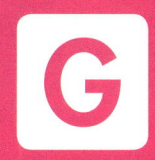

内視鏡的逆行性膵胆管造影（ERCP）
Endoscopic retrograde cholangiopancreatography

- 十二指腸内視鏡（後方斜視鏡）を用いて，直視下に十二指腸乳頭開口部から細いチューブを胆管や膵管に挿入し，造影剤を注入し，膵，胆管をレントゲンで透視，造影する検査
- 膵管，胆管が直接造影できることから詳細な画像（狭窄，閉塞，結石の有無など）が得られ，膵胆道疾患の診断に不可欠な検査
- 病変部から胆汁や膵液などの細胞や組織を採取し，確定診断や良悪の診断ができる．
- 通常の内視鏡に比べ患者に負担がかかり，偶発症の頻度が高いので，検査を行うかどうかの決定や偶発症の予防，その対処法について理解することが重要
- 入院の上施行することが望ましい．

基礎知識

●適応

- 膵管・胆管・胆嚢・乳頭部疾患が適応となる．
- 膵臓や胆道の疾患の診断には腹部エコー（超音波）検査や腹部CT検査，腹部MRI検査などの画像検査をまず行う．これらにて判断が難しい場合，超音波内視鏡検査や最近はFDG-PET検査などの新しい画像検査も行われるようになってきた．しかし，これらの画像検査を駆使しても依然として診断や良悪の判断に難渋する場合がしばしばある．このような場合にERCPにて病変部から細胞や組織を採取することにより，確定診断や良悪の診断を行うことができる．
- 手術や抗癌剤治療・放射線治療を行う前に細胞や組織により確定診断を行うことを原則とする病院が増加
- ERCPに引き続き，総胆管結石や閉塞性黄疸など対する経乳頭的内視鏡処置を行う．

●禁忌

- 上部消化管内視鏡検査の禁忌

- 胆管結石を伴わない急性膵炎
- 慢性膵炎の増悪期

手順

① 内視鏡を口から十二指腸へ挿入
- 内視鏡を十二指腸の中ほど（下行脚）（右図）まで，挿入する．

② 内視鏡の先端側方よりカテーテルを乳頭開口部に挿入
- 内視鏡の先端側方よりカテーテルを細心の注意を払って十二指腸乳頭開口部（右図）から胆管や膵管に挿入
- 十二指腸乳頭部の位置や胆管や膵管の走行は人により異なるので，なかにはカテーテルの挿入が困難な場合がある．その場合はその日の検査を中止し，日を改めるとうまく検査できる場合もある．
- それでもうまくいかない場合はEUS-FNAなどの他の検査を行うことがある．
- 胆管や膵管の奥にカテーテルを進める際に，細い金属のガイドワイヤーを用いる場合もある．

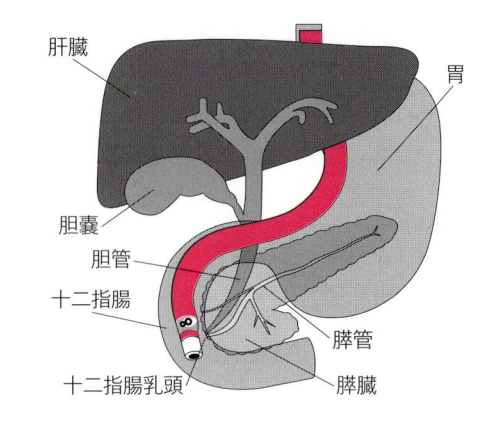

③ 胆管および膵管に造影剤を注入後，レントゲン撮影
- 造影剤を注入しレントゲン撮影を行えば，胆管および膵管が鮮明に写し出されるため，検査・治療上有用な所見を得ることができる．
- さらに胆管や膵管の詳しい情報を得るために非常に細い超音波装置を胆管や膵管内に挿入して調べる管腔内超音波検査（IDUS）を行う場合がある．

④ さらに胆汁や膵液を採取して悪性の細胞があるかどうか検査（胆汁細胞診，膵液細胞診）を行う．
- 胆管や膵管に狭窄部位があった場合，その部位をブラシで擦って細胞を採取したり（胆管ブラシ擦過細胞診，膵管ブラシ擦過細胞診），狭窄部から生検鉗子を用いて小さな組織を採取したり（経乳頭的胆管生検，経乳頭的膵生検）する場合がある．
- 胃や十二指腸に病変があった場合にも生検鉗子を用いて小さな組織を採取（胃十二指腸粘膜生検）する場合がある．

⑤ 胆管造影にて胆管に狭窄が認められ，すでに黄疸があるか，そのまま放置した場合黄疸が出現することが予想された場合には，胆管内にステントを挿入する場合がある．

手技の実際

術前の評価	●腹部手術歴を含む既往歴，現病歴，合併症 ●抗生剤・造影剤に対する過敏症の有無の確認

- 常用薬の確認．抗凝固薬・抗血小板薬休止の確認
- 末梢血・生化学・感染症の有無
- 心電図，胸腹部単純レントゲン検査

術当日

- 朝から絶飲・絶食
- 検査前に血管確保
- 検査開始前に前投薬

術中

モニタリング
- パルスオキシメーターを装着して，血中酸素飽和度・脈拍数を測定．自動血圧計を装着

咽頭麻酔
- 十二指腸へ内視鏡を挿入する際の嘔吐反射を軽減するために，咽頭へ塩酸リドカイン（キシロカイン）ビスカスを溜める．
- まれにアレルギー反応を示すことがあるので，内視鏡検査や歯の治療の際，気分が悪くなった経験の有無を必ず聴取する．

処置
- 偶発症である膵炎を予防するために，蛋白分解酵素阻害薬（メシル酸ナファモスタット〔フサン〕，メシル酸ガベキサート〔FOY〕，ウリナスタチン〔ミラクリッド〕）の点滴をしながら行う．
- アレルギー反応を示すことがあるので蛋白分解酵素阻害薬で気分不良になった経験がないか確認
- 皮下に漏れると時に炎症を起こし，炎症反応がひどい場合は皮膚潰瘍をきたす場合があるので，点滴部位に痛みや腫れに気づいた場合はすぐに医師や看護師に連絡するよう伝える．
- 検査の直前に，消化管運動を抑制するための鎮痙薬を注射する．
- 緑内障，前立腺肥大症，心臓病，甲状腺機能亢進症のある患者には，この薬の使用を控えたり，別の薬を用いる．
- 内視鏡を比較的長時間挿入するため，苦痛緩和のための鎮静薬や鎮痛薬を静注する．通常，ミダゾラム（ドルミカム）＋ペンタゾシン（ペンタジン）がよく用いられる．
- 鎮静薬や鎮痛薬の効果は人により異なるので，なかには効果が十分出ない場合や，効果が出すぎて，呼吸抑制や血圧低下が起こることがある．
- 効果が出すぎた場合は，拮抗薬の使用，一時的に酸素の投与，検査を中断などの適切な処置をとる．

術後

経過観察と日常生活
- バイタルサイン，腹部症状，腹痛の有無などを経時的に観察
- 腹痛や嘔吐がなければ，検査後1時間後から水分（水かお茶）の摂取可
- 検査後は，トイレ等の場合を除いて通常翌日まで臥床安静
- 通常は翌日主治医が診察し，検査翌朝の採血の結果で，低脂肪食摂取・水分内服のみ・絶飲・絶食のいずれかを判断し，安静解除

退院	● 数日間はアルコールと高脂肪食の摂取を控える．この時，腹痛や嘔吐がなかったとしても，食後に急性膵炎が発症する場合もあるので，もし体調に変化があった場合には医師や看護師にすぐにご連絡することを患者に伝える．
偶発症	● 急性膵炎，急性胆管炎がある． ● 急性膵炎が最も多い偶発症であり，重篤化する場合があるので，迅速な対応・処置が必須 ● 予防には清潔なスコープ・造影チューブ，愛護的な乳頭開口部への挿管，膵管像が鮮明に観察できるレントゲンモニターの使用，膵管内への気泡の注入をしない，などが重要 ● 前処置，前投薬，造影剤に起因する偶発症，呼吸循環系の偶発症がある． ● 内視鏡を挿入する際に強い嘔吐・咳反射が起きた場合や，胆管や膵臓の進行悪性腫瘍等によって消化管の位置関係が正常と大きく異なる場合には，咽頭や食道，胃，十二指腸（特に壁の薄い十二指腸）を傷つけたり，それらの場所に，穿孔，出血等が起こったりすることがあり，場合によって，輸血や緊急手術が必要になる． ● カテーテルを乳頭開口部に挿入する際，挿入による物理的刺激や注入した造影剤の化学的刺激により，検査後に膵炎や胆管炎に伴う腹痛・発熱を生じることがあり，この場合，加療が必要となるため，入院期間が延びることがある． ● 病変部をブラシで擦ったり，異常な部分から小さな組織を採取（生検）したりした場合，少量の出血を伴うが，通常，自然に止血する．まれに止血処置や輸血が必要になることがある． ● ガイドワイヤーを用いた際に，ガイドワイヤーが胆管や膵管とは異なる場所に入ってしまう（逸脱）ことがある． ● 日本消化器内視鏡学会偶発症対策委員会の第4回全国調査による集計では診断的ERCPに伴う偶発症の頻度は0.202％で，約495回の検査に1件となっている．このうち最も多いのが急性膵炎で0.144％であり，その他の偶発症は穿孔0.017％，急性胆管炎0.007％，出血0.008％となっている．またショック，ガイドワイヤーの逸脱なども報告されている．このうち急性膵炎による死亡例は3例（0.002％）であった． ● このような偶発症の発生は事前に予測することは不可能
経過観察・追加術の可否	● 検査の結果により次のステップが決定される． ● 確定診断がつけば，その疾患に対する治療を行う．

> **医師のワンポイントアドバイス**
> - ERCPは内視鏡検査のなかでも，偶発症発症リスクの高い検査であることを十分認識して看護にあたることが重要
> - 急性膵炎が重症化すると致死的になること，早期の治療開始（動注療法など）で救命可能であること，膵機能が正常な例ほど膵炎が起こりやすいことなどを，看護師が認識し，患者の症状の変化をいち早く捉え，主治医に報告することが重要

看護

| 入院診療計画書 P308 | オーバービュー P310 | 基準指示用紙 P312 | 日めくりパス P313 |

検査前（入院から検査まで）の看護

看護の目標／看護のポイント
- 精神的・身体的に検査を受ける準備ができるように努める
- 入院目的を理解し，検査に対して同意していることを確認する

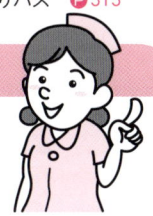

全身状態の把握

身体面の把握
- 上腹部痛，背部痛の有無と程度
- 視覚的黄疸の有無
- 食欲の有無，食事摂取量，体重減少の程度

精神面の把握
- 患者の表情，睡眠状態
- キーパーソン
- どのような告知を希望しているのか
- 検査や疑われている疾患への思い，理解度
- 他院でどのように告知されているのか

ワンポイントアドバイス

入院時の患者の心理
ERCPは比較的侵襲の大きい検査であり，インターネットで調べたり，他院で難しい検査であると聞いてきたりと，不安を抱いている患者が多い．また，この検査で確定診断が付くという期待と不安を抱いており，患者の思いを傾聴し，不安の軽減に努める必要がある．

患者からよくある質問

Q1 検査はどのくらい時間がかかりますか？
A1 人によって違いますが，鎮静薬の点滴などの準備を含めて30分～1時間半程度で終了します．実際にカメラが入っている時間は20～40分程度の予定です．

Q2 いつごろ検査結果が出ますか？
A2 取れた組織の検査結果が出るのに，1～2週間程度かかります．一旦退院されて外来で結果を聞く方もいらっしゃいますし，入院中に結果を聞き，引き続いて治療に入られる方もいらっしゃいます．

Q3 検査まで何も口にできないのですか？
A3 食事や水分摂取をすることで，カメラを入れる際に吐いてしまったり，カメラがよく見えなかったりするため，食事は摂取できません．水かお茶であれば，検査開始までにコップ1杯程度は飲めます．

同意の確認
- 説明を受けた検査内容について，患者本人の言葉で説明してもらい，その際の表情や言動から，検査内容や偶発症などについて理解した上で同意しているかを確認し，同意書を受け取る．
- 必要時には，医師に再度説明してもらう場を設ける．

💡 インフォームド・コンセント P268

オリエンテーション	●入院診療計画書（P.308）を用いて入院から退院までの流れを説明する． ●検査前日から出診前までの食事制限や出診時の注意点，内視鏡室での大まかな流れや予測される時間などについて説明する．
内服薬の管理	
抗凝固薬・抗血小板薬の内服中止	●抗凝固薬・抗血小板薬を内服している場合，術中の止血困難や術後出血を予防するために，薬剤中止の説明を外来受診時に受けているため，入院時に中止できているか確認する． ●中止薬の再開については，医師の指示があることを説明する． 💡 抗凝固薬・抗血小板薬　作用持続時間　内服の確認　内服の中止・再開の基準　**P264**
絶食時の内服薬	●降圧薬や抗不整脈薬などの薬剤は絶食時でも少量の水で内服する． ●ERCPを受ける患者には，既往歴に糖尿病がある患者も多いため，血糖降下薬やインシュリン注射の有無は必ず確認する． ●絶食中は中止または血糖値に応じたインシュリン投与となるため，医師に指示を確認し，患者の理解度を把握した上で必要に応じて看護師が管理する． 💡 絶食時も内服できる薬剤　**P267**
患者の安全	●患者誤認防止のため入院時にリストバンドを装着 　・検査出診時，リストバンド・名前の再確認をする． ●胸部レントゲン検査，心電図，感染症，血液型などを確認 　・穿孔などの合併症の緊急手術に備えて術前検査が必要 ●問診表により抗凝固薬，抗血小板薬の内服状況，薬物アレルギー，麻薬の使用を確認 　・検査出診時は，義歯，時計，指輪，湿布などを外していることを確認
絶飲・絶食	●検査前日の夕食後より医師の指示があるまで絶食 ●検査当日0時より絶飲である．指示薬の内服時や口渇時には水など色の付いていないものであれば，検査までにコップ1杯程度であれば飲水できる． ●絶食・絶飲の必要性を理解できるように説明する．

内視鏡室での看護

看護の目標／看護のポイント
- 不安を緩和し，安全・安楽にERCPを受けることができるように努める
- 侵襲の大きい検査のため，問診から薬剤禁忌の確認を行う
- 適切な鎮静によるセデーションとモニタリングを行う

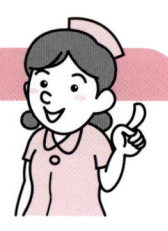

> **ワンポイントレクチャー**
> - 斜視型スコープを使用し，十二指腸乳頭を正面視して処置などを行う．
> - 薬剤によるショック，腸管穿孔，膵臓や胆道の感染症など重篤な偶発症が生じることがある．

検査開始までの看護

検査室での準備
- 内視鏡システムユニット，吸引器，高周波装置，検査台の電源を入れ作動点検を行う．
- 生体監視モニター，酸素吸入装置の準備
- レントゲン透視・撮影装置の電源を入れ準備する．
- 前処置薬，造影剤，輸液の準備を行う．

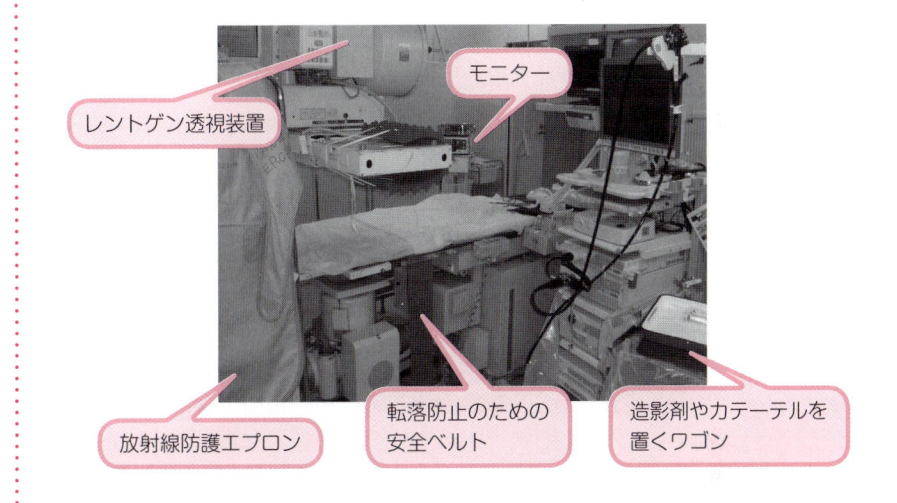

（図：レントゲン透視装置，モニター，放射線防護エプロン，転落防止のための安全ベルト，造影剤やカテーテルを置くワゴン）

必要物品の準備

ERCP検査時の必要物品の一例	
薬剤	
消泡薬	ジメチコン（ガスコン）
咽頭麻酔薬	塩酸リドカイン（キシロカイン）ビスカス
鎮痙薬	臭化ブチルスコポラミン（ブスコパン），グルカゴン（グルカゴンG・ノボ）
潤滑油	KYゼリー，2％リドカイン（キシロカイン）ゼリー
鎮静薬	ミダゾラム（ドルミカム），ハロペリドール（セレネース）
鎮痛薬	ペンタゾシン（ペンタジン）
拮抗薬	フルマゼニル（アネキセート）
蛋白分解酵素阻害薬	膵炎予防のため輸液に混注する．メシル酸ナファモスタット（フサン），メシル酸ガベキサート（FOY），ウリナスタチン（ミラクリッド）など．
造影剤	60％ウログラフィン1筒
セクレチン*	膵液を採取する時に使用する
処置具	
膵胆管造影時に必要なもの	検査中医師が取り出しやすいようにセッティングしておく ・造影カテーテル（膵管チューブ） 　スコープの鉗子口から挿入し造影剤を注入し，膵液や胆汁を採取

膵胆管造影時に必要なもの	・生理食塩液シリンジ(生食注NP) 　チューブ内洗浄，ガイドワイヤーの潤滑などに使用
検体採取時に必要なもの	・細胞診用培養液の入ったスピッツ ・氷を入れた保冷容器 　細胞を入れたスピッツを入れて置くもの(発砲スチロールの箱を使用) ・サイトロジーブラシ(迅速細胞診の際使用する) ・10 cc シリンジ：膵液，胆汁の採取に使用

＊現在セクレチンは国内では市販されていない．米国より手順を踏んで輸入し使用する必要がある．

安全の確認

患者確認

- 患者誤認防止のために，患者と関わるすべての場面で，患者自身より口頭でフルネームを名乗ってもらい，カルテなどの書類の名前と一致しているか確認する．

適切な薬剤の選択

- 安全に薬剤を使用するために，既往歴や薬剤アレルギーについてカルテ・問診表を用いて確認を行う．

> 薬剤禁忌　塩酸リドカイン　P266　臭化ブチルスコポラミン　P265
> 　　　　　麻薬の内服　　　P266

- 病院情報システムでは患者基本情報にヨード禁（重度副作用）と喘息（治療中）にチェックのある場合造影検査はオーダーできない仕組みにしておくと安全

造影検査の運用方法		
患者基本情報	造影剤使用の可否	同意書
アレルギーなし	使用可	通常の造影検査の同意書
ヨード慎重投与 ガドリニウム慎重投与 喘息(10年以上発作なし)	慎重に投与	造影剤慎重投与の同意書
ヨード禁(中等度／重度副作用) ガドリニウム禁(中等度／重度副作用) 喘息(治療中・10年以内に発作あり)	使用不可	

- 抗凝固薬・抗血小板薬を内服している場合，休薬の有無，休薬期間を確認し，検査が可能か判断できるよう情報収集する．

同意書の確認

- 検査内容・偶発症に対する理解状況
- 精神的に安定した状態で検査を受けることができるように，新たな疑問や不安はないか確認を行う．

オリエンテーション

説明内容

- 検査の流れ
- 鎮静薬の使用，およびモニターを装着する必要性について
- 検査台から転落する危険性

- 検査中口腔内に溜まった唾液は飲み込むと誤嚥するため，飲み込まずに吐き出すよう説明する．

> **ワンポイントアドバイス**
> 患者の多くは検査に対し，痛くないだろうか・苦しくないだろうかという不安を抱き緊張しているため，会話を通じて不安の除去に努める．

前処置

咽頭麻酔

- 嘔吐反射の減弱を図るため，頸部を後屈し開口させた体勢で，舌根部へ塩酸リドカイン（キシロカインビスカス 7 mL：140 mg ＋単シロップ 3 mL）を 2 分間含んだ後，嚥下してもらう．嚥下できない場合は吐き出す．
  ⚠ アナフィラキシーショック注意，過剰投与による中毒に注意
  （リドカインの総投与量は，200 mg まで）

💡 塩酸リドカイン｜安全な投与法　極量　禁忌　P266

鎮痙薬

- 消化管蠕動運動抑制，胃液・唾液分泌抑制のために，臭化ブチルスコポラミン（ブスコパン 20 mg）をまたはグルカゴン（グルカゴン G・ノボ 1 mg）を静注または筋注

💡 消化管運動を抑制する薬剤　内服の際の説明の工夫　P265

セデーションとモニタリング

セデーション

- 患者の苦痛の軽減のためミダゾラム（ドルミカム）3 ～ 5 mL，ペンタゾシン（ペンタジン）0.5 mL を用いセデーションを施行

💡 内視鏡に用いられる鎮静薬・鎮痛薬　追加するタイミング　P266
　鎮静薬と拮抗薬　P267

モニタリング

- 鎮静薬の効果は人によって異なる．呼吸抑制や血圧低下が起こった場合は検査を中断し，酸素投与や拮抗薬の投与など適切な対処を行う．
- 検査経過の把握，偶発症の早期発見・対処のために一画面で血圧・脈拍・呼吸回数・経皮的酸素飽和度・心電図が把握できるモニターを使用
- アナフィラキシーショックに対応できるよう救急カートの準備
- セデーション下では体動による転落に注意する．

● 検査中の看護

全身状態の把握

観察項目

- バイタルサイン・循環動態の変動の有無
- 腹痛・腹部膨満感の有無
- 表情，意識状態

- 呼吸状態，誤嚥の有無
- マウスピースが外れていないか
- 体動の有無

> **ワンポイントアドバイス**
> セデーション下では，無意識に動いてしまうことが多い．セデーション投与直後は循環動態の変動が起きやすいため，スコープ挿入後しばらくは患者のそばでモニタリングを行う．

安楽の保持

体位の工夫

体圧分散マット
- 長時間同一体位となることが多いため，体圧分散マット（ソフトナース）を敷く．

（写真：ソフトナース／防水シート／検査台／ソフトナースをカットしたもの）

スポンジ枕
- 検査時の体位により前胸部の圧迫感と，頸部の痛みを訴えることがある．
  - 右肩から前胸部にかけてスポンジの枕を挿入すると苦痛が軽減する．

抑制帯
- 体動によるベッドからの転落を防止するため抑制帯を使用

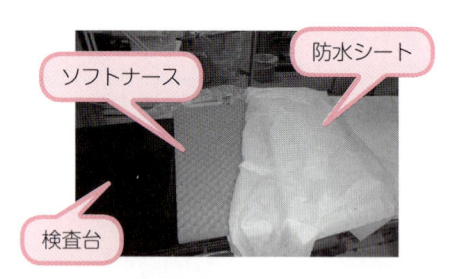

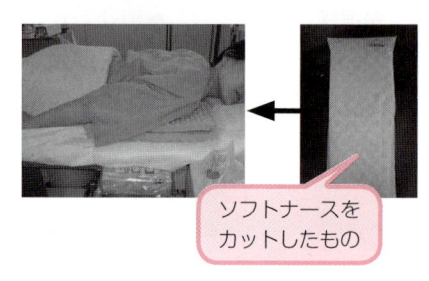

タッチング
- 患者の表情や体動を観察し，苦痛の強い患者には肩や首に触れ「トントン」すると効果的である．

検査中の介助

レントゲン被曝
- スコープが十二指腸乳頭部をとらえたらレントゲン透視・造影が始まるため，検査室を出て前室でモニター監視する．
- 患者の状態（一般状態が悪くバイタルサインが不安定・体動により危険と判断した場合）によっては，防護エプロンを着用し検査室へ入室する．

💡 レントゲン被曝を避けるために ➡ P272

必要物品の提供
- 透視画像を観察しながら状況を把握し，適切な物品を提供する．
- 十二指腸乳頭部からのカニュレーション時，造影剤など．

膵液・胆汁細胞診の介助
- 採取した膵液や胆汁は採取順番，採取量を記録し直ちに細胞診固定液の入ったスピッツに入れ，氷冷する．

- 擦過細胞診の介助
  - 臨床検査技師が検査室で待機し迅速細胞診を行うことが望ましい.
  - 膵管・胆管内をサイトロジーブラシで擦過後検体をプレパラートに固定
  - ブラシやチューブ内に付着した細胞を生理食塩液で洗い流し,スピッツに入れることがあるので,生理食塩液のシリンジを準備

- 直視下生検の介助
  - 十二指腸乳頭部腫瘍などの場合
    - 生検鉗子の開閉確認
    - 検査医に鉗子の先端を手渡す.
    - 画面を見ながら検査医の指示に従い鉗子の開閉を行う.
    - 採取した組織片は乾燥する前に固定液(ホルマリン)容器に入れ,採取した順に番号,名前を明記する.

●検査後の看護

全身状態の把握

- 観察項目
  - バイタルサイン
  - 腹痛,胃部不快感,嘔気,咽頭痛,気分不良の有無など
  - セデーション時は薬剤使用量,拮抗薬使用の有無と覚醒状況

  > **ワンポイントアドバイス**
  > 検査中・直後に起こりうる偶発症:血圧低下,過量の造影剤注入による胆管内圧,膵管内圧上昇による痛み,腹痛である.

安全の確保

- 検査後の注意点について説明する.
- 検査後1時間は咽頭麻酔の影響が残っているため,絶飲・絶食を保つこと.飲水は許可があってから行う.
- 膵炎防止のため,翌日指示があるまでは絶食とし,点滴を続ける.
- 検査中鎮静薬・鎮痛薬を使用しているため,ふらつき転倒する危険性がある.

情報の伝達

- 患者の状態(覚醒状況,痛みの有無)により車椅子またはストレッチャーにて迎えを依頼する.
- 医師に検査状況,検査後の指示の確認を行う.
- 病棟看護師に検査中の状態や病棟で継続して観察・介入すべき問題点を申し送る.
- 検査時間・使用薬剤(鎮痛薬・鎮静薬・拮抗薬など)・薬剤使用量・造影剤の使用量を確認し,記録する.

検査直後から食事開始までの看護

看護の目標／看護のポイント
- 偶発症の予防や早期発見を行い，検査による苦痛が軽減できるように努める

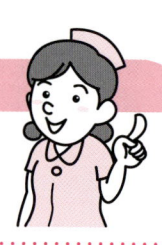

> **ワンポイントレクチャー**
> ERCPの偶発症としては膵炎が最も多く，約0.144％に発生すると言われ，重症例では死に至ることもある．そのため，検査直後から膵炎の予防や膵炎徴候を早期発見するための観察を行うことが重要である．

患者の受け入れ準備

病室の準備
- 嘔吐など排泄物の汚染を防止するために，ベッドの頭部から腰部にかけて横シーツを入れ，ガーグルベースンを準備
- 帰室時，直ちにバイタルサインが測定できるように血圧計，パルスオキシメーターを準備

病室への移送
- 検査中の鎮静剤による患者の覚醒状態に合わせて，車いすあるいは，ストレッチャーで移送

全身状態の把握

申し送り
- 内視鏡室看護師から，患者の状態について申し送りを受ける．
  - 検査時間
  - 検査中の問題点
  - 検査後の医師の指示
  - 使用薬剤：鎮痛薬，鎮静薬，鎮静薬拮抗薬
  - バイタルサインの変化など

帰室後の観察のポイント
- 申し送り内容から問題点を把握し，継続してケアする．
  - 意識レベル
  - 嘔気，嘔吐
  - バイタルサイン
  - 腹部症状（腹痛・腹部膨満感・腹壁）

患者の安全
- ベッド柵の使用，ベッドの高さの調整，障害物の除去などの環境を整える．
- 鎮静薬の使用や持続点滴などにより，転倒・転落のリスクが高くなっていることを患者に説明し，初回歩行時には看護師が付き添うため必ずナースコールするように伝える．
- 初回歩行時ふらつきがなければ，次回から1人で歩いてもらう．

偶発症と観察・予防ケア

急性膵炎

原因
- 内視鏡挿入による物理的刺激，造影剤注入による化学的刺激により生じ

る．膵管ブラシ擦過細胞診を実施した場合などは，リスクが高くなる．

観察のポイント
- 激しい腹痛
- 背部痛
- 嘔気，嘔吐
- 発熱の有無
- 翌朝の血清アミラーゼ値

看護
- 点滴管理：検査直後より蛋白分解酵素阻害薬と抗生剤の投与を開始
- 膵炎の徴候である腹痛・嘔気などの症状を説明し，症状がある時は我慢せずにすぐ知らせるように伝える．
- 飲水などにより症状が増強する場合は中断して看護師に知らせるように伝える．
- 腹痛，背部痛にはペンタゾシンなどの鎮痛薬を投与する．
- 翌日の血清アミラーゼ値 500 IU/L 以上，白血球数 9,900 /μL 以上の場合は，食事摂取開始を延期する．
- 膵炎を発症した場合は絶飲・絶食のうえ，抗生剤や蛋白分解酵素阻害薬を投与し保存的治療を行い，確実な薬剤投与と食事制限による口渇などの苦痛緩和に努める．

> **ワンポイントアドバイス**
> **急性膵炎の症状**
> 急性膵炎の場合，身体を前屈させて丸くなると軽減する腹痛が特徴的である．また，重症例では血圧低下・呼吸困難・出血傾向をきたす場合がある．これらの症状は，検査直後から食事開始後まで継続的に観察する必要がある．

穿孔

原因
- 内視鏡挿入時の強い嘔吐・咳反射が起きた場合や，腫瘍の影響により消化管の位置関係が正常と大きく異なる場合などに，腸管を損傷したため．

観察
- 発熱
- 嘔気・嘔吐
- 強い腹痛
- 腹部膨満感，反跳痛，腹部筋性防御の有無
- ショック徴候（血圧低下，四肢冷感，頻脈，冷汗，不穏）

看護
- 上記のような症状が出現した場合は，すぐに医師に報告する．
- 安静を保ち，腹圧がかからない体位を工夫する．
- 医師の指示のもと，採血やレントゲン検査・CTなどの出診を行う．
- 緊急内視鏡や緊急手術になることが多い．患者の苦痛の軽減を図りながら，患者・家族にその都度説明を行い，不安の軽減に努める．

検査後の安静度

食事・飲水
- 翌日の朝食までは絶食，検査終了1時間後より飲水可
- 飲水開始時には，咽頭麻酔によるむせや違和感がないことを確認してもらう．

	●食事摂取により膵炎を発症する危険性があるため，看護師が食事開始を伝えるまでは絶食を守るように説明しておく．
安静	●翌朝まで，トイレ歩行以外はベッド上安静 ●膵炎症状がなければ，翌朝から病棟内歩行可

食事開始後から退院までの看護

看護の目標／看護のポイント
- 食事開始後の膵炎・穿孔などの偶発症の早期発見に努める
- 退院の準備ができ，退院後の検査・治療方針が理解できるように努める

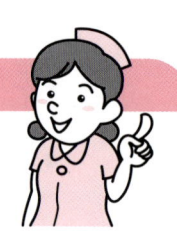

食事開始時のケア

食事開始時の患者指導	●食事開始については，腹痛と嘔気がないこと，採血データが血清アミラーゼ値 500 IU/L 以下，白血球数 9,900 /μL 以下であることを確認する． ●食事は膵臓食（低脂肪食）とする． ●ゆっくりよく噛んで食べるように説明し，腹痛などの症状が出現すればすぐに摂取を中止し，知らせるように説明しておく．
内服薬	●内服薬・インシュリンは食事開始に伴い，再開して良いことを説明する． ●膵臓食は低カロリーのため，血糖降下薬の再開やインシュリン投与量については，主治医に確認する．

安静

持続点滴の終了	●食事が半量以上摂取でき，偶発症が出現しないことを確認後，持続点滴を終了する．
清潔	●持続点滴が終了すれば，シャワー浴ができることを説明する．

退院指導

食事	●日常生活の制限は特にない． ●バランスの良い食事と規則正しい生活を心がけるように説明する．
外来受診	●次回の外来予約日には，必ず受診するように説明する．また，可能であればキーパーソンに同席してもらうように伝えておく．
継続看護のポイント	●患者が抱えている不安内容や，キーパーソン，告知についての希望など，継続的な介入ができるように，退院サマリーに記載する．

Chapter 3

消化器内視鏡室での安全管理・感染管理

A 消化器内視鏡室での安全管理 ……………………… 258
B 消化器内視鏡室での感染管理 ……………………… 260

A

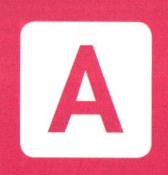

消化器内視鏡室での安全管理

患者確認

外来患者
- 患者と関わるすべての場面で患者に名乗っていただき，カルテと照合

入院患者
- 入院患者はすべてネームバンドを付けているので，必ずネームバンドと名乗っていただいた名前を問診表，依頼用紙と照合

適切な薬剤の選択

薬剤禁忌
- 検査前にオーダリングシステムの薬剤禁忌情報を確認
- 検査前に看護師が問診をとり，アレルギーの有無，既往歴，禁忌薬剤を確認し，医師に情報提供し，指示を受ける．

抗凝固薬・抗血小板薬
- 検査依頼時に医師は抗凝固薬，抗血小板薬の有無を確認し，内服中の場合は薬剤に応じた休薬期間をおいたあと，検査が実行できるように予定を立てる．
- 看護師は検査前の問診時必ず休薬期間を確認し，適切であるか確認
- 休薬期間が不十分な場合は，患者と相談し生検は行わない．

セデーション時の全身管理

- セデーションではミダゾラムかペンタゾシンが使用されることが多い．
- 消化器内視鏡ガイドラインに則り，以下のモニタリングを行う．
  ①心電図モニター
  ②自動血圧計
  ③S_PO_2モニター
- 経時的に記録に残し，患者の状態を医師とともにアセスメントする．

検体の取り扱い

- 検体は診断上重要なものであり，患者間違い，検体採取部位間違いがないようにする．
  ①検体採取時確実に容器に入れ，その都度番号を付ける．
  ②患者氏名，カルテ番号，検体採取部位番号を検体容器に記入し，検査終了後医師と医師とダブルチェック

熱傷	●内視鏡治療時電気メスを使用するので熱傷を起こす可能性があるため，以下のことを確認 ①金属類，湿布などを使用していないことを確認 ②対極板は大腿部や背部など濡れないところに貼付
転倒・転落の可能性	①床に水濡れがないか，患者誘導時は常に確認し，濡れている時はすぐに拭く． ②患者を検査室内でひとりにする時は声をかける． ③入院患者は転倒・転落アセスメントスコアを確認し，患者の状況を把握し検査介助につく． ④セデーション施行時には転落することのないよう，抑制帯の使用目的を説明し，同意を得て使用する．
同一体位による皮膚損傷	①内視鏡治療時には検査時間が長時間になるので，検査台に除圧寝具を敷く． ②褥創の好発部位に対して治療に支障がない範囲で除圧を行う．

A　消化器内視鏡室での安全管理

B
消化器内視鏡室での感染管理

感染管理の原則

スタンダードプリコーション
- 「全ての血液，体液，粘膜，創傷皮膚などには感染リスクがある微生物などが含まれていると考え取り扱う．」（CDC ガイドラインより）
- 患者の感染症の有無により洗浄・消毒の方法を決定するのではなく，すべての使用後の内視鏡は感染症があると考え，同じ方法で処理する．

スポルディングの分類
- 患者に使用する医療器具や器材を生体に与えるリスクの違いにより，感染の危険性を考慮して3つのカテゴリーに分け（クリティカル，セミクリティカル，ノンクリティカル）に分け，その程度により適切な消毒方法を決定したものである．
- 以下の表のように内視鏡は高レベル消毒が必要な機器であり，内視鏡の構造が複雑であること，検査をスムーズに進め効率良く使用するには自動洗浄機による洗浄・消毒が不可欠である．

スポルディングの分類と内視鏡機器の処理法

殺菌の水準	生体に与える損傷の程度	処理方法	器具名
クリティカル	粘膜を傷つける	滅菌	生検鉗子 ERCP造影チューブ
セミクリティカル	粘膜や創のある皮膚に接触する	高レベル消毒	内視鏡
ノンクリティカル	創のない皮膚に接触する	低レベル消毒	血圧計のマンシェット

洗浄・消毒の実際

消化器内視鏡
- 消化器内視鏡は複雑な構造をしており，構造を理解したうえで洗浄，消毒を行う必要がある．

目的
- 内視鏡に付着した微生物などの除去と殺菌

方法
- スタンダードプリコーションの考え方に則り，すべての患者に使用した内視鏡は以下の方法で検査終了後1患者ごとに自動洗浄機を使用し，洗浄・

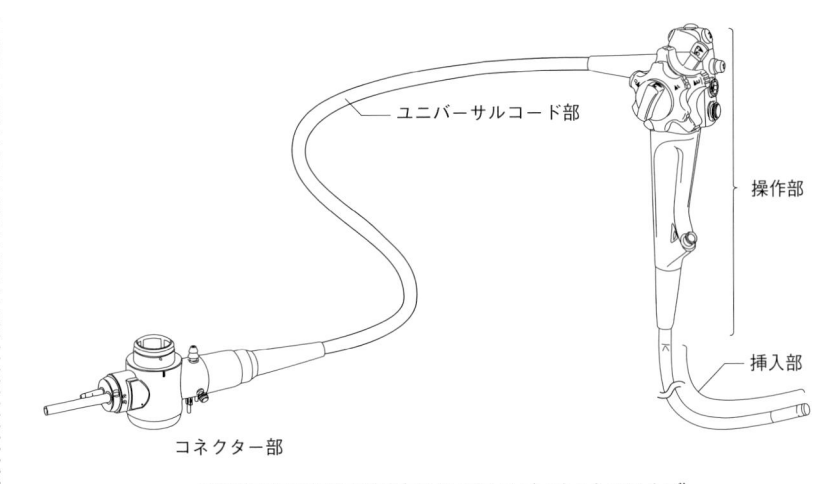

消化器内視鏡の基本構成（オリンパスメディカルシステムズ）

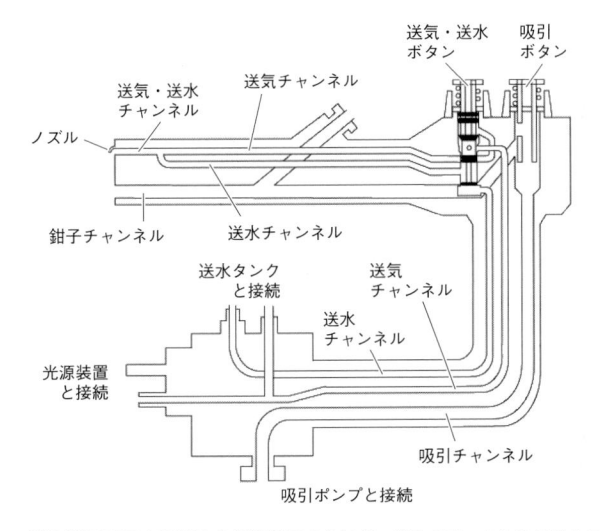

消化器用電子内視鏡の内部管路構成（オリンパスメディカルシステムズ）

消毒する．
- 感染の成立を予防するには，微生物の量を減らすため，ベッドサイドや洗浄槽での一時洗浄が重要となる．
- 洗浄・消毒の質の保証を保つには，内視鏡の構造を理解したコメディカルを育成し，専従で洗浄・消毒を担当することが望ましい．

検査終了直後ベッドサイドで行う
① 酵素洗浄剤を 200 mL 吸引する．
② 送気，送水：約 5 秒間
③ 挿入部の外表面の汚れを濡れたガーゼで拭き取る．

洗浄槽で行う
① 防水キャップを取り付ける．
② 挿入部，ユニバーサルコード部，操作部の内部管路を洗浄用ブラシで洗浄
③ 外表面を洗剤付きのスポンジで洗浄し，流水で洗浄

内視鏡による 自動洗浄・消毒	①漏水テストを行う． ②洗浄用アダプターを取り付け，洗浄機にセットし，洗浄工程通りに消毒 ③全検査終了後管路内を乾燥させるためにアルコールフラッシュ ④外表面を乾拭後，専用の保管庫に収納
洗浄機内の 消毒薬の管理	●消毒薬はフタラールと過酢酸を使用しているが，消毒薬の使用期限はメーカーが推奨する使用回数または期間により管理する．
内視鏡の質の保証	●自動洗浄機にかける内視鏡の履歴管理を行う． ●自動洗浄機は1年に2回メーカーによるメンテナンスを行い，日常業務に不備がないように管理する． ●1年に1回5本程度の内視鏡を選択し，内視鏡の外表面と鉗子チャンネル内の細菌学的検査を行う．
≫ 生検鉗子などの 処置具	●処置具に関しても内視鏡と同様にスポルディングの分類の考え方に則り，その構造を理解したうえで洗浄・消毒を行う． ●多くの処置具はディスポーザブル製品に変更されている．把持鉗子やバスケット鉗子などハンドル，シース，ワイヤーに分解できるものは分解後洗浄・消毒を行う． ●リユースの処置具に関しては，使用後直ちに超音波洗浄を行い，オートクレーブ滅菌

消化器内視鏡室の環境整備

≫ 防護具の着用	●交差感染の予防と職員の曝露予防のために，内視鏡に携わる医師，看護師，は必ずマスク，エプロン，手袋を着用する． ●出血による飛散の可能性が高い時はゴーグルやフェイスシールドを着用スポルディングの分類の考え方に則り洗浄担当者はフェイスシールド，袖付きエプロンを着用する．
≫ 検査室の清掃	●1患者ごとに内視鏡システムユニットのキーボード，光源，吸引機周辺は環境用除菌クロスで清拭する．

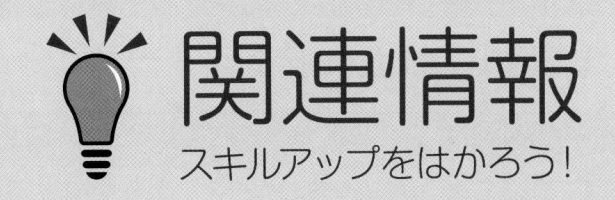

関連情報
スキルアップをはかろう！

- 薬剤 …………………………………… 264
- 内視鏡の機器・手技 …………………… 268

薬　剤

抗凝固薬・抗血小板薬

作用持続時間

一般名	薬品名	作用持続時間
塩酸サルポグレラート	アンプラーグ	1日
リマプロストアルファデクス	オパルモン	1日
酒石酸イフェンプロジル	セロクラール	1日
ベラプロストナトリウム	ドルナー	1日
ジピリダモール	ペルサンチン	1～2日
塩酸ジラゼプ	コメリアン	2日
シロスタゾール	プレタール	2日
ニセルゴリン	サアミオン	2～3日
トラピジル	ロコルナール	3日
ワルファリンカリウム	ワーファリン	3日
アスピリン	バイアスピリン	1週間
塩酸チクロピジン	パナルジン	1週間
イコサペント酸エチル	エパデール	7～10日
硫酸クロピドグレル	プラビックス	14日

内服の確認

- 患者の中には，抗凝固薬・抗血小板薬を内服していることを理解されていない場合もあるため，薬歴を外来カルテで必ず確認する．また，お薬手帳を持参されている場合には見せてもらう．
- 薬の確認は，「血をさらさらにする薬」，「血が固まらなくなる薬」，「脳梗塞の予防の薬」など表現を変えて確認することが大切である．
- 心疾患，脳血管疾患の既往歴がある場合は，特に注意して確認をする．
- 抗凝固薬・抗血小板薬を中止することで起こるデメリットを必ず説明する．

休薬期間

- 抗凝固薬・ワーファリン使用時：3～4日間中止
- 抗血小板薬使用時：3～5日間中止
- 併用時：7日間休薬

内服の中止・再開の基準

中止

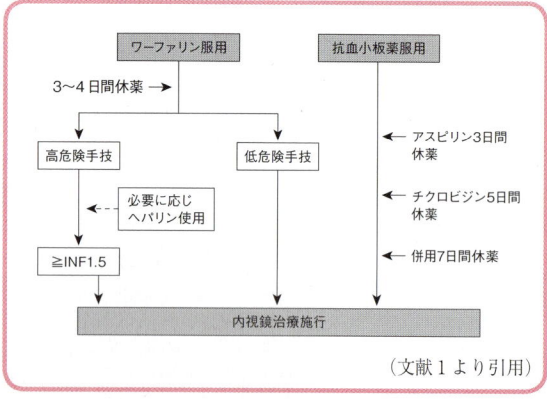

```
ワーファリン服用              抗血小板薬服用
    │                              │
3～4日間休薬→                      │
    ↓                              │
高危険手技  低危険手技        ←アスピリン3日間休薬
    │         │              ←チクロピジン5日間休薬
必要に応じ←─┤                ←併用7日間休薬
ヘパリン使用  │
    ↓         │
≧INF1.5       │
    ↓         ↓
      内視鏡治療施行
```

（文献1より引用）

再開

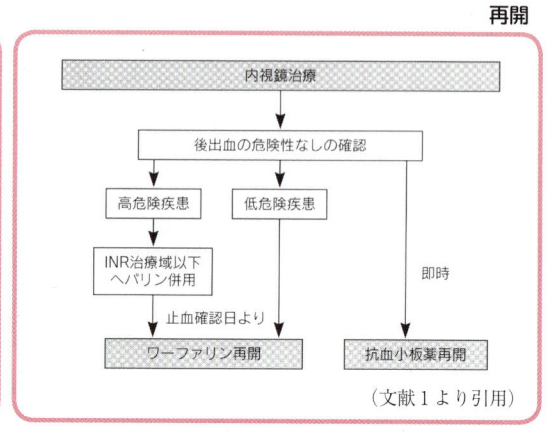

```
          内視鏡治療
              ↓
        後出血の危険性なしの確認
          ↓         ↓
      高危険疾患  低危険疾患
          ↓         │
      INR治療域以下  │
      ヘパリン併用   │        即時
          ↓         │         │
      止血確認日より │         │
          ↓         ↓         ↓
      ワーファリン再開    抗血小板薬再開
```

（文献1より引用）

💡 消泡薬・蛋白分解酵素（粘液除去に用いる薬剤）

薬剤	作用	副作用	禁忌
ジメチコン（ガスコン）	・消泡作用 ・粘膜の気泡の表面張力を低下・破裂させる	胃部不快感・下痢・腹痛	
プロナーゼ（プロナーゼMS）	・粘液溶解除去 ・40℃前後で効果最大熱湯では失活		過敏症，消化管出血患者（潰瘍・静脈瘤など），粘膜切除・ポリープ切除などの処置後の患者
炭酸水素ナトリウム	胃酸の中和		

※ 安心して前処置が受けられる説明のひと工夫

> 個人の理解力にあわせ，分かりやすい表現で説明する．
> 「胃の中の泡を消して，よく見えるようにする薬」など

💡 鎮痙薬（消化管運動を抑制する薬剤）

薬剤名	禁忌とその理由	作用	副作用	血中濃度他
臭化ブチルスコポラミン（ブスコパン）	緑内障：毛様体筋の弛緩により虹彩は角膜の方に圧迫され，眼房水流出路を閉鎖し，眼圧が上昇するため 前立腺肥大：膀胱収縮筋を弛緩させ，アドレナリン作動性優勢により，尿道括約筋の収縮や尿道をとりまく肥厚した内腺の収縮も起こり，尿閉をきたすため 麻痺性イレウス：消化管抑制作用により病態悪化を招くため 重篤な心疾患：洞房結節に対する迷走神経作用効果遮断により，アドレナリン作動性が優勢となり頻脈を招き，末梢血管拡張により，血圧低下を招き病状悪化を招くため	副交感神経遮断	心悸亢進 心筋梗塞 ショック 眼の遠近調節障害 排尿障害	肝での代謝 血中の半減期は5〜6時間 筋肉注射： 　8〜10分で最大 　6時間で前値 静脈注射： 　3〜5分で最大 　6時間で前値
グルカゴン（グルカゴンG・ノボ）	褐色細胞腫：カテコールアミン分泌促進作用があるため 糖尿病：肝のグリコーゲン促進作用があるため	消化管蠕動運動Oddi筋・胆嚢収縮抑制及び胃・膵液分泌抑制	ショック 血圧低下 低血糖	肝・腎での代謝 血中の半減期は20〜30分 皮下注射： 　15分で最大 　3時間で前値 静脈注射： 　2〜3分で最大 　1時間で前値

※ 臭化ブチルスコポラミン（ブスコパン）禁忌の確認

> 禁　忌：緑内障，前立腺肥大による排尿障害，重篤な心疾患，麻痺性イレウス
> 副作用：眼圧上昇，散瞳，口渇，心悸亢進，悪心・嘔吐，頭痛，尿閉

※ 安心して前処置が受けられる説明のひと工夫

> 個人の理解力にあわせ，分かりやすい表現で説明する
> 「胃の動きを止めて，よく見えるようにする薬」
> 「目の焦点が合わなくなったり，口が渇く場合があるが，少しずつ元に戻る」
> など

塩酸リドカイン（キシロカイン）

- リドカイン禁忌の確認
  > 禁　忌：キシロカイン過敏症の既往がある．
  > 　　　　歯を抜く時などの気分不良を起こしていないかを確認する．
  > 副作用：ショック，血圧低下，痙攣，不安，眠気，悪心・嘔吐

- 比較的安全なキシロカインビスカスの投与法
  - 口中に長く含ませて口腔粘膜からの吸収を高めることは避ける．
  - キシロカインビスカスをスプーン1さじ飲み込ませ，さらに咽喉の麻酔効果がやや出現した時点で，2さじめを咽頭粘膜に接することができるくらい，ゆっくり飲み込ませると，血中濃度の上昇を少なくすることができる．
  - 注入する際，被検者の顎に手をそえ口を軽く開かせると，舌根部がよく観察できる．注入後は，顔や頭の位置は変えず，頚部を後屈したまま口を少し開いた状態で咽頭の奥にためるよう声かけし，被検者にも意識させるとよい．

- リドカインの極量

キシロカインゼリー	300 mg（15 mLまで）
キシロカインビスカス	300 mg（添付スプーンで3匙まで）
キシロカインポンプスプレー	200 mg（25回噴霧まで）

セデーション

- よく用いられる鎮静薬・鎮痛薬

薬剤名	禁忌	作用	副作用	血中濃度など
ミダゾラム（ドルミカム）	重症筋無力症，急性狭隅角緑内障	鎮静：作用発現が早く持続時間が短い	呼吸抑制，血圧低下，不整脈，健忘，せん妄，興奮	半減期は2時間 肝臓で代謝される 血管痛はない
ペンタゾシン（ペンタジン）	麻薬系鎮痛薬との併用（効果が減弱するため）	鎮痛：効果が高い	悪心，嘔吐，呼吸抑制，ショック，血圧上昇，錯乱	半減期は1時間 肝臓で代謝される
ハロペリドール（セレネース）	昏睡状態：昏睡状態悪化の可能性 重症心不全：心筋に対する障害作用や血圧降下パーキンソン病患者：錐体外路障害悪化の可能性 アドレナリン投与中の患者：重篤な血圧降下	鎮静	悪性症候群，心室頻拍，麻痺性イレウス，遅発性ジスキネジア，抗利尿ホルモン不適合分泌症候群，無顆粒球症，横紋筋融解症	

- 麻薬の内服確認
  > 治療・検査中に鎮痛のため使用されるペンタゾシン（ペンタジン）は麻薬拮抗性鎮痛薬であり，麻薬に対し拮抗作用がある．

- 追加するタイミング
  - ペンタゾシン
  筋層直上の粘膜下層剝離，凝固止血を行う際の体動時に疼痛が著しくなるため
  - ハロペリドール
  アルコール多飲者で，ミダゾラムやペンタゾシンでの体動コントロールが不良な場合

鎮静薬と拮抗薬

	薬剤	特徴
ベンゾジアゼピン系鎮静薬	ミダゾラム（ドルミカム）	半減期1.8〜6.4時間
非麻薬性鎮静薬	ペンタゾシン（ペンタジン）	半減期0.73時間（静注）
拮抗薬	フルマゼニル（アネキセート）	ベンゾジアゼピン系による鎮静の解除・呼吸抑制の改善 半減期49〜52分

拮抗薬の種類と使用上の注意

薬剤名	禁忌	副作用	血中濃度他
フルマゼニル（アネキセート）	ベンゾジアゼピンを服用中のてんかん患者	ショック，血圧低下，嘔気，痙攣	血中の半減期は49〜52分 3〜30分の拮抗が認められる
塩酸ナロキソン（塩酸ナロキソン）	非麻薬性中枢抑制薬または病的抑制による呼吸抑制	肺水腫，血圧上昇	半減期：0.4 mg静注64分（作用時間90〜120分）

リカバリールームからの退出基準

意識が回復する⇒呼名にて返答する
血圧が安定する⇒収縮期圧が90〜180 mmHg
S_PO_2が安定する⇒酸素なしでS_PO_2 91％以上
　　　　　　　　　（90％以下なら酸素投与）

鎮痛薬・鎮静薬使用患者の帰宅条件評価基準

①治療終了後60分以上経過している
②血圧，脈拍数に異常がない，もしくは患者の普段の血圧，脈拍数に戻っている
③意識，顔色，気分に異常がない
④眠気はなく，明瞭な応答が可能
⑤ふらつきが軽度残存しているが，自立歩行可能
⑥ふらつかずに自立歩行可能

①〜⑤がチェックできれば，家人が付き添い安全な交通手段があれば帰宅可能
①〜④と⑥がチェックできれば，独りで帰宅可能

💡 絶食時も内服を続ける薬剤

降圧薬	ベシル酸アムロジピン（ノルバスク） アゼルニジピン（カルブロック） 塩酸マニジピン（カルスロット）
抗不整脈薬	ジソピラミド（リスモダン） ジゴキシン（ジゴキシン） 塩酸メキシレチン（メキシチール）

内視鏡の機器・手技

インフォームド・コンセント

消化器内視鏡におけるインフォームド・コンセントの内容

1. 患者の病名・病態
2. 内視鏡検査・治療を推奨する理由
3. 実施しようとする内視鏡検査・治療の具体的内容
4. 内視鏡検査・治療によって期待される効果
5. 内視鏡検査・治療で予想される危険性
6. 内視鏡検査・治療の代替となる他の方法と対比情報
7. 内視鏡検査・治療を受けなかった場合の予後

> 病棟看護師は患者の理解度を確認しながら一緒に同意書のポイントを確認することが必要

(文献2より引用)

EUS-FNAのインフォームド・コンセントの概要

必要性など	偶発症と対策
全体の診断能は90％を超え，偶発症の発生率は低い 1. 治療方針決定のための確定診断をつける ・腫瘍の確定診断 ・癌の深達度診断 ・抗癌剤使用前の組織学的確診 2. 本検査を早期に実施し，確実に病理学的確証を得ることが診断過程において患者の身体的・精神的負担や経済的負担を軽減し得る． 3. 超音波内視鏡で観察しながら穿刺するため安全で容易に組織が採取できる． 4. 穿刺が危険と判断した場合は中止することもある．また検体採取がうまくできないこともある．	全体としては1％程度 1. 出血：点滴をしながら施行．止血剤の投与 2. 感染：術後抗生剤の投与 3. 穿孔：穿刺針による穿孔の報告はないが穿孔した際には手術が必要になることがある． 4. ショック：点滴しながら施行．呼吸・循環のモニタリングをしながら施行 5. 腫瘍播種：頻度としては極めてまれとされているが，可能性は否定できない．（特に経胃的穿刺） 6. 膵炎：頻度としてはまれ．時に高アミラーゼ血症がある

(文献3より一部改変)

EMR／ESD

高周波ナイフの種類

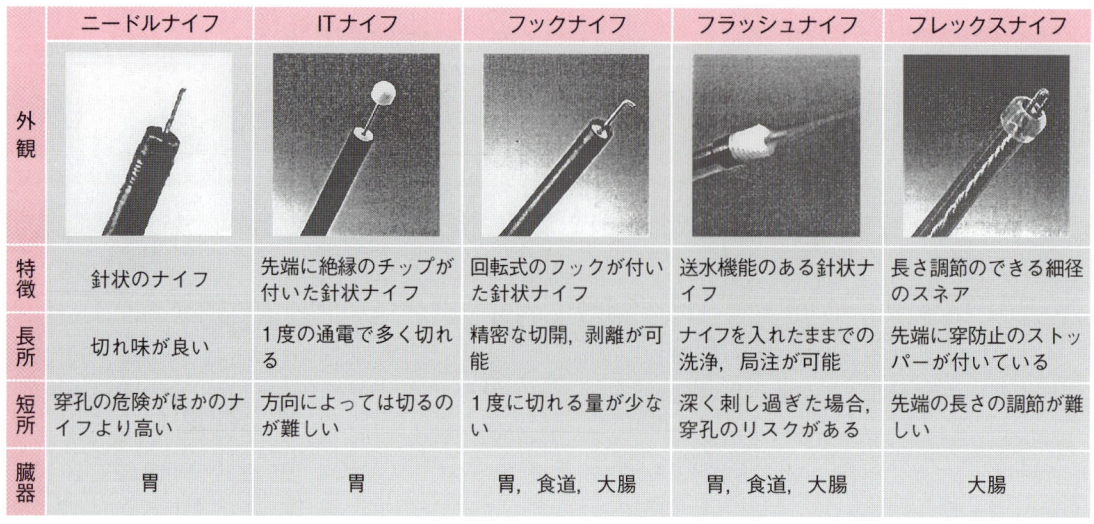

	ニードルナイフ	ITナイフ	フックナイフ	フラッシュナイフ	フレックスナイフ
外観					
特徴	針状のナイフ	先端に絶縁のチップが付いた針状ナイフ	回転式のフックが付いた針状ナイフ	送水機能のある針状ナイフ	長さ調節のできる細径のスネア
長所	切れ味が良い	1度の通電で多く切れる	精密な切開，剥離が可能	ナイフを入れたままでの洗浄，局注が可能	先端に穿孔防止のストッパーが付いている
短所	穿孔の危険がほかのナイフより高い	方向によっては切るのが難しい	1度に切れる量が少ない	深く刺し過ぎた場合，穿孔のリスクがある	先端の長さの調節が難しい
臓器	胃	胃	胃，食道，大腸	胃，食道，大腸	大腸

(文献4より一部改変)

内視鏡の機器・手技

高周波スネアの種類

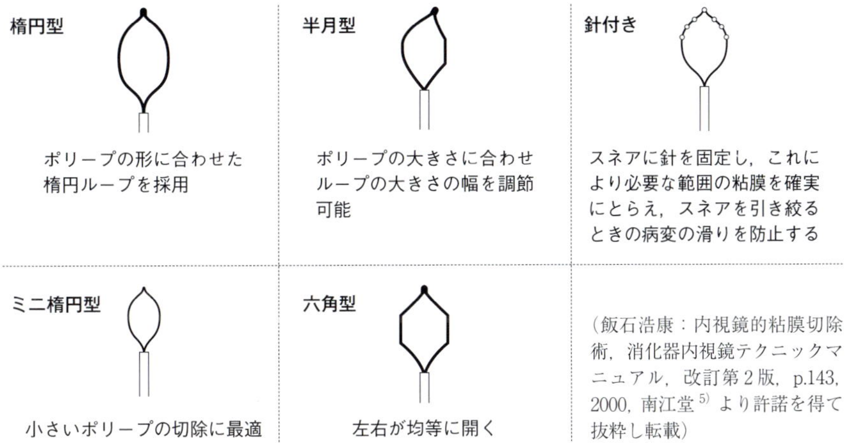

楕円型	半月型	針付き
ポリープの形に合わせた楕円ループを採用	ポリープの大きさに合わせループの大きさの幅を調節可能	スネアに針を固定し，これにより必要な範囲の粘膜を確実にとらえ，スネアを引き絞るときの病変の滑りを防止する

ミニ楕円型	六角型	
小さいポリープの切除に最適	左右が均等に開く	(飯石浩康：内視鏡的粘膜切除術，消化器内視鏡テクニックマニュアル，改訂第2版，p.143，2000，南江堂[5]より許諾を得て抜粋し転載)

EMR/ESDに用いる局注液

生理食塩液	従来多用されていたが，短時間で周囲組織に拡散してしまうのがデメリット
高張液(グリセオール)	生理食塩液に比較し，隆起保持性が高い
ヒアルロン酸ナトリウム(ムコアップ)	さらに隆起保持性が高いが，高価

局注液の実際

- 生理食塩液 100 mL ＋アドレナリン(ボスミン) 1筒
- グリセオール 200 mL ＋アドレナリン(ボスミン) 1筒
- またはヒアルロン酸ナトリウム(ムコアップ*) 20 mL ＋アドレナリン(ボスミン) 0.1筒を準備

*胃のESDには保険適用あり

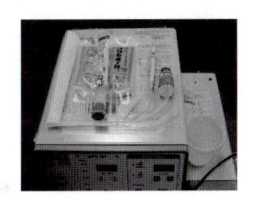

治療中の介助

局注により病変が持ち上がらない場合はsm癌の可能性が高いか，針が深く刺さりすぎている場合が多い．

義歯・金属類の除去

- **義歯**
  治療時のセデーションによる意識レベルの低下により，誤嚥や内視鏡チューブ挿入時に義歯の破損が起こる危険があるため
- **金属類，湿布**
  高周波治療装置使用による火傷の危険があるため

💡 止血

アルゴンガスの特徴

- 非接触凝固のため，電極と組織の付着が起こらない
- 滲出性に対し効率よく凝固するため，手術時間の短縮につながる
- 血液を吹き飛ばし出血点を直接凝固する
- 表層凝固で穿孔のリスクが軽減
- 蒸散ではなく萎縮・縮小させる
- 発煙が少なく，良好な視界が得られる
- 組織の炭化が少ない

関連情報　スキルアップをはかろう！

アルゴンガスの適応

- 広範性，腫瘍性出血の止血
- EMR 後，組織損傷を受けやすい場所での腫瘍焼灼
- ステント挿入後の腫瘍，肉芽組織の発育に対する治療
- 食道静脈瘤の地固め
- 早期胃癌の治療
- GAVE の止血

アルゴンガスの注意

安全性に優れているがアルゴンガスを発生するので消化管の拡張防止に頻回の吸引が必要

💡 機器

スコープの名称の意味

○○F-○○○○

- 検査対象臓器略号
- 特殊記号
- 系列数字
  - 2桁の場合はファイバースコープ
  - 3桁の場合はビデオスコープ
- 挿入部有効長　L：1680 cm　I：1330 cm

スコープの特徴（オリンパスメディカルシステムズ）

型式	画質	特殊光	用途	特徴	鉗子口数
CF-H260AZI	ハイビジョン		拡大		1
CF-Q240ZI	高画質		拡大		1
CF-Q260DI	高画質		ルーチン	UPD用	1
CF-240DI			ルーチン	UPD用	1
CF-FH260AZI	ハイビジョン	特殊光	拡大	ウォータージェット	
GIF-H260Z	ハイビジョン		拡大	ウォータージェット	
GIF-Q240Z	高画質		拡大		
GIF-XQ260			ルーチン		
GIF-Q260J	高画質		処置用	ウォータージェット	
GIF-2TQ260M	高画質		処置用	ウォータージェット	2チャンネル

生検鉗子の種類（オリンパスメディカルシステムズ）

Fenestrated	Ellipsoid	With needle	Fenestrated with needle	Ellipsoid with needle	Alligator type	Alligatot jaws
孔付	長径孔付	針付	針付・孔付	長径・孔付・針付	片開型	鰐口型

（竜田正晴：上部消化管検査法，消化器内視鏡テクニックマニュアル，改訂第2版，p.38, 2000, 南江堂[5]より許諾を得て抜粋改変し転載）

生検の仕方

- 生検カップの大きさは，約 7～8 mm：ポリープや病変の大きさの把握に便利
- ハンドルを強く握ると，鉗子の硬度が増し鉗子先端が反り曲がり，内視鏡チャンネルにピンホールが生じる可能性がある．
- 鉗子は目的とする部位に，表面粘膜に対しできるだけ直角になるように当て採取
- 潰瘍瘢痕など硬い組織の採取時には，ゆっくり鉗子を閉じると鉗子の先端が滑らず，目的部位の組織採取が可能
- 生検による出血は通常口側・後壁側に流れるため，原則的には口側後壁，肛門側後壁，口側前壁，肛門側前壁の順に生検する．

手技・医療安全

代表的な色素内視鏡検査法

	色素液	色調	毒性	使用濃度	代表的な適応疾患
コントラスト法	インジゴカルミン	青〜暗青	$LD_{50}=93$ mg/kg (rats)	0.04〜3.0%	Barrett食道癌の診断 胃癌の広がり・質的診断 大腸腫瘍の存在・質的診断など
	エバンスブルー	青緑	(−)	0.1〜0.2%	
	ブリリアントブルー	青	$LD_{50}=4.6$ mg/kg (mice)	0.5〜1.0%	
	メチレンブルー	青	(−)	0.05%	胃癌の広がり診断など
染色法	メチレンブルー	青	(−)	0.2〜1.0%	腸上皮化生の診断，胃癌の広がり診断その他，十二指腸，小腸病変など
	クリスタルバイオレット(ビオクタニン)	暗緑 pHで変化	$LD_{50}=1.0$ mg/kg (rats)	0.05%	大腸腫瘍の質的診断など
	トルイジンブルー	青紫	$LD_{50}=28.93$ mg/kg (rats)	1.0〜2.0%	食道表在・広がり診断など
反応法	ヨード	赤褐	過敏症	ヨードが1.2〜3.0%になるよう調製	食道癌の存在・広がり診断など
	コンゴーレッド	pH3：青紫 pH5：赤	$LD_{50}=190$ mg/kg (rats)	0.3%	酸分泌領域の診断など
	フェノールレッド	pH6：黄 pH8：赤		0.05%(尿素併用)	H.pylori感染粘膜の広がり診断など
蛍光法	アクリジンオレンジ	赤橙		0.025%(直接) 500 mg(間接)	胃癌の存在・広がり診断など
	フルオレセイン	黄紅	$LD_{50}=6.721$ mg/kg (rats)	10%/5 mLアンブル	
血管内投与法	インドシアニングリーン	緑	$LD_{50}=87.1$ mg/kg (rats)	2 mg/kg	胃癌の広がり・深達度診断(赤外線内視鏡)など
	フルオレセイン	黄紅	$LD_{50}=6.721$ mg/kg (rats)		消化管癌の組織診断(共焦点レーザー内視鏡)など

(文献6より一部改変)

腸管洗浄法の比較

	等張マグコロールP法	Golytely法
方法	マグコロールP 100 gを水1.8 Lに溶かし等張液として腸管内を洗浄する方法	硫酸ナトリウムとポリエチレングリコールを主成分としたGolytely液(ニフレック)を大量(2L)に服用させ，腸管内を洗浄する方法
長所	・味が良く服用しやすい． ・等張で腸管から吸収されず，体液および循環動態に影響がほとんどない． ・食物残渣の少ない良好な全処置が可能	・等張で腸管から吸収されず，体液および循環動態に影響がほとんどない． ・検査前日の食事制限や下剤の内服が不要 ・食物残渣の少ない良好な前処置が可能
短所	・高Mg血症による排尿障害，倦怠感，筋力低下などを起こすことがある． ・腎機能低下のみられる症例では高Mg血症を起こしやすく使用できない．	塩分が強く服用しづらい．
禁忌	消化管閉塞症，消化管穿孔症，中毒性巨大結腸症，腎不全患者	消化管閉塞症，消化管穿孔症，中毒性巨大結腸症

- 大腸検査時の体位変換の介助
  - 脾弯曲部通過時は右側臥位が有効である．
  - 肝弯曲部通過時は右側臥位，左側臥位が有効なことがある．
  - 盲腸への挿入時は左側臥位，腹臥位が挿入の助けになる．
  - 観察時は，観察する部位が上にくるよう体位変換すると，より効率的である．

- 用手圧迫が有効な部位と状況

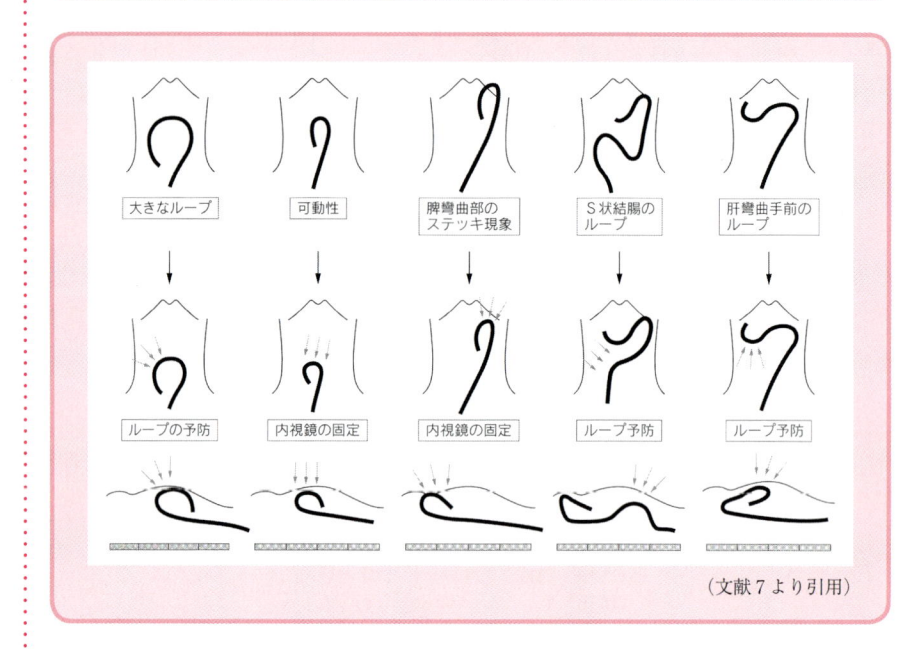

大きなループ	可動性	脾彎曲部のステッキ現象	S状結腸のループ	肝彎曲手前のループ
ループの予防	内視鏡の固定	内視鏡の固定	ループ予防	ループ予防

  （文献7より引用）

- レントゲン被爆を避けるために
  - **防護の三原則**
    ①線源（レントゲン管球，照射部位）から距離をとる
    ②線源との間に遮蔽物（防護エプロン）を置く
    ③被爆時間（検査時間）を短くする
  - **ナースの具体的な被爆防止**
    ①患者の傍についている必要がなければ，レントゲン照射中は撮影室の外に出る．
    ②レントゲン照射中に撮影室内の患者近くにおいてナース業務が必要な場合はX線防護用エプロンを着用する．エプロンを着用することにより，頭部，手足が露出していても被爆は1/10に減少する．
    ③放射線に従事する医療者は，フィルムバッチを身につけ，被爆量の確認を行う．[8]

文献 ▶▶▶

1) 小越和栄, 他：内視鏡治療時における抗血栓療法症例への対応．日本消化器内視鏡学会(監)：消化器内視鏡ガイドライン，第3版，p21, 2006, 医学書院．
2) 熊井浩一郎, 他：インフォームド・コンセントガイドライン．日本消化器内視鏡学会(監)：消化器内視鏡ガイドライン，第3版，p12, 2006, 医学書院．
3) 神津照雄, 他：超音波内視鏡ガイド下穿刺術ガイドライン．日本消化器内視鏡学会(監)：消化器内視鏡ガイドライン，第3版，p176, 2006, 医学書院．
4) 山根康子, 他：消化器肝胆膵ケア, 13：4-13, 2008.
5) 竜田正晴, 他：消化器内視鏡テクニックマニュアル, 改訂第2版, p38-143, 2000, 南江堂
6) 上堂文也, 他：色素内視鏡ガイドライン．日本消化器内視鏡学会(監)：消化器内視鏡ガイドライン，第3版, p144, 2006, 医学書院．
7) 五十嵐正広, 他：大腸内視鏡ガイドライン．日本消化器内視鏡学会(監)：消化器内視鏡ガイドライン，第3版, p101, 2006, 医学書院．
8) 大澤　忠, 他(編)：ナースのための画像・内視鏡検査の知識, p171, 1990, 医学書院．

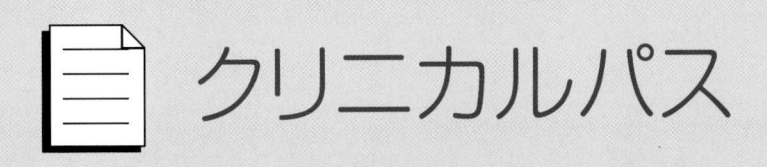

クリニカルパス

使用方法
クリニカルパスの構成要素とその内容
①パス基準指示用紙
　パスを使用する際の適応基準や除外基準，退院基準が記載されている．また下段は薬剤等の基準指示簿となっている．

②入院診療計画書
　患者用パスともいわれるもので，入院から退院までの標準的な予定が書かれている．内容は，入院期間から始まり，日々の安静度や食事・排泄・清潔，処置治療・説明指導などを入院中の経過に合わせて表にしたもので，患者や家族に説明する時に使用する．

③オーバービュー
　医療者用パスのことで，そのパスに関わるすべての医療スタッフが共有した目標を持ちその目標を達成するために行う標準的な治療計画であり，指示簿でもある．

④日めくりパス
　1日1枚ずつ使う記録用紙のことである．日毎のタスクが予定どおりに実施されたかをチェックしたり，記載された観察項目に基づいて患者を観察することで，パスに記載されたアウトカムやクリティカルインディケーターが順調に達成されているかを日々評価する．

用語の説明
クリティカルインディケーター：多数設定されているアウトカムの中で治療や入院経過に影響すると考えられる最も重要なアウトカム

アウトカム：患者の望ましい状態や目標数値

バリアンス：その時設定されている介入項目（タスク）が達成されなかったり，患者が設定された望ましい状態（アウトカム）から逸脱した時

アセスメント：アウトカムが達成されたかどうか（あるいはバリアンスかどうか）を客観的に判断する基準や指標

タスク：医療者側の介入項目

食道粘膜切除・粘膜下層剥離術

入院診療計画書

食道粘膜切除・粘膜下層剥離術入院診療計画書

病　名　　□早期食道癌　　　□その他（　　　　　　　）

症　状

様　　入院期間　　　　　　　　7日間

＊入院に関して何か御心配な事がありましたらお申し出下さい。
＊この計画表はおよその経過をお知らせするものです。

経過	入院日〜	前日	治療当日（治療前）	治療当日（治療後）
月日	／	／	／	
行動範囲	・病院内は自由です。 ・病棟を離れる際は詰所に声をおかけ下さい。 ・病院外へ出られる場合には主治医の許可が必要となりますのでお申し出下さい。		・病棟を離れないで下さい。 ・治療は午後からの予定ですが、開始時間は当日内視鏡から連絡があります。	・治療後、病室まで寝台車で帰ります。 ・帰室後はトイレ以外はベッド上で安静です。
食事	・食事に制限はありません。		・朝から絶食ですが治療直前まで水・スポーツドリンクの摂取は少量なら可能です（色のついた飲み物は避けて下さい）。	・絶食ですが、治療終了1時間後から水分の摂取ができます。ただし水・お茶に限ります。
排泄	・ご自由にトイレをご利用下さい。		・点滴中もトイレに歩いていくことができます。	・トイレ歩行ができますが、治療後の初回のトイレ歩行は看護師が付き添います。
入浴	・病棟の入浴時間はいつでも入浴ができます。治療当日から2日間は入浴等はできませんので、治療前日には入浴をしておきましょう。		・安静の必要があるため、入浴はできません。	
薬	・現在飲んでいるお薬がある場合はお申し出下さい。		・絶食中に内服していただきたいお薬がある場合は事前に看護師が説明します。 ・朝9時30分頃から点滴を開始し、治療翌々日まで続きます。	
処置治療	・1日1回14時に検温を行います。		・朝7時に検温を行います。	・治療後の状態によって何度か検温を行います。
説明指導	・入院生活のオリエテーションをさせていただきます。入院中は禁煙をお守り下さい。 ・これまでの病気の経過についておうかがいします。 ・主治医の診察と治療の説明があります。 ・患者誤認防止のために手首にネームバンドをつけさせていただきます。 ・食事や薬剤で今までにアレルギー反応が出た方は入院時に看護師にお知らせ下さい。	・薬剤師より内服薬の説明をさせていただきます。 ・治療前日に治療に関する説明が看護師からあります。粘膜下層剥離術を受けられる方は、内視鏡の看護師も治療前日に訪問し、お話をお聞きします。	・内視鏡室から連絡があれば、義歯、ヘアピン、時計等の金属類は取り外し、タオルを2本持ってゆったりとした服装で5F内視鏡室へおりて下さい。	・お腹が痛くなったり、気分が悪くなったらナースコールを押して看護師をお呼び下さい。 ・治療後、出血の有無を確認するために2回目までの便を見せていただきます。排便後は流さずにトイレの中のナースコールを押して看護師をお呼び下さい。

食道粘膜切除・粘膜下層剥離術

	病棟　　　　病室
主治医名	印
看護師名	
患者署名	印
代理署名	続柄

20　年　月　日　大阪府立成人病センター

翌日	2日目	3日目	4日目	退院日（治療後5日目頃）
/	/	/	/	/
・朝の9時以降は病棟内を自由に歩行することができます。		・病院内は自由です。		
・絶食ですが、水・お茶の摂取が出来ます。	・朝から5分粥が出ます。	・朝から7分粥が出ます。	・朝から全粥が出ます。	・朝から普通食が出ます。
	・ご自由にトイレをご利用下さい。		・ご自由にトイレをご利用下さい。	
・治療後の安静のため入浴はできませんが、体調がよければ看護師が体を拭いたり、シャンプーをすることができます。	・病棟の入浴時間はいつでもシャワー浴ができます。		・病棟の入浴時間はいつでも入浴ができます。	
	・食事を摂取しても腹痛や吐き気等の症状がなければお昼頃点滴は終了となります。 ・基本的に全ての内服薬を再開していただきますが、抗凝固薬や糖尿病薬の内服再開については看護師が説明いたします。			・退院処方があればお渡しします。
・早朝に採血を行います。 ・1日3回検温を行います。	・1日3回検温を行います。	・1日1回14時に検温を行います。		・朝7時に検温を行います。
・主治医の診察があります。 ・治療後、出血の有無を確認するために2回目までの便を見せていただきます。排便後は流さずにトイレの中のナースコールを押して看護師をお呼び下さい。	・治療後、出血の有無を確認するために2回目までの便を見せていただきます。排便後は流さずにトイレの中のナースコールを押して看護師をお呼び下さい。2回目以降もしばらくの間は便の状態を自分で観察するようにしましょう。黒っぽい便が出た場合は看護師にご連絡下さい。 ・退院後の生活についてのパンフレットをお渡しし注意点について看護師が説明します。		・しばらくは便の状態を自分で観察するようにしましょう。 ・退院までに次回の外来予約票をお渡しします。1階中央予約受付で次回の外来予約をお取り下さい。	

クリニカルパス

胃粘膜切除・粘膜下層剥離術

入院診療計画書

胃粘膜切除・粘膜下層剥離術入院診療計画書

病　名　　□早期胃癌　　□胃ポリープ　　□その他（　　　　　）

症　状

様　　入院期間　　　　　　　　7日間

＊入院に関して何か御心配な事がありましたらお申し出下さい。
＊この計画表はおよその経過をお知らせするものです。

経過	入院日〜	前日	治療当日(治療前)	治療当日(治療後)
月日	／	／		
行動範囲	・病院内は自由です。 ・病棟を離れる際は詰所に声をおかけ下さい。 ・病院外へ出られる場合には主治医の許可が必要となりますのでお申し出下さい。		・病棟を離れないで下さい。 ・治療は午後からの予定ですが、開始時間は当日内視鏡室から連絡があります。	・治療後、病室まで寝台車で帰ります。 ・帰室後はトイレ以外はベッド上で安静です。
食事	・食事に制限はありません。		・朝から絶食ですが治療直前まで水・スポーツドリンクの摂取は少量なら可能です(色のついた飲み物は避けて下さい)。	・絶食ですが、治療終了1時間後から水・お茶の摂取ができます。
排泄	・ご自由にトイレをご利用下さい。		・点滴中もトイレに歩いていくことができます。	・トイレ歩行ができますが、治療後の初回のトイレ歩行は看護師が付き添います。
入浴	・病棟の入浴時間はいつでも入浴ができます。治療当日から2日間は入浴等はできませんので、治療前日には入浴をしておきましょう。		・安静の必要があるため、入浴はできません。	
薬	・現在飲んでいるお薬がある場合はお申し出下さい。	・朝から胃粘膜保護目的でパリエットという内服薬が開始となります。	・絶食中に内服していただきたいお薬がある場合は事前に看護師が説明します。 ・朝9時頃から点滴を開始し、治療翌々日まで続きます。	
処置治療	・1日1回14時に検温を行います。		・朝7時に検温を行います。	・治療後の状態によって何度か検温を行います。 ・治療後鼻から胃にチューブを入れる場合があります。
説明指導	・入院生活のオリエンテーションをさせていただきます。入院中は禁煙をお守り下さい。 ・これまでの病気の経過についておうかがいします。 ・主治医の診察と治療の説明があります。 ・患者誤認防止のために手首にネームバンドをつけさせていただきます。 ・食事や薬剤で今までにアレルギー反応が出た方は入院時に看護師にお知らせ下さい。	・薬剤師より内服薬の説明をさせていただきます。 ・治療前日に治療に関する説明が看護師からあります。粘膜下層剥離術を受けられる方は、内視鏡の看護師も治療前日に訪問し、お話をお聞きします。	・内視鏡室から連絡があれば、義歯、ヘアピン、時計等の金属類は取り外し、タオルを2本持ってゆったりとした服装で5F内視鏡室へおりて下さい。	・お腹が痛くなったり、気分が悪くなったらナースコールを押して看護師をお呼び下さい。 ・治療後、出血の有無を確認するために2回目までの便をみせていただきます。排便後は流さずにトイレの中のナースコールを押して看護師をお呼び下さい。

胃粘膜切除・粘膜下層剥離術　277

	病棟　　　病室	
主治医名		印
看護師名		
患者署名		印
代理署名	続柄	

20　　年　　月　　日　　大阪府立成人病センター

翌日	2日目	3日目	4日目	退院日 （治療後5日目頃）
/	/	/	/	/
・朝の9時以降は病棟内を自由に歩行することができます。			・病院内は自由です。	
・絶食ですが、水・お茶の摂取ができます。	・朝から5分粥が出ます。	・朝から7分粥が出ます。	・朝から全粥が出ます。	・朝から普通食が出ます。
	・ご自由にトイレをご利用下さい。		・ご自由にトイレをご利用下さい。	
・治療後の安静のため入浴はできませんが、体調がよければ看護師が体を拭いたり、シャンプーをすることができます。	・病棟の入浴時間はいつでもシャワー浴ができます。		・病棟の入浴時間はいつでも入浴ができます。	
	・食事を摂取しても腹痛や吐き気等の症状がなければお昼頃点滴は終了となります。 ・基本的に全ての内服薬を再開していただきますが、抗凝固薬や糖尿病薬の内服再開については看護師が説明いたします。			・退院処方があればお渡しします。
・早朝に採血を行います。 ・1日3回検温を行います。	・1日3回検温を行います。	・1日1回14時に検温を行います。		・朝7時に検温を行います。
・主治医の診察があります。 ・治療後、出血の有無を確認するために2回目までの便をみせていただきます。排便後は流さずにトイレの中のナースコールを押して看護師をお呼び下さい。	・治療後、出血の有無を確認するために2回目までの便をみせていただきます。排便後は流さずにトイレの中のナースコールを押して看護師をお呼び下さい。2回目以降もしばらくの間は便の状態を自分で観察するようにしましょう。黒っぽい便が出た場合は看護師にご連絡下さい。 ・退院後の生活についてのパンフレットをお渡し注意点について看護師が説明します。		・しばらくは便の状態を自分で観察するようにしましょう。 ・退院までに次回の外来予約票をお渡しします。1階中央予約受付で次回の外来予約をお取り下さい。	

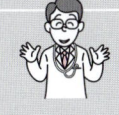

クリニカルパス

オーバービュー

胃粘膜切除・粘膜下層剥離術のクリニカルパス

患者名（　　　　　　　　　）

		入院時〜手術2日前 ／　〜　／	手術前日 ／	手術当日 ／ 術前
アウトカム	クリティカル インディケーター	・精神的・身体的に治療を受ける準備ができる	──────────────→	
	患者状態	入院目的を理解し，治療に対して同意している	──────────────→	
	生活動作（機能）	院内を自由に行動できる	──────→	棟内を自由に行動できる
	知識・教育	治療の説明を受け，治療目的・方法・予定・偶発症が理解できる わからないことを質問できる	術前オリエンテーションを受け，治療当日から治療後の経過や偶発症が理解できる。	
	合併症			
	アセスメント	治療を行うことに同意できている 抗凝固薬が中止されている せん妄状態でない	──────────────→	絶食及び飲水制限が守れる
タスク	治療 処置	身長・体重測定（入院時） ネームバンドの装着 検査の確認（心電図・レントゲン検査） バイタルサインの測定1検	同意書・問診表の確認 ネームバンドの装着確認 バイタルサインの測定1検	ネームバンドの確認 9時から医師による血管確保 バイタルサインの測定1検
	薬剤	持参薬の確認 内服薬続行の確認 抗凝固薬中止の確認 内服自己管理基準確認 アレルギー確認 パリエット処方	持続点滴指示オーダー パリエット内服開始 絶食時内服薬の確認	絶食時の内服確認 持続点滴開始（投与メニューは注射箋の内容に準じる）
	検査			
	清潔	入浴	入浴	不可
	排泄	トイレ	トイレ	トイレ
	食事	制限なし	制限なし	絶食・治療直前まで水・スポーツドリンク少量可（色についた飲み物不可）
	安静度	院内フリー	院内フリー	病棟内フリー
	教育・説明	入院時オリエンテーション インフォームド・コンセント 禁煙指導 薬剤師による薬剤指導 入院診療計画書説明（入院中のおよその経過について説明） 絶食時の内服の有無について説明	術前オリエンテーション 内視鏡看護師による術前訪問	内視鏡出診時の準備について説明
	コンサルテーション	「薬剤管理指導業務」の実施指導書提出		
	その他	転倒・転落アセスメント 日常生活自立度 栄養管理計画書		

胃粘膜切除・粘膜下層剥離術

	手術当日	術後1日目	術後2日目	術後3日目	術後4日目以降	退院
	/	/	/	/	/	
	術後					
	・重篤な偶発症（出血・腹膜炎）をおこさず経過する	・重篤な偶発症（出血・腹膜炎）をおこさず経過する	・食事摂取開始後も腹痛の増強や吐下血・発熱が出現せず経過する	退院の準備ができる	→	→
	治療後の安静，絶食を守ることができる 吐下血がない 鎮痛薬を使用し，腹痛（創痛）が自制できる	治療後の絶食を守ることができる 安静度の範囲内で行動することができる 吐下血がない 鎮痛薬を使用し，腹痛（創痛）が自制できる	朝から食事が開始となる 腹痛（創痛）が増強しない	→		→
	トイレ歩行以外は床上で安静にできる	9時以降は病棟内を自由に行動できる	病棟内を自由に行動できる	院内を自由に行動できる		→
	安静の必要性が理解でき，守ることができる 異常時知らせることができる	治療後2回目までの便を観察し，看護師に見せることができる 異常症状（嘔気・嘔吐・腹痛の増強等）出現時知らせることができる		治療後2回目以降の便も自己にて観察することができる 退院後の生活について理解することができる		→
	出血をおこさない 穿孔をおこさない	出血をおこさない 穿孔をおこさない				→
	吐血・下血が1度もない 腹痛（創痛）が鎮痛薬を使用し，自制内で経過する 腹膜刺激症状がない 体温が38℃以上持続しない	腹痛（創痛）が鎮痛薬を使用して自制内で経過する 吐下血がない 体温38℃以上が持続しない	経口摂取開始後，腹痛（創痛）が増強しない			→
	呼吸困難感がある又はSpO_2 95%以下の場合酸素吸入開始 バイタルサインの測定帰室後＋準夜帯	バイタルサイン測定3検	体温3検・血圧1検	バイタルサイン測定1検	バイタルサイン測定1検	バイタルサイン測定1検
	持続点滴（投与メニューは注射箋の内容に準じる）	絶食時内服続行の指示薬のみ内服	抗凝固薬以外の持参薬内服再開確認 12時 持続点滴抜去		抗凝固薬再開日の確認	
		採血				
	不可	清拭・洗髪	清拭・洗髪	シャワー浴	入浴可	→
	トイレ	トイレ	トイレ	トイレ	トイレ	トイレ
	絶食 終了1時間後より水・茶摂取可	絶食・飲水可	5分粥	7分粥	全粥	普通食
	床上安静・トイレ歩行のみ可	棟内フリー	→	院内フリー		→
	安静度・絶食・水分摂取の説明 嘔気・腹痛出現時の対応について説明 観便の必要性の説明	水分摂取の説明 嘔気・腹痛出現時の対応について説明 観便の必要性の説明	食事開始の説明		抗凝固薬の再開日の説明	→
				退院指導・パンフレットの配布・説明		
	転倒・転落スコア評価 日常生活自立度評価 褥瘡診療計画書評価	転倒・転落アセスメント 日常生活自立度			次回外来予約	

クリニカルパス

基準指示用紙

	【胃粘膜切除・粘膜下層剥離術 クリニカルパス】
ID	＊指示日：20　　年　月　日 ＊指示医： ＊指示受け看護師： ＊指示受け日：20　　年　月　日 　　　　　　　　　　大阪府立成人病センター

病名	□早期胃癌　　　□胃ポリープ　　　□その他
併存症	
入院目的	胃粘膜切除術(EMR)または胃粘膜下層剥離術(ESD)
適応基準	早期胃癌内視鏡治療症例
除外基準	せん妄などにより安静，絶食の指示が守れない症例
退院基準	経口摂取開始後も偶発性(吐下血，穿孔に伴う疼痛・発熱)の徴候がみられない
治療予定	治療日	20　　年　　　月　　　　日
	治療名	□胃 EMR　　　□胃 ESD

【基本指示】

発熱時(38℃以上)	□カロナール 500mg 1 包　□パラセタ坐薬　1 個 □その他(　　　　　　　)
疼痛時	□ロキソニン 1T　□ボルタレン坐薬(25mg)1 個 □ソセゴン(15mg)1A 筋肉注射(静脈内注射禁)
不眠時	□常用の眠剤追加　□レンドルミン D1 錠 □アタラックス P(25mg)1A ＋生食 50ml　30 〜 60 分で点滴
便秘時	□プルゼニド 1T(2T に増量可)　□テレミン坐薬 1 個　□GE60ml
嘔気時	□プリンペラン 1A ＋生食 50ml 全開で点滴　□ナウゼリン坐薬 1 個 □プリンペラン錠 1 錠
高血圧時 (SBP>180 以上)	□アダラート L 20mg　1 錠内服 □その他〈　　　　　　　〉
絶食時内服	□なし　□あり(　　　　　　　　　　　　　　　　　　　)

【退院指示】

退院日	20　　　年　　　月　　　　日
指示者・日付(　　)	外来予約 □有□無　　採血 □有□無　　検査予約 □有□無
指示受け・日付(　　)	紹介状 □有(　　通)□無　　退院処方 □有□無

※済はチェック　□外来予約　□採血　□検査　□紹介状　□退院処方　□ID　□残薬　□他所フィルム　□サマリ

日めくりパス（治療前日・入院日，治療当日）

治療前日・入院日

患者氏名：
月　日（　）　病日　1日目　治療前日・入院日

クリティカルインディケーター
精神的・身体的に治療を受ける準備が出来る

その他の担当者サイン		日勤	準夜	深夜	医師サイン
時間		:	:	:	:

観察項目：B					
	体温（35.0℃〜37.5℃）	℃			
	脈拍数（50〜90回／分・整）	回／分・			
	血圧（収縮期血圧80mmHg〜180mmHg）				
	排便回数	回／日			
	食事（　）摂取量（5割以上摂取）	昼（　／　）夕（　／　）			
	嘔気（無）	有・無	有・無	有・無	有・無
	腹痛（無）	有・無	有・無	有・無	有・無
	腹満（無）	有・無	有・無	有・無	有・無
	身長	cm			
	体重	kg			

治療・処置薬剤検査介入項目：A	ネームバンド装着
	持参薬確認
	絶食時内服薬の確認
	抗疑固薬中止の確認
	胸部レントゲン
	心電図
	血型
	同意書の確認
	問診表の確認
	パリエット処方確認・内服

機能：C	院内で過ごすことができる
言動：D	苦痛
	質問
	不安
説明教育指導：E	入院時オリエンテーション（看護師）
	治療オリエンテーション（看護師）
	絶食時内服薬の説明
	入院診療計画書の説明（医師）
	治療説明（治療前日までに・医師）
知識：F	入院・治療に同意している
	病気・病態を理解している
	入院時オリエンテーションを理解している
	治療オリエンテーションを理解している
	入院診療計画書の概要を理解している
	禁煙ができている
偶発症：G	
その他システム：H	リネン交換
	日常生活自立度
	転倒・転落アセスメント
	入院診療計画書
	栄養管理計画書

クリティカルインディケーターの達成
　出来た　　出来ていない
　　　　　　　　　　医師

治療当日

患者氏名：
月　日（　）　病日　日目　治療当日

クリティカルインディケーター
重篤な合併症（出血・腹膜炎）をおこさず経過する

その他の担当者サイン		看護師担当者サイン					医師サイン
		深夜	日勤	帰室時	準夜	深夜	
時間		:	:	:	:	:	

観察項目：B							
	体温（35.0℃〜38℃）	℃	℃	℃	℃		
	脈拍数（50〜90／分・整）	回／分・	回／分・	回／分・	回／分・		
	血圧（収縮期血圧80mmHg〜180mmHg）						
	SPO$_2$（95％以上）	％	％	％	％		
	意識レベル（清明）						
	嘔気（無）	有・無	有・無	有・無	有・無	有・無	有・無
	嘔吐（無）	有・無	有・無	有・無	有・無	有・無	有・無
	腹痛（無・自制内）	有・無	有・無	無・自制／自制不可	無・自制／自制不可	無・自制／自制不可	無・自制／自制不可
	腹満（緊満なし）	有・無	有・無	有・無	有・無	有・無	有・無
	咽頭痛（無）	有・無	有・無	有・無	有・無	有・無	有・無
	吐血（無）	有・無	有・無	有・無	有・無	有・無	有・無
	排ガス（有）	有・無	有・無	有・無	有・無	有・無	有・無
	排便回数		回／日				
	便の性状（黒色便なし）		有・無		有・無	有・無	有・無
	NGチューブ挿入中：排液量／性状（鮮血排液なし）						

治療・処置薬剤検査介入項目：A	給食時内服薬（パリエット・　）確認	済☐	済☐		済☐		
	NGチューブ挿入			有・無			
	治療後初回歩行付き添い			済☐（　：　）			
	9時30分頃 持続点滴開始（22Gスーパーキャス 左前腕）		済☐				
	治療後水分摂取			可・不可			
	義歯・時計・眼鏡・ヘアピン・湿布等準備確認		済☐				

機能：C	治療前：棟内を自由に行動することができる	可・不可	可・不可				
	治療後：トイレ以外は床上安静が守れる			可・不可	可・不可	可・不可	可・不可
言動：D	苦痛	有・無	有・無	有・無	有・無	有・無	有・無
	質問	有・無	有・無	有・無	有・無	有・無	有・無
	不安	有・無	有・無	有・無	有・無	有・無	有・無
説明教育指導：E	安静度，飲食についての質問		済☐	済☐		済☐	
	観便の必要性についての説明		済☐				
知識：F	安静度を理解できる		可・不可	可・不可	可・不可	可・不可	
	絶食が守れている		可・不可	可・不可	可・不可	可・不可	
偶発症：G	出血						有・無
	穿孔						有・無
	腹膜炎						有・無
その他システム：H	リネン交換						
	日常生活自立度						
	転倒・転落アセスメント						
	褥瘡診療計画書		済☐				

クリティカルインディケーターの達成
　出来た　　出来ていない
　　　　　　　　　医師サイン

日めくりパス（治療後1日目，2日目）

治療後1日目

患者氏名　　　　　月　　日（　）　病日　　日目　　治療後1日目

クリティカルインディケーター
重篤な偶発症（出血・腹膜炎）をおこさず経過する

		看護師担当者サイン				医師サイン
その他の担当者サイン		深夜	日勤	準夜	深夜	
	時間	:	:	:	:	:

観察項目：B	体温（35.0℃～38℃）	℃	℃	℃		
	脈拍数（50～90／分・整）	回／分・	回／分・	回／分・		
	血圧（収縮期血圧80mmHg～180mmHg）	／	／	／		
	嘔気（無）	有・無	有・無	有・無	有・無	有・無
	嘔吐（無）	有・無	有・無	有・無	有・無	有・無
	腹痛（無・自制内）	無・自制 自制不可	無・自制 自制不可	無・自制 自制不可	無・自制 自制不可	無・自制 自制不可
	腹満（緊満なし）	有・無	有・無	有・無	有・無	有・無
	咽頭痛（無）	有・無	有・無	有・無	有・無	有・無
	吐血（無）					
	排ガス（有）					
	排便回数					
	便の性状（黒色便なし）					
	NGチューブ挿入中：排液量／性状（鮮血排液なし）					
	RBC（300万以上）					
	Hb（8.0以上）					
	WBC（1万5000以下）					
	CRP（8.0以下）					

治療・処置 薬剤 検査 介入項目：A	給食時内服薬（パリエット・　　　）確認
	NGチューブ抜去（NGチューブ）
	持続点滴中
	保清（BBまたはHB）
	採血

機能：C	9時から病棟内を自由に行動することができる

言動：D	苦痛
	質問
	不安

説明 教育 指導：E	9時　安静解除の説明
	安静度，飲食についての説明
	観便の必要性についての説明

知識：F	治療後指示内の安静と絶食を守れている
	疼痛，気分不良時訴えることができる
	観便の必要性が理解でき，治療後2回目までの便を看護師にみせることができる

偶発症：G	出血
	穿孔
	腹膜炎

その他 システム：H	リネン交換
	日常生活自立度
	転倒・転落アセスメント

クリティカルインディケーターの達成
　　　　出来た　　出来ていない
　　　　　　　　　　　　　医師サイン

治療後2日目

患者氏名　　　　　月　　日（　）　病日　　日目　　治療後2日目

クリティカルインディケーター
食事摂取開始後も腹痛の増悪や吐下血・発熱が出現せず経過する

		看護師担当者サイン				医師サイン
その他の担当者サイン		深夜	日勤	準夜	深夜	
	時間	:	:	:	:	:

観察項目：B	体温（35.0℃～38℃）	℃	℃	℃		
	脈拍数（50～90／分・整）		回／分・			
	血圧（収縮期血圧80mmHg～180mmHg）					
	嘔気（無）	有・無	有・無	有・無	有・無	有・無
	嘔吐（無）	有・無	有・無	有・無	有・無	有・無
	腹痛（無・自制内）	無・自制 自制不可	無・自制 自制不可	無・自制 自制不可	無・自制 自制不可	無・自制 自制不可
	腹満（無）	有・無	有・無	有・無	有・無	有・無
	咽頭痛（無）	有・無	有・無	有・無	有・無	有・無
	吐血（無）	有・無	有・無	有・無	有・無	有・無
	排ガス（有）	有・無	有・無	有・無	有・無	有・無
	排便回数		回／日			
	便の性状（黒色便なし）					
	食事（5分粥食）　摂取量（5割以上摂取）	朝（　／　）昼（　／　）夕（　／　）				

治療・処置 薬剤 検査 介入項目：A	パリエット内服確認	済□				
	12時　持続点滴抜去		済□			
	保清（BBまたはHB）		実施□（　・　）せず			
	抗疑固薬以外の持参薬再開		済□			

機能：C	病棟内を自由に行動することができる	可・不可	可・不可	可・不可	可・不可	

言動：D	苦痛	有・無	有・無	有・無	有・無	有・無
	質問	有・無	有・無	有・無	有・無	有・無
	不安	有・無	有・無	有・無	有・無	有・無

説明 教育 指導：E	食事開始についての説明	済□				
	観便の必要性についての説明		済□			

知識：F	疼痛，気分不良時訴えることができる	可・不可	可・不可	可・不可	可・不可	
	観便の必要性が理解でき，治療後2回目までの便を看護師にみせることができる	可・不可	可・不可	可・不可	可・不可	

偶発症：G	出血					有・無
	穿孔					有・無
	腹膜炎					有・無

その他 システム：H	リネン交換					
	日常生活自立度					
	転倒・転落アセスメント		―			

クリティカルインディケーターの達成
　　　　出来た　　出来ていない
　　　　　　　　　　　　　医師サイン

胃粘膜切除・粘膜下層剥離術

日めくりパス（治療後3日目～5日目，退院当日）

治療後3日目

患者氏名

	月　日（　）　病日　日目				治療後3日目

クリティカルインディケーター
食事摂取開始後も腹痛の増強や吐下血・発熱が出現せず経過する
退院の準備ができる

その他の担当者サイン		看護士担当者サイン				医師サイン
		深夜	日勤	準夜	深夜	
	時間	:	:	:	:	:

観察項目：B	体温(35.0℃～38℃)	℃				
	脈拍数(50～90/分・整)		回/分・			
	血圧(収縮期血圧80mmHg～180mmHg)		/			
	嘔気(無)	有・無	有・無	有・無	有・無	有・無
	腹痛(無・前日より軽減)	有・軽減・無	有・軽減・無	有・軽減・無	有・無	有・軽減・無
	腹満(無)	有・無	有・無	有・無	有・無	有・無
	吐血(無)	有・無	有・無	有・無	有・無	有・無
	排便回数		回/日			
	便の性状(黒色便なし)					
	食事(7分粥食)　摂取量(5割以上摂取)	朝(　/　)	昼(　/　)	夕(　/　)		

治療・処置薬剤検査介入項目：A	パリエット内服確認
	シャワー浴

機能：C	院内を自由に行動することができる

言動：D	苦痛
	質問
	不安

説明教育指導：E	退院指導（パンフレットに沿って説明）
	シャワー浴可能であることを説明
	観便の必要性を説明

知識：F	疼痛，気分不良を訴えることができる
	治療後2回目以降の便も自己にて観察することができる
	退院後の生活について理解できる

偶発症：G	出血

その他システム：H	リネン交換
	日常生活自立度
	転倒・転落アセスメント

クリティカルインディケーターの達成
　　　出来た　　出来ていない
　　　　　　　　　　　　医師・

退院当日

患者氏名

	月　日（　）　病日　日目		退院当日

クリティカルインディケーター
食事摂取開始後も腹痛の増強や吐下血・発熱が出現せず経過する
退院の準備ができる

その他の担当者サイン		看護師担当者サイン		医師サイン
		深夜	日勤	
	時間	:	:	:

観察項目：B	体温(35.0℃～37.5℃)	℃		
	脈拍数(50～90/分・整)	回/分・		
	血圧(収縮期血圧80mmHg～180mmHg)			
	嘔気(無)	有・無		
	腹痛(無)	有・軽減・無		
	腹満(無)	有・無		
	吐血(無)	有・無		
	排便回数			
	食事(　　)　摂取量(5割以上)	朝(　/　)		

治療・処置薬剤検査介入項目：A	パリエット内服確認	済 □

機能：C	院内を自由に行動することができる	可・不可

言動：D	苦痛	有・無
	質問	有・無
	不安	有・無

説明教育指導：E	

知識：F	

偶発症：G	

その他システム：H	リネン交換
	日常生活自立度
	転倒・転落アセスメント

クリティカルインディケーターの達成
　　　出来た　　出来ていない
　　　　　　　　　　　医師サイン

クリニカルパス

大腸内視鏡的粘膜下層剥離術

入院診療計画書

大腸内視鏡的粘膜下層剥離術入院診療計画書

病　名

症　状

様　　入院期間　　　　　　7日間

＊入院に関して何か御心配な事がありましたらお申し出下さい。
＊この計画表はおよその経過をお知らせするものです。

経過	入院日〜	前日	治療当日(治療前)	治療当日(治療後)
月日	/	/	/	
行動範囲	・院内は自由です。		・病棟から離れないでください。 ・連絡時内視鏡室におりていただきます。	・治療後、病室まで寝台車で帰ります。 ・翌日の朝までベッド上安静です。
食事		・低残渣食	・絶食です。 ・水またはお茶・スポーツドリンクを飲むことが出来ます。 ・治療に呼ばれるまでしっかり水分をとりましょう。	・絶食です。 ・医師の許可があれば水分はとれます。ただし水またはお茶に限ります。
排泄			・水薬の下剤を内服後、5回目の排便から流さずにトイレの中のナースコールを押して看護師をおよび下さい。	
入浴	・入浴・洗髪をして下さい。			・入浴はできません。
薬	・持参薬・降圧薬・抗凝固薬・糖尿病薬の内服の有無を確認させていただきます。	・20時に下剤を2錠内服していただきます。	・6時から水薬(下剤)1,800mlを内服していただきます。 ・絶食中に内服していただきたい薬がある場合は事前に看護師が説明します。	・医師から指示のある薬のみ内服して下さい。
処置治療			・治療を始める前に内視鏡室で点滴を入れます抗生剤の点滴をします点滴は、食事開始まで持続的に行います。	・抗生剤の点滴をします。
説明指導	・主治医の診察と説明があります。 ・治療後の出血予防のためにも禁煙してください患者誤認防止のため、入院中はネームバンドを手首に付けさせていただきます。		・内視鏡室へ行かれるときは義歯、ヘアピン、時計等の金属類は取り外して下さい。 ・連絡がありましたら、ゆったりとした服装で5F内視鏡室へおりて下さい。 ・ご家族の方は、内視鏡室の前の待合室でお待ち下さい。	・お腹が痛くなったり、気分が悪くなったらナースコールを押して看護師をお呼び下さい。

大腸内視鏡的粘膜下層剥離術　285

		病棟　　　　病室

主治医名　　　　　　　　　　　　　　　印
看護師名
患者署名　　　　　　　　　　　　　　　印
代理署名　　　　　　　　　　　続柄

20　年　　月　　日　　大阪府立成人病センター

翌日	2日目	3日目	4日目	退院日(治療後5日目頃)
/	/	/	/	/
・病棟内でお過ごし下さい。			・院内でお過ごし下さい。	
・絶食です。	朝から5分粥	7分粥	全粥食	普通食
・治療後、医師の許可があればトイレ歩行ができます。 ・医師の許可があるまでは、ベッドサイドで尿器またはポータブルトイレを使用して下さい。 ・治療後出血の有無を確認するために3回目までの便を見させていただきます。 ・4回目の便以降で赤い便が出た場合は流さずに看護師にお知らせ下さい。 ・排便後は流さずにトイレの中のナースコールを押して看護師をお呼び下さい。 ・退院後もしばらくはご自分で気をつけて便の色を観察していきましょう。				
・入浴はできません。 ・体調がよければ体を拭きます。		・シャワーができます。		・入浴できます。
		・基本的に全ての内服薬を再開していただきますが、抗凝固薬や糖尿病薬の内服については医師の指示に従って下さい。		
・朝と夕方に抗生剤の点滴をします。 ・早朝に採血を行います。	・食事開始後、医師の許可があれば点滴を抜きます。			
・主治医の診察があります。	・退院後の生活についてのパンフレットをお渡しします。			・次回の外来予約票をもらって下さい。

クリニカルパス

オーバービュー

大腸内視鏡的粘膜下層剥離術(ESD)のクリニカルパス

患者名(　　　　　　　　　　　　　　　)

		入院時〜術前日 /	手術当日(術前) /
アウトカム	クリティカル インディケーター	精神的・身体的に治療の準備が出来る →	
	患者状態	不安をコントロールできる → 睡眠がとれる	
	生活動作（機能）	院内で過ごすことができる →	
	知識・教育	入院時オリエンテーション・術前オリエンテーションを受け理解できる →	
	偶発症		
	アセスメント	術前の不安が緩和されている →	絶食の遵守が出来ている
タスク	治療 処置	身長・体重測定 ネームバンド装着 アレルギー確認 心電図・胸部レントゲン撮影確認 同意書・問診表の確認 輸血検査報告書(血液型検査)の確認 バイタル1検	前処置後 必要時追加排便処置 ネームバンド最終確認
	薬剤	持参薬確認 内服続行確認 抗血小板薬・抗凝固薬中止の確認 入院当日に下剤処方確認(プリゼニド2錠、マグコロールP100g1包) 〈入院前日〉 20時：プルゼニド2錠内服	〈当日入院〉 入院時〜ガスモチン3錠・マグコロールP100g1包＋水1,800ml内服 降圧薬を内服してきていない場合は入院時内服 〈前日入院〉水1,800ml内服 絶食時内服薬のみ内服 内視鏡室看護師にて血管確保(22Gスーパーキャス左前腕)持続点滴開始(注射箋に準じる) 抗生剤2回/日 1回目は血管確保時に投与
	検査		
	清潔	入浴・洗髪	入浴・シャワー不可
	排泄	トイレ	トイレ・必要時ポータブルトイレ
	食事	低残渣食	朝から絶食・水・茶・スポーツドリンク可 出診時まで水分しっかり摂取すること
	安静度	院内自由 →	
	教育・説明	入院時オリエンテーション 入院診療計画書を用いての説明 治療説明(医師) 禁煙指導	絶食時内服の説明・確認 5回目の排便から観察させてもらうよう説明 出診前に時計・眼鏡・ヘアピン・指輪・湿布を外すよう説明 水分摂取の説明
	コンサルテーション	薬剤指導	
	その他	転倒転落アセスメントスコア評価 日常生活自立度評価 内服自己管理評価 薬剤管理実施指示書提出	

大腸内視鏡的粘膜下層剥離術

	手術当日（術後）	術後1日目	術後2日目	術後3日目	術後4日目以降	退院（術後4〜5日）
	／	／	／	／	／	／
	出血の徴候がない ──→					
	穿孔の徴候がない ──→					
	腹痛がコントロールされる ──→					
			退院の準備ができ，退院後の日常生活，治療方針が理解できる ──────────────→			
	腹痛がコントロールされる ──────────────────────────────→					
	新鮮血の下血が2回以上ない					
			食事が開始できる持続点滴が抜去となる			
	トイレ以外床上安静を守れる	病棟内で過ごすことができる ─────────→		院内で過ごすことができる ──────→		
	安静の必要性が理解できる	便を観察することができる				
	異常時知らせることができる		退院後の生活について理解することができる ──────→			
	出血がない	出血がない				
	穿孔がない	穿孔がない				
	腹痛が軽減・消失する ──────────────→		経口摂取開始後，腹痛が増強しない	腹痛が軽減・消失する		
	緊急手術を必要としない					
	新鮮血の下血が2回以上ない ──────────────────────────────────────→					
		38℃以上の高熱が持続しない				
		術前よりHb2以上の低下がない				
		WBC15,000以下である				
		CRP5.0以下である				
	酸素吸入開始（呼吸困難感がある又はSpO2 95%以下の場合）					
	バイタル帰室後・各勤務1回	バイタル3検	体温3検・血圧1検	バイタル1検		
	持続点滴（注射箋の内容に準じる）	絶食時内服続行薬のみ内服	抗凝固剤以外の持参薬内服再開確認		抗凝固剤再開日の確認	
	抗生剤2回/日投与	抗生剤2回/日投与（朝・夕）				
	抗生剤2回目は21時投与		12時持続点滴終了抜去			
			朝，抗生剤投与			
		採血				
	入浴・シャワー不可	清拭・洗髪	清拭・洗髪	シャワー浴	入浴	
	トイレ	トイレ ──→				
	必要時ポータブルトイレ					
	絶食	絶食・飲水可	診察無しで朝食から開始	7分粥	全粥	常食
	終了後1時間から水・茶摂取可		5分粥			
	翌朝までトイレ以外床上安静	病棟内自由	──────────────→	院内自由 ──────────────→		
	3回目の排便まで出血の有無の観察をさせてもらうよう説明	観便の必要性についての説明	退院指導・パンフレットの配布		次回外来予約確認	
	安静度・絶食・水分摂取についての説明				抗凝固薬の再開日の説明	
	腹痛のある時は知らせてもらうよう説明					
	転倒・転落アセスメントスコア評価 ──────────────────────────────→					
	日常生活自立度評価 ──────────────────────────────→					
	褥創診療計画書作成					
					栄養管理計画書評価入力	

クリニカルパス

基準指示用紙

ID	【大腸内視鏡的粘膜下層剥離術（ESD）クリニカルパス】
	＊指示日：20　　年　月　日 ＊指示医： ＊指示受け看護師： ＊指示受け日：20　　年　月　日 大阪府立成人病センター

病名	□大腸腺腫　　　□早期大腸癌
併存症	
入院目的	大腸 ESD
適応基準	2 cm 以上の大腸腺種もしくは早期大腸癌で、従来のＥＭＲでは一括切除が困難と考えられる病変
除外基準	6 cm 以上の巨大病変、治療後の遺残病変
退院基準	経口摂取開始後も偶発症（出血など）の徴候がみられないこと
治療予定	治療日	20　　年　　　月　　　日
	治療名	□大腸 EMR　　　　□大腸 ESD

【基本指示】□直腸病変のため坐剤・浣腸不可　　□坐剤・浣腸使用可

発熱時（38℃以上）	□カロナール（500 mg）1 包　　□パラセタ坐薬（200 mg）1 個 □その他（　　　　　　　　　　）
疼痛時	□ロキソニン1錠　　□ボルタレン坐薬（25mg）1個 □ソセゴン（15mg）1A筋注
不眠時	□常用の眠剤追加　□レンドルミンD1錠 □アタラックスP25mg1A筋注（もしくは生食50mlに溶解し（60分）静注
便秘時	□プルゼニド1錠（2錠に増量可）　　□テレミンソフト坐薬1個 □GE60ml
下痢時	□ビオフェルミン1包　　□Drコール
嘔気時	□プリンペラン錠1錠　　□ナウゼリン坐薬1個 □プリンペラン1A筋注（もしくは生食50mlに溶解して（30分）静注）
高血圧時 （SBP＞180以上）	□アダラートL　20 mg　1錠内服
絶食時内服	□なし　　□あり（　　　　　　　　　　　　　　　　　　　　　　）
前処置時 追加排便処置	□グリセリン浣腸60 ml／回　　2回まで可 □グリセリン浣腸不要

【退院指示】

退院日	20　　年　　　月　　　日
指示者・日付（　　　） 指示受け・日付（　　　）	外来予約 □有□無　　採血 □有□無　　検査予約 □有□無 紹介状 □有（　　通）□無　　退院処方 □有□無

※済はチェック　□外来予約　□採血　□検査　□紹介状　□退院処方　□ID　□残薬　□他所フィルム　□サマリ

日めくりパス（入院日，術当日）

大腸内視鏡的粘膜下層剥離術

入院日

患者氏名					
月 日（ ）		病日 1日目		入院日	

クリティカルインディケーター
精神的・身体的に治療を受ける準備が出来る

					医師サイン
その他の担当者サイン		日勤	準夜	深夜	
	時間	:	:	:	

観察項目：B	体温（38℃以下）	℃			
	脈拍数（50〜100回/分・整）	回/分			
	血圧（収縮期血圧80〜180mmHg）				
	腹痛（無）	有・無	有・無	有・無	有・無
	食事（低残渣食）（5割以上摂取）	昼（ ／ ）夕（ ／ ）			
	排便回数	（ 回/日）			
	身長				
	体重				

治療・処置薬剤検査介入項目：A	ネームバンド装着
	持参薬内服続行の確認
	抗血小板剤・抗凝固剤中止の確認
	同意書
	問診表
	胸部レントゲン撮影
	心電図
	輸血検査報告用紙
	20時プルゼニド2錠内服
	アレルギー確認

言動：D	苦痛
	質問
	不安

説明教育指導：E	入院時オリエンテーション
	入院診療計画書の説明
	治療の説明
	禁煙指導

知識：F	入院時オリエンテーションを理解している
	入院診療計画書の内容が理解できている
	入院・治療に同意している
	禁煙できる

偶発症：G	

その他システム：H	日常生活自立度
	転倒・転落アセスメントスコア
	リネン交換
	入院時診療計画書
	栄養管理計画書
	薬剤管理実施指示書提出

クリティカルインディケーターの達成
出来た　　出来ていない
医師

術当日

患者氏名							
月 日（ ）		病日	日目			術当日	

クリティカルインディケーター
重篤な合併症を起こさず経過する
穿孔・出血の徴候がない

		看護師担当者サイン					医師サイン
その他の担当者サイン		深夜	日勤〜準夜	準夜	深夜		
			出診前	帰室直後			
	時間	:	:	:	:	:	

観察項目：B	体温（38℃以下）	℃	℃	℃	℃		
	脈拍（50〜110回/分）	回/分	回/分	回/分			
	血圧（収縮期血圧80〜180mmHg）						
	腹痛（無・自制内）	％	％	％	％		
	腹部膨満感（無・自制内）	有・無	有・自制内・無	有・自制内・無	有・自制内・無		有・自制内・無
	嘔気（無）	有・無	有・自制内・無	有・自制内・無	有・自制内・無		有・自制内・無
	排ガス（有）	有・無	有・無	有・無	有・無		有・無
	食事（絶食）	絶食					
	排便回数	（ 回/日）					
	肉眼的下血（2回以上無）	有・無	有・無	有・無	有・無	有・無	有・無

治療・処置薬剤検査介入項目：A	6時：マグコロールP100g 1包＋水1800ml内服	□済					
	グリセリン浣腸60ml（ 回）使用時間						
	絶食時内服薬（ ）内服確認	□済	□済	□済	□済		
	義歯・指輪などの貴金属と湿布の除去	□済	□済				

機能：C	治療まで院内で過ごすことができる	可・不可	可・不可	可・不可	可・不可	可・不可	可・不可
	治療後トイレ以外床上安静を守ることができる	可・不可	可・不可	可・不可	可・不可	可・不可	可・不可

言動：D	苦痛	有・無	有・無	有・無	有・無	有・無	有・無
	質問	有・無	有・無	有・無	有・無	有・無	有・無
	不安	有・無	有・無	有・無	有・無	有・無	有・無

説明教育指導：E	安静度・飲水開始時間の説明		□済				
	排便の必要性について説明	□済	□済				
	治療後入浴・シャワー不可の説明		□済				
	腹痛や異常がある時は知らせるよう説明		□済				

知識：F	安静度について理解できる	可・不可		可・不可	可・不可	可・不可	
	排便時看護師を呼ぶことができる	可・不可	可・不可	可・不可	可・不可	可・不可	
	絶食を守ることが出来る	可・不可	可・不可	可・不可	可・不可	可・不可	
	腹痛や異常があるときは看護師を呼ぶことができる	可・不可	可・不可	可・不可	可・不可	可・不可	

偶発症：G	穿孔						有・無
	出血						有・無

その他システム：H	転倒・転落アセスメントスコア						
	日常生活自立度						
	リネン交換						
	褥瘡診療計画書作成		□済				

クリティカルインディケーターの達成
出来た　　出来ていない
医師サイン

クリニカルパス

クリニカルパス

日めくりパス（術後1日目，2日目）

患者氏名							
月 日（ ）	病日 日目				術後1日目		
クリティカルインディケーター							
重篤な偶発症を起こさず経過する							
穿孔・出血の徴候がない							

その他の担当者サイン		看護師担当者サイン				医師サイン
		深夜	日勤	準夜	深夜	
	時間	:	:	:	:	:

観察項目：B	体温(38℃以下)	℃	℃	℃		
	脈拍(50〜110回／分)	回／分	回／分	回／分		
	血圧(収縮期血圧80〜180mmHg)					
	腹痛(無・自制内)	有・自制内・無	有・自制内・無	有・自制内・無	有・自制内・無	有・自制内・無
	腹部膨満感(無・自制内)	有・自制内・無	有・自制内・無	有・自制内・無	有・自制内・無	有・自制内・無
	排ガス(有)	有・無	有・無	有・無	有・無	有・無
	肛門痛(無・自制内)	有・自制内	有・自制内・無	有・自制内	有・自制内	有・自制内・無
	食事(絶食)					
	排便回数					
	新鮮血下血(術後2回以上無)					
	Hb(術前より2g/dl以上の低下がない)					
	WBC(15000/mm³以下)					
	CRP(5.0mg/dl以下)					

治療・処置 薬剤 検査 介入項目：A	保清( )
	採血
	絶食時内服薬( )確認

機能：C	病棟内で過ごすことができる

言動：D	苦痛
	質問
	不安

説明 教育 指導：E	排便の観察の必要性について説明
	安静度・飲食についての説明

知識：F	安静度について理解できる
	排便時看護師を呼ぶことができる
	絶食を守ることが出来ている

偶発症：G	穿孔
	出血

その他 システム：H	転倒・転落アセスメントスコア
	日常生活自立度
	リネン交換

クリティカルインディケーターの達成
出来た　　出来ていない
医師

患者氏名							
月 日（ ）	病日 日目				術後2日目		
クリティカルインディケーター							
腹痛がコントロールされる							
穿孔・出血の徴候がない							
退院の準備ができ，退院後の生活，治療方針が理解できる							

その他の担当者サイン		看護師担当者サイン				医師サイン
		深夜	日勤	準夜	深夜	
	時間	:	:	:	:	

観察項目：B	体温(38℃以下)	℃	℃	℃		
	脈拍(50〜110回／分)		回／分			
	血圧(収縮期血圧80〜180mmHg)					
	腹痛(無・自制内)	有・自制内・無	有・自制内・無	有・自制内・無	有・自制内・無	有・自制内・無
	腹部膨満感(無・自制内)	有・自制内・無	有・自制内・無	有・自制内・無	有・自制内・無	有・自制内・無
	食事(5分粥 食)(5割以上摂取)	朝(／)昼(／)夕(／)				
	排便回数	(回／日)				
	肉眼的下血(2回以上無)	有・無	有・無	有・無	有・無	有・無

治療・処置 薬剤 検査 介入項目：A	保清( )	□済□希望せず
	点滴終了抜去(:)	□済
	抗血小板剤・抗凝固剤以外内服再開確認	□済

機能：C	病棟内で過ごすことができる	可・不可	可・不可	可・不可	可・不可

言動：D	苦痛	有・無	有・無	有・無	有・無	有・無
	質問	有・無	有・無	有・無	有・無	有・無
	不安	有・無	有・無	有・無	有・無	有・無

説明 教育 指導：E	排便観察の必要性の説明(4回目からは自己観便の説明)	済 □
	パンフレットを用いて退院後の生活についての説明を行う	済 □

知識：F	疼痛，気分不良時訴えることができる	□済□自己観便
	観便の必要性が理解でき，治療後2回目までの便を看護師にみせることができる	□済

偶発症：G	穿孔	有・無
	出血	有・無

他科受診 その他 システム：H	転倒・転落アセスメントスコア
	日常生活自立度
	リネン交換

クリティカルインディケーターの達成
出来た　　出来ていない
医師サイン

日めくりパス（術後5日目以降，退院日）

術後5日目以降

患者氏名

		月 日（ ）		病日 日目		術後5日目以降	
クリティカルインディケーター							
出血の徴候がない							
退院の準備ができ、退院後の日常生活、治療方針について理解できる							
腹痛がコントロールされる							
その他の担当者サイン			看護士担当者サイン				医師サイン
			深夜	日勤	準夜	深夜	
		時間	:	:	:	:	:
観察項目：B	体温（38.0℃以下）			℃			
	脈拍数（50～100／分）			回／分			
	血圧（収縮期血圧80mmHg～180mmHg）						
	腹痛（無・自制内）		有・自制内・無	有・自制内・無	有・自制内・無	有・自制内・無	有・自制内・無
	腹部膨満感（無・自制内）		有・自制内・無	有・自制内・無	有・自制内・無	有・自制内・無	有・自制内・無
	食事（　　　　　）（5割以上摂取）		朝（　／　）昼（　／　）夕（　／　）				
	排便回数						
	肉眼的下血（2回以上無）						
治療・処置 薬剤 検査 介入項目：A							
機能：C	院内で過ごすことができる						
言動：D	苦痛						
	質問						
	不安						
説明 教育 指導：E							
知識：F	異常があるとき看護師に訴えることが出来る						
	排便の必要性が理解できる						
	退院後の生活上の注意点が理解できる						
偶発症：G	出血						
その他システム：H	転倒・転落アセスメントスコア						
	日常生活自立度						
	リネン交換						
クリティカルインディケーターの達成　　出来た　　出来ていない　　医師							

退院日

患者氏名

		月 日（ ）	病日 日目		退院日
クリティカルインディケーター					
腹痛がコントロールされる					
出血の徴候がない					
退院の準備ができ、退院後の日常生活、治療方針が理解できる					
その他の担当者サイン			看護師担当者サイン		医師サイン
			深夜	日勤	
		時間	:	:	:
観察項目：B	体温（38.0℃以下）		℃		
	脈拍（50～100回／分）		回／分・		
	血圧（収縮期血圧80～180mmHg）				
	腹痛（無）		有・無		有・無
	食事（　　　　食）（5割以上摂取）		朝（　　　）		
	排便回数		（　　回）		
	肉眼的下血（2回以上無）		有・無		有・無
治療・処置 薬剤 検査 介入項目：A					
機能：C	退院まで院内で過ごすことができる		可・不可		
言動：D	苦痛		有・無		有・無
	質問		有・無		有・無
	不安		有・無		有・無
説明 教育 指導：E					
知識：F	排便時看護師を呼ぶことができる		可・不可	可・不可	
	異常があるときは看護師に知らせることができる		可・不可	可・不可	
	抗血小板剤・抗凝固剤開始日を理解している		可・不可		
偶発症：G	出血				有・無
その他システム：H	転倒・転落アセスメントスコア				
	リネン交換				
	日常生活自立度				
クリティカルインディケーターの達成　　出来た　　出来ていない　　医師サイン					

内視鏡的上部消化管止血術

入院診療計画書

内視鏡的上部消化管止血術入院診療計画書

病　名

症　状

様　入院期間　　　　　　6日間

＊入院に関して何か御心配な事がありましたらお申し出下さい。
＊この計画表はおよその経過をお知らせするものです。

経過	治療当日（治療前）	治療当日（治療後）
月日		
行動範囲	・病棟から離れないでください。	・治療後、病室まで寝台車で帰ります。 ・帰室後はベッド上で安静です。
食事	・絶食です。	・絶食ですが医師の許可があれば水・茶の摂取はできます。
排泄	・トイレに行ける場合はトイレ歩行のみ可能です。トイレに行けそうになければ尿器やポータブルトイレを使用できます。場合によっては尿を出す管を入れます。	・トイレ歩行ができますが治療後の初回のトイレ歩行は看護師が付き添います。トイレ歩行ができない場合は尿器やポータブルトイレの使用が出来ます。
入浴		・安静の必要があるため入浴はできません。
薬	・現在飲んでいるお薬がある場合はお申し出下さい。 ・病棟で点滴を開始します。	・点滴は治療後翌々日まで続きます。 ・治療後夕方からパリエットを内服再開していただきます。その他絶食中に内服していただきたいお薬がある場合は事前に看護師が説明します。
処置治療	・入院時の状態によって何度か検温を行います。	・治療の状態によって何度か検温を行います。 ・治療後鼻から胃にチューブを入れる場合があります。
説明指導	・主治医の診察と治療の説明があります。入院までの経過について看護師がお伺いします。 ・患者誤認防止のために手首にネームバンドをつけさせていただきます。 ・食事や薬剤で今までにアレルギー反応が出た方は入院時に看護師にお知らせ下さい。 ・内視鏡室から連絡があれば義歯、ヘアピン、時計等の金属類は取り外しタオルを2本持ってゆったりとした服装で5F内視鏡室へ看護師と共に車椅子または寝台車で降りていただきます。	・お腹が痛くなったり、気分が悪くなったらナースコールを押して看護師をお呼び下さい。 ・治療後の出血の有無を確認するために2回目までの便を見せていただきます。排便後は流さずにトイレ内のナースコールを押して看護師をお呼び下さい。

内視鏡的上部消化管止血術　293

				病棟　　　病室
			主治医名	印
			看護師名	
			患者署名	印
			代理署名	続柄

20　年　月　日　大阪府立成人病センター

翌日 /	2日目 /	3日目 /	4日目 /	退院日（治療後5日目頃）/
・朝9時以降は病棟内を自由に歩行することができます。			・病院内は自由です。	
・絶食ですが治療終了1時間後から水分が摂取できます。ただし水・お茶に限ります。	・朝から5分粥が出ます。	・朝から7分粥が出ます。	・朝から全粥が出ます。	・朝から普通食が出ます。
	・ご自由にトイレをご利用下さい。		・ご自由にトイレをご利用下さい。	
・治療後の安静のため入浴は出来ませんが、体調がよければ看護師が身体を拭いたりシャンプーをすることが出来ます。	・病棟の入浴時間はいつでもシャワー浴ができます。		・病棟の入浴時間はいつでも入浴ができます。	
	・食事を摂取しても腹痛や吐き気等の症状がなければ2日目のお昼頃に点滴は終了となります。 ・パリエットは継続して内服していただきます。基本的に全ての内服薬を再開していただきますが、抗凝固薬や糖尿病薬の内服再開については看護師が説明いたします。			
・早朝に採血を行います。 ・1日に3回検温を行います。	・1日3回検温を行います。	・1日1回検温を行います。		・朝7時に検温を行います。
・主治医の診察があります。 ・治療後の出血の有無を確認するために2回目までの便を見せていただきます。排便後は流さずにトイレ内のナースコールを押して看護師をお呼び下さい。	・治療後、出血の有無を確認するため便を見せていただきます。排便後は流さずにトイレ内のナースコールを押して看護師をお呼び下さい。2回目以降もしばらくの間は便の状態を自分で観察するようにしましょう。黒っぽい便が出た場合は看護師にご連絡下さい。 ・退院後の生活についてのパンフレットをお渡しし、注意点について看護師が説明します。		・しばらくは便の状態を自分で観察するようにしましょう。 ・退院までに次回の外来予約票をお渡しします。1階中央予約受付で次回の予約をおとり下さい。	

クリニカルパス

内視鏡的十二指腸乳頭切開術(EST)

入院診療計画書

内視鏡的十二指腸乳頭切開術(EST)入院診療計画書

病　名
症　状

様　　入院期間　　　　　　　　　日間

＊入院に関して何か御心配な事がありましたらお申し出下さい。
＊この計画表はおよその経過をお知らせするものです。

経過	入院日〜	治療前日	当日（治療前）
月日	／　〜　／	／	／
行動範囲	・特に制限はありません。 ・病院内は自由です。		・病棟内を離れないで下さい。 ・連絡時、内視鏡室におりていただきます。
食事	・特に制限はありません。		・絶食です。 ・治療開始までの水・お茶は少量なら摂取できます。
排泄	・特に制限はありません。		・特に制限はありません。
入浴	・入浴ができます。		・シャワー・入浴ともできません。
薬	・通常通り内服して下さい。 ・必要時、薬剤師が薬の説明をします。 ・抗凝固薬・抗血栓薬の内服の中止を確認します。 ・また、現在内服している薬があればお申し出下さい。		・絶食中に内服していただきたい薬がある場合には、事前に看護師が説明します。 ・インシュリン注射をされている方は、看護師がインシュリン量を説明します。 ・午前中に病棟で看護師が点滴の針の部分のみ留置します。
処置治療			・朝、採血（血液検査）を行う場合があります。 ・内視鏡検査室で内視鏡的十二指腸乳頭切開術(EST)を行います。 ・治療の直前に水分補給と膵炎予防の点滴をします。
説明指導	・入院生活のオリエンテーションをいたします。 ・入院中は禁煙をお守り下さい。 ・主治医が診察と説明を行います。 ・患者誤認防止の為に手首にネームバンドをつけさせていただきます。 ・食事や薬剤にアレルギーのある方は入院時に看護師にお知らせ下さい。	・看護師が治療の説明をします。	・5階内視鏡室へ行かれる時は、指輪・入れ歯・眼鏡・時計・ヘアピンなどの金属類をはずして下さい。 ・タオル1本をお持ち下さい。

内視鏡的十二指腸乳頭切開術（EST）

	病棟　　　　病室	
主治医名		印
看護師名		
患者署名		印
代理署名		続柄

20　年　　月　　日　　大阪府立成人病センター

当日（治療後）	翌日	2日目以降（退院日）
/	/	/
・治療終了後、病室には車椅子または寝台車で帰ります。 ・帰室後はベッド上で安静にして下さい。	・病棟内で安静にして下さい。	・特に制限はありません。 ・病院内は自由です。
・絶食です。 ・治療終了後1時間以降より水・お茶が摂取できます。	・朝は絶食です。 ・採血の結果および腹痛などの膵炎症状がなければ、昼から膵臓食（低脂肪食）が開始になります。	・膵臓食または普通食。
・トイレ歩行ができます。 ・ふらつき等あれば看護師付き添いにてトイレ、又は尿器を使用していただきます。		・特に制限はありません。
・シャワー・入浴ともできません。	・シャワーができます。	・入浴ができます。
	・食事開始とともに基本的に全ての内服薬を開始していただきます。 ・インシュリンも再開して下さい（看護師がインシュリン量を説明します）。 ・抗凝固薬・抗血栓薬の内服の再開を確認しお伝えします。	
・点滴は当日の夕方または翌日まで行います。 ・抗生剤投与を行う場合があります。	・朝、6時頃採血（血液検査）を行います。 ・採血結果により、点滴を続けることがあります。 ・1日3回検温を行います。	・1日1回検温を行います。
・治療終了後、主治医が経過を簡単に説明します。 ・治療後、出血の有無を確認するために2回目までの便を見せていただきます。排便後は流さずにトイレの中のナースコールを押して看護師をお呼びください。	・随時、主治医が治療経過について説明します ・治療後、出血の有無を確認するために2回目までの便を見せていただきます。排便後は流さずにトイレの中のナースコールを押して看護師をお呼び下さい。 ・2回目以降もしばらくの間は便の状態を自分で観察するようにしましょう。 ・退院が決定すれば、外来予約票を1階の予約受付にもって行き、次回外来予約をお取りください。	

クリニカルパス

内視鏡的経鼻胆道ドレナージ(ENBD)

入院診療計画書

内視鏡的経鼻胆道ドレナージ(ENBD)入院診療計画書

病　名　　□閉塞性黄疸　　□その他（　　　　　）
症　状

様　　入院期間　　　　　　　日間

＊入院に関して何か御心配な事がありましたらお申し出下さい。
＊この計画表はおよその経過をお知らせするものです。

経過	入院日	治療前日	当日（治療前）
月日	／　～		／
行動範囲	・体調がよければ特に制限はありません。 ・病院内は自由です。 ・病棟を離れる際は詰所に声をおかけ下さい。 ・病院外へ出られる場合には主治医の許可が必要となりますのでお申し出下さい。		・病棟を離れないで下さい。 ・治療は午後からの予定ですが、開始時間は内視鏡室から連絡があります。
食事	・特に制限はありませんが、血液検査の結果や体の状態によって食事を制限する場合があります。		・朝から絶食ですが治療直前まで、水・スポーツドリンクの摂取は可能です（色のついた飲み物は避けて下さい）。
排泄	・ご自由にトイレをご利用下さい。		・ご自由にトイレをご利用下さい。
入浴	・病棟の入浴時間はいつでも入浴ができます。		・シャワー・入浴ともできません。
薬	・現在飲んでいるお薬があればお申し出下さい。	・絶食中に内服していただきたいお薬がある場合には、事前に看護師が説明します。 ・インスリン注射をされている方は、看護師がインシュリン量を説明します。	
処置治療	・血液検査の結果や体の状態によって抗生剤の点滴を行なう場合があります。		・朝、採血（血液検査）を行う場合があります。 ・治療前に検温を行います。 ・看護師が午前中に病棟で点滴の針を留置します。
説明指導	・入院生活のオリエンテーションをいたします。 ・入院中は禁煙をお守り下さい。 ・主治医の診察と治療の説明があります。 ・患者誤認防止の為に手首にネームバンドをつけさせていただきます。 ・食事や薬剤にアレルギーがある方は入院時に看護師にお知らせ下さい。	・看護師から治療に関する説明があります。	・内視鏡室から連絡があれば、義歯・ヘアピン・時計などの金属類は取り外し、タオル1本を持ってゆったりとした服装で5階内視鏡室へ降りてください体調が悪い場合は、看護師が車椅子で内視鏡室までお送りしますので、無理せずおっしゃって下さい。

内視鏡的胆道ドレナージ（ERBD）　　297

	病棟　　　　病室		
	主治医名　　　　　　　　　　　　　印		
	看護師名		
	患者署名　　　　　　　　　　　　　印		
	代理署名　　　　　　　　続柄		
	20　年　月　日　大阪府立成人病センター		

当日（治療後）	翌日	治療後2日目～退院前日	退院日
／	／	／　～　／	／　～
・治療終了後、病棟まで車椅子または寝台車で帰ります。 ・帰室後はトイレ以外はベッド上で安静です。	・朝9時以降は自由に病棟内を歩行することができます。	・病院内は自由です。	
・絶食です。 ・治療終了後1時間以降より水・お茶の摂取ができます。		・膵臓食または普通食がでます。	
・トイレ歩行ができます。 ・ふらつき等あればトイレまで看護師が付き添うか部屋で尿器を使用していただきます。	・ご自由にトイレをご利用下さい。		
・安静の必要があるためシャワー・入浴ともできません。	・入浴できません。 ・看護師が体を拭いたりシャンプーを行います。	・首から下はシャワーをすることができます。シャワーをする時は看護師がお風呂の予約をとります。 ・頭は洗えませんので、看護師がシャンプーを行います。	
	・採血の結果および腹痛などの症状がなければ、治療翌日のお昼頃で点滴は終了となります。 ・採血の結果および発熱などの症状によっては、抗生剤の点滴投与を継続する場合があります。 ・基本的に全ての内服薬を再開していただきますが、抗凝固薬や糖尿病薬については看護師が説明いたします。 ・インシュリン注射をされている方は、看護師がインシュリン量を説明します。		
・内視鏡室で点滴を開始し、翌日まで行います。 ・治療終了後抗生剤投与を行います。	・朝、6時頃に採血（血液検査）を行います。 ・1日3回検温を行います。 ・午前中に腹部のレントゲンを撮る場合があります。	・1日1回検温を行います。	・朝7時に検温を行います。
・治療終了後、主治医より簡単に結果を説明します。 ・鼻にチューブが入っています。チューブを曲げたり、体の下に踏まないようにして下さい。また、引っ張ってしまわないように、寝衣に固定させていただきます。 ・チューブの先に繋がっている排液バックはお腹より上にならないようにして下さい。	・随時、主治医より検査結果について説明します。	・退院が決定すれば外来予約票を1階の予約受付へ持って行き、次回外来予約をお取り下さい。	

クリニカルパス

内視鏡的胆道ドレナージ(ERBD)

入院診療計画書

内視鏡的胆道ドレナージ(ERBD)入院診療計画書

病　名　　□閉塞性黄疸　　□その他（　　　　　）

症　状

様　　入院期間　　　　　約10日間

*入院に関して何か御心配な事がありましたらお申し出下さい。
*この計画表はおよその経過をお知らせするものです。

経過	入院日	治療前日	当日（治療前）
月日	／　～　／	／	／
行動範囲	・体調がよければ特に制限はありません。 ・病院内は自由です。 ・病棟を離れる際は詰所に声をおかけ下さい。 ・病院外へ出られる場合には主治医の許可が必要となりますのでお申し出下さい。		・病棟を離れないで下さい。 ・治療は午後からの予定ですが、開始時間は内視鏡室から連絡があります。
食事	・特に制限はありませんが、血液検査の結果や体の状態によって食事を制限する場合があります。		・朝から絶食ですが治療直前まで、水・スポーツドリンクの摂取は可能です（色のついた飲み物は避けて下さい）。
排泄	・ご自由にトイレをご利用下さい。		・ご自由にトイレをご利用下さい。
入浴	・病棟の入浴時間はいつでも入浴ができます。		・シャワー・入浴ともできません。
薬	・現在飲んでいるお薬があればお申し出下さい。	・絶食中に内服していただきたいお薬がある場合には、事前に看護師が説明します。 ・インシュリン注射をされている方は、看護師がインシュリン量を説明します。	
処置治療	・血液検査の結果や体の状態によって抗生剤の点滴を行なう場合があります。		・朝、採血（血液検査）を行う場合があります。 ・治療前に検温を行います。 ・看護師が午前中に病棟で点滴の針を留置します。
説明指導	・入院生活のオリエンテーションをいたします。 ・入院中は禁煙をお守り下さい。 ・主治医の診察と治療の説明があります。 ・患者誤認防止の為に手首にネームバンドをつけさせていただきます。 ・食事や薬剤にアレルギーがある方は入院時に看護師にお知らせ下さい。	・看護師から治療に関する説明があります。	・内視鏡室から連絡があれば、義歯・ヘアピン・時計などの金属類は取り外し、タオル1本を持ってゆったりとした服装で5階内視鏡室へ降りて下さい。 ・体調が悪い場合は、看護師が車椅子で内視鏡室までお送りしますので、無理せずおっしゃって下さい。

	病棟　　　　病室		
	主治医名　　　　　　　　　　　　　印		
	看護師名		
	患者署名　　　　　　　　　　　　　印		
	代理署名　　　　　　　　続柄		
	20　年　月　日　大阪府立成人病センター		

当日(治療後)	翌日	治療後2日目〜退院前日	退院日(治療後7日目)
／	／	／　〜　／	／　〜
・治療終了後、病室まで車椅子または寝台車で帰ります。 ・帰室後はトイレ以外はベッド上で安静です。	・朝9時以降は自由に病棟内を歩行することができます。	・病院内は自由です。	
・絶食です。 ・治療終了後1時間以降より水・お茶の摂取ができます。	・朝は絶食です。 ・採血の結果および腹痛などの症状がなければ昼から膵臓食(低脂肪食)が開始になります。	・膵臓食または普通食がです。	
・トイレ歩行ができます。 ・ふらつき等あればトイレまで看護師が付き添うか部屋で尿器を使用していただきます。	・ご自由にトイレをご利用下さい。		
・安静の必要があるため。 ・シャワー・入浴ともできません。	・病棟の入浴時間の間はいつでもシャワー浴ができます。	・病棟の入浴時間はいつでも入浴ができます。	
	・採血の結果および腹痛などの症状がなければ、治療翌日のお昼頃で点滴は終了となります。 ・採血の結果および発熱などの症状によっては、抗生剤の点滴投与を継続する場合があります。 ・食事開始後、基本的に全ての内服薬を再開していただきますが、抗凝固薬や糖尿病薬については看護師が説明いたします。 ・インシュリン注射をされている方は、看護師がインシュリン量を説明します。		
・内視鏡室で点滴を開始し、翌日まで行います。 ・治療終了後抗生剤投与を行います。	・朝、6時頃に採血(血液検査)を行います。 ・1日3回検温を行います。 ・午前中に腹部のレントゲンを撮る場合があります。	・1日1回検温を行います。	・朝7時に検温を行います。
・治療終了後、主治医より簡単に結果を説明します。	・随時、主治医より検査結果について説明します。	・退院が決定すれば外来予約票を1階の予約受付へ持って行き、次回外来予約をお取り下さい。	

クリニカルパス

胃光線力学的療法(PDT)

入院診療計画書

胃光線力学的療法(PDT)入院診療計画書

病　名
症　状

様　　入院期間　　　　　　　　　約2～3週間

*入院に関して何か御心配な事がありましたらお申し出下さい。
*この計画表はおよその経過をお知らせするものです。

経過	入院日～	注射前日	注射当日	注射翌日・レーザー照射前日	治療当日
月日	／　～　／	／	／	／	／
行動範囲	・病院内は自由です病棟を離れられる時は声をかけて下さい。		・病室内で安静です。		・レーザー照射当日(治療前) ・病室内は自由です。
食事	・食事に制限はありません。				・朝から絶食ですが、治療直前まで水・お茶の摂取は少量なら可能です。
排泄	・ご自由にトイレを利用下さい。		・個室のトイレを使用して下さい。		
入浴	・病棟の入浴時間はいつでも入浴ができます。 ・治療前日は入浴しておいて下さい。		・治療後の安静の為入浴はできませんが、体調がよければ看護師が体を拭いたり、洗髪を行います。		
薬	・内服薬の確認をさせていただきます。 ・内服は医師の指示に従って下さい。		・注射当日に点滴の針の部分のみ主治医にて留置し、そこからフォトフリンを注射します。その後は、そのまま置いておきます。		・絶食中に内服していただきたい薬がある場合は事前に看護師が説明します。
処置治療			・午後から病室で注射をします。 ・暗幕ブラインドを締め切ります。		・朝7時頃検温を行います。
説明指導	・ネームバンドを手首にさせていただきます。 ・治療の経過について医師・看護師が説明します。	・個室へ移ります。 ・暗室体験をします。 ・治療に関する説明が看護師からあります。	・朝食前に体重を測定します。 ・午後から日焼け止めを塗り、長袖パジャマ、靴下を着て下さい。 ・午後からフォトフリンを注射します。 ・就寝前に日焼け止めを落とし、塗り直します。 ・暗幕・ブラインドを締め切ります。 ・看護師が室内の明るさを調節します。	・起床時・就寝時に看護師がお湯をもっていきますので、化粧落としで日焼け止めを落として下さい。その後再び塗り直します。	・午後検査室からの呼び出しがあります。 ・靴下・手袋・サングラス・頭巾を着用し、内視鏡室へ車椅子で行きます。

胃光線力学的療法（PDT）　301

	病棟　　　　病室
	主治医名　　　　　　　　　　　　　　印
	看護師名
	患者署名　　　　　　　　　　　　　　印
	代理署名　　　　　　　　　続柄

20　年　月　日　大阪府立成人病センター

治療当日	1日目	2日目	3日目	4日目～15日目	16日目	退院日（2～3週間後）
/	/	/	/	/ ～ /	/	/ ～
・レーザー照射当日（治療後） ・治療後、病室まで寝台車で帰ります。 ・帰室後はトイレ以外はベッド上で安静です。	・室内は自由です。	・病棟内は自由です。		・病院内は自由です。		
・絶食ですが、治療終了1時間後から水・お茶の摂取ができます。	・朝から7分粥がでます。	・朝から全粥がでます。		・朝から普通食がです。		
・トイレ歩行はできますが、治療後の初回のトイレ歩行は看護師が付き添います。 ・3回目の排便までは、看護師にお知らせ下さい（出血の有無を確認させていただきます）。 ・4回目からご自分で便を見てもらい、異常があればお知らせ下さい。							
		・シャワーができます。 ・看護師が浴室の明るさを調節します。		・入浴ができます。 ・看護師が浴室の明るさを調節します。		
		・食事を摂取しても痛みや吐き気等の症状が無ければお昼頃点滴は終了となります。 ・基本的に全ての内服薬を再開していただきますが、抗凝固薬や糖尿病薬の内服再開については看護師が説明いたします。				・退院処方があればお渡しします。
・前々日入れた針の部分から点滴を開始します。						
・朝9時から点滴が始まります。	・早朝に採血をします。	・医師の指示により点滴を抜きます。 ・1日3回検温を行います。	・1日1回検温を行います。 ・照射11日後に内視鏡の検査があります。			・朝7時頃検温を行います。
・起床時・就寝時に看護師がお湯をもっていきますので、化粧落としで日焼け止めを落として下さい。その後再び塗り直します。		・起床時・就寝時に看護師がお湯をもっていきますので、化粧落としで日焼け止めを落として下さい。その後再び塗り直します。 ・室内では頭巾は不要ですが、室外に出る時は長袖の服・つばのある帽子・サングラス・手袋を着用して下さい。 ・ブラインドは閉めたままで、暗幕を徐々にあけていきます。 ・照射後10日目からサングラスをかけてテレビを見れます（1メートル以上離れて見て下さい）。 ・照射後7日目に総室に移動が出来ます。総室に移動しましたら携帯電話は遮光せずに使用できます。 ・注射後1週間ごとに体重測定を行います。					

クリニカルパス

食道光線力学的療法(PDT)

入院診療計画書

食道光線力学的療法(PDT)入院診療計画書

病　名　_____

症　状　_____

　　様　入院期間　　　　約2〜3週間

＊入院に関して何か御心配な事がありましたらお申し出下さい。
＊この計画表はおよその経過をお知らせするものです。

経過	入院日〜	注射前日	注射当日	注射翌日・レーザー照射前日	治療当日
月日	／　〜　／	／	／	／	／
行動範囲	・病院内は自由です病棟を離れられる時は声をかけて下さい。		・病室内で安静です。		レーザー照射当日（治療前） ・病室内は自由です。
食事			・食事に制限はありません。		・朝から絶食ですが、治療直前まで水・お茶の摂取は少量なら可能です。
排泄	・ご自由にトイレを利用下さい。			・個室のトイレを使用してください。	
入浴	・病棟の入浴時間はいつでも入浴ができます。 ・治療前日は入浴しておいて下さい。			・治療後の安静の為入浴はできませんが、体調がよければ看護師が体を拭いたり、洗髪を行います。	
薬	・内服薬の確認をさせていただきます。 ・内服は医師の指示に従って下さい。		・注射当日に点滴の針の部分のみ主治医にて留置し、そこからフォトフリンを注射します。その後は、そのまま置いておきます。		・絶食中に内服していただきたい薬がある場合は事前に看護師が説明します。
処置治療			・午後から病室で注射をします。 ・暗幕ブラインドを締め切ります。		・朝7時頃検温を行います。
説明指導	・ネームバンドを手首にさせていただきます。 ・治療の経過について医師・看護師が説明します。	・個室へ移ります。 ・暗室体験をします。 ・治療に関する説明が看護師からあります。	・朝食前に体重を測定します。 ・午後から日焼け止めを塗り、長袖パジャマ、靴下を着てください。 ・午後からフォトフリンを注射します。 ・就寝前に日焼け止めを落とし、塗りなおします。 ・暗幕・ブラインドを締め切ります。 ・看護師が室内の明るさを調節します。	・起床時・就寝時に看護師がお湯をもっていきますので、化粧落としで日焼け止めを落として下さい。その後再び塗り直す。	・午後検査室からの呼び出しがあります。 ・靴下・手袋・サングラス・頭巾を着用し、内視鏡室へ車椅子で行きます。

食道光線力学的療法（PDT）

	病棟　　　病室
	主治医名　　　　　　　　　　　印
	看護師名
	患者署名　　　　　　　　　　　印
	代理署名　　　　　　　続柄

20　年　月　日　大阪府立成人病センター

治療当日	1日目	2日目	3日目	4日目～15日目	16日目	退院日（2～3週間後）
／	／	／	／	／ ～ ／	／	／ ～
レーザー照射当日（治療後） ・治療後、病室まで寝台車で帰ります。 ・帰室後はトイレ以外はベット上で安静です。	・室内は自由です。	・病棟内は自由です。		・病院内は自由です。		
・絶食ですが、治療終了1時間後から水・お茶の摂取ができます。		・朝から7分粥がでます。	・朝から全粥がでます。	・朝から普通食がでます。		
・トイレ歩行はできますが、治療後の初回のトイレ歩行は看護師が付き添います。 ・3回目の排便までは、看護師にお知らせ下さい（出血の有無を確認させていただきます）。 ・4回目からご自分で便を見てもらい、異常があればお知らせ下さい。						
		・シャワーができます。 ・看護師が浴室の明るさを調節します。		・入浴ができます。 ・看護師が浴室の明るさを調節します。		
・前々日入れた針の部分から点滴を開始します。	・潰瘍治療薬が始まります。	・食事を摂取しても痛みや吐き気等の症状が無ければお昼頃点滴は終了となります。 ・基本的に全ての内服薬を再開していただきますが、抗凝固薬や糖尿病薬の内服再開については看護師が説明いたします。				・退院処方があればお渡しします。
・朝9時から点滴が始まります。	・早朝に採血をします。	・医師の指示により点滴を抜きます。 ・1日3回検温を行います。	・1日1回検温を行います。 ・照射11日後に内視鏡の検査があります。			・朝7時頃検温を行います。
・起床時・就寝時に看護師がお湯をもっていきますので、化粧落としで日焼け止めを落として下さい。その後再び塗り直します。		・起床時・就寝時に看護師がお湯をもっていきますので、化粧落としで日焼け止めを落として下さい。その後再び塗り直します。 ・室内では頭巾は不要ですが、室外に出る時は長袖の服・つばのある帽子・サングラス・手袋を着用して下さい。 ・ブラインドは閉めたままで、暗幕を徐々にあけていきます。 ・照射後10日目からサングラスをかけてテレビを見れます（1メートル以上離れて見て下さい）。 ・照射後7日目に総室に移動が出来ます。総室に移動しましたら携帯電話は遮光せずに使用できます。 ・注射後1週間ごとに体重測定を行います。				

クリニカルパス

超音波内視鏡下穿刺吸引法(EUS-FNA)

入院診療計画書

超音波内視鏡下穿刺吸引法(EUS-FNA)膵臓用入院診療計画書

病　名　＿＿＿＿＿＿＿＿＿＿＿＿＿＿＿＿＿

症　状　＿＿＿＿＿＿＿＿＿＿＿＿＿＿＿＿＿

　　　　様　　入院期間　＿＿＿＿＿＿＿＿　日間　＿＿＿＿

＊入院に関して何か御心配な事がありましたらお申し出下さい。
＊この計画表はおよその経過をお知らせするものです。

経過	入院日〜	治療前日	当日(検査前)
月日	／　〜　／	／	／
行動範囲	・病院内は自由です。 ・病棟を離れる際は詰所に声をおかけ下さい。 ・病院外へ出られる場合には主治医の許可が必要となりますのでお申し出下さい。		・病棟を離れないで下さい。 ・検査は午後からの予定ですが、開始時間は内視鏡室から連絡があります。
食事	・食事に制限はありません。		・朝から絶食ですが治療直前まで、水・スポーツドリンクの摂取は可能です。(お茶やコーヒーなど色のついた飲み物は避けてください)
排泄	・ご自由にトイレをご利用下さい。		・ご自由にトイレをご利用下さい。
入浴		・病棟の入浴時間はいつでも入浴ができます。	
薬	・現在飲んでいるお薬があればお申し出下さい。		・絶食中に内服していただきたいお薬がある場合には，事前に看護師が説明します。 ・インスリン注射をされている方は，看護師がインスリン量を説明します。 ・午前中に病棟で看護師が点滴の針の部分のみ留置します。
処置治療			・朝，採血(血液検査)を行う場合があります。 ・朝7時に検温を行います。
説明指導	・入院生活のオリエンテーションをいたします。 ・入院中は禁煙をお守り下さい。 ・主治医の診察と検査の説明があります。 ・患者誤認防止の為に手首にネームバンドをつけさせていただきます。 ・食事や薬剤にアレルギーがある方は入院時に看護師にお知らせ下さい。	・治療に関する説明が看護師からあります。	・内視鏡室から連絡があれば、義歯・ヘアピン・時計などの金属類は取り外し、タオル1本を持ってゆったりとした服装で5階内視鏡室へ降りて下さい。

超音波内視鏡下穿刺吸引法（EUS-FNA） 305

	病棟　　　　病室	
主治医名		印
看護師名		
患者署名		印
代理署名		続柄

20　年　月　日　大阪府立成人病センター

当日（検査後）	翌日	2日目以降（退院日）
／	／	／
・検査終了後、病室まで車椅子または寝台車で帰ります。 ・帰室後はトイレ以外はベッド上で安静です。	・朝9時以降は病棟内を自由に歩行することができます。	・病院内は自由です。
・絶食です。 ・検査終了後1時間以降より水・お茶の摂取ができます。	・朝は絶食です。 ・採血の結果および腹痛などの膵炎症状がなければ、昼から膵臓食（低脂肪食）が開始になります。	・朝から膵臓食または普通食ができます。
・トイレ歩行ができます。 ・ふらつき等があれば看護師がトイレに付き添うか部屋で尿器を使用していただきます。	・ご自由にトイレをご利用下さい。	
・安静の必要があるためシャワー・入浴ともできません。	・病棟の入浴時間はいつでもシャワー浴ができます。	・病棟の入浴時間はいつでも入浴ができます。
	・食事を摂取しても腹痛や吐き気などの症状がなければ、お昼ごろ点滴は終了となります。 ・基本的に全ての内服薬を再開していただきますが、抗凝固薬や糖尿病薬については看護師が説明いたします。	
・検査室で点滴を開始し、翌日まで行います。 ・検査終了後抗生剤投与を行います。	・朝、6時頃採血（血液検査）を行います。 ・1日3回検温を行います。	・朝7時頃に検温を行います。
・検査終了後、主治医が検査結果を簡単に説明します。	・随時、主治医が検査結果について説明します。 ・退院が決定すれば、外来予約票を1階の予約受付へもって行き、次回外来予約をお取り下さい。	

クリニカルパス

入院診療計画書

超音波内視鏡下穿刺吸引法(EUS-FNA)膵臓以外入院診療計画書

病　名　_____

症　状　_____

　　　　様　　入院期間　_____　　日間

*入院に関して何か御心配な事がありましたらお申し出下さい。
*この計画表はおよその経過をお知らせするものです。

経過	入院日〜	治療前日	当日(検査前)
月日	／　〜　／	／	／
行動範囲	・病院内は自由です。 ・病棟を離れる際は詰所に声をおかけ下さい。 ・病院外へ出られる場合には主治医の許可が必要となりますのでお申し出下さい。		・病棟を離れないで下さい。 ・検査は午後からの予定ですが、開始時間は内視鏡室から連絡があります。
食事	・食事に制限はありません。		・朝から絶食ですが治療直前まで、水・スポーツドリンクの摂取は可能です。(お茶やコーヒーなど色のついた飲み物は避けて下さい)
排泄	・ご自由にトイレをご利用下さい。		・ご自由にトイレをご利用下さい。
入浴	・病棟の入浴時間はいつでも入浴ができます。		
薬	・現在飲んでいるお薬があればお申し出下さい。		・絶食中に内服していただきたいお薬がある場合には、事前に看護師が説明します。 ・インシュリン注射をされている方は、看護師がインシュリン量を説明します。 ・午前中に病棟で看護師にて点滴に針に部分のみ留置します。
処置治療			・朝、採血(血液検査)を行う場合があります。 ・朝7時頃に検温を行います。
説明指導	・入院生活のオリエンテーションをいたします。 ・入院中は禁煙をお守り下さい。 ・主治医の診察と検査の説明があります。 ・患者誤認防止の為に手首にネームバンドをつけさせていただきます。 ・食事や薬剤にアレルギーがある方は入院時に看護師にお知らせ下さい。	・治療に関する説明が看護師からあります。	・内視鏡室から連絡があれば、義歯・ヘアピン・時計などの金属類は取り外し、タオル1本を持ってゆったりとした服装で5階内視鏡室へ降りて下さい。

超音波内視鏡下穿刺吸引法（EUS-FNA）　307

	病棟　　　　病室	
	主治医名　　　　　　　　　　　　印	
	看護師名	
	患者署名　　　　　　　　　　　　印	
	代理署名　　　　　　　　続柄	

20　年　　月　　日　大阪府立成人病センター

当日（検査後）	翌日	2日目以降（退院日）
／	／	／
・検査終了後、病室まで車椅子または寝台車で帰ります。 ・帰室後はトイレ以外はベッド上で安静です。	・朝9時以降は病棟内を自由に歩行することができます。	・病院内は自由です。
・絶食です。 ・検査終了後1時間以降より水・お茶の摂取ができます。	・朝は絶食です。 ・採血の結果および腹痛などの膵炎症状がなければ，昼から膵臓食（低脂肪食）が開始になります。	・朝から膵臓食または普通食ができます。
・トイレ歩行ができます。 ・ふらつき等があれば看護師がトイレに付き添うか部屋で尿器を使用していただきます。	・ご自由にトイレをご利用下さい。	
・安静の必要があるためシャワー・入浴ともできません。	・病棟の入浴時間はいつでもシャワー浴ができます。	・病棟の入浴時間はいつでも入浴ができます。
	・食事を摂取しても腹痛や吐き気などの症状がなければ、お昼ごろ点滴は終了となります。 ・基本的に全ての内服薬を再開していただきますが、抗凝固薬や糖尿病薬については看護師が説明いたします。 ・インシュリン注射をされている方は、看護師がインシュリン量を説明します。	
・検査室で点滴を開始し、翌日まで行います。 ・検査終了後抗生剤投与を行います。	・朝、6時頃採血（血液検査）を行います。 ・1日3回検温を行います。	・朝7時頃に検温を行います。
・検査終了後、主治医が検査結果を簡単に説明します。	・随時、主治医が検査結果について説明します。 ・退院が決定すれば、外来予約票を1階の予約受付へもって行き、次回外来予約をお取り下さい。	

クリニカルパス

膵胆管造影検査(ERCP)

入院診療計画書

膵胆管造影検査(ERCP)入院診療計画書

病　名　_____

症　状　_____

様　　入院期間　_____　日間

＊入院に関して何か御心配な事がありましたらお申し出下さい。
＊この計画表はおよその経過をお知らせするものです。

経過	入院日～	治療前日	当日(検査前)
月日	／　～　／	／	／
行動範囲	・病院内は自由です。 ・病棟を離れる際は詰所に声をおかけ下さい。 ・病院外へ出られる場合には主治医の許可が必要となりますのでお申し出下さい。		・病棟を離れないで下さい。 ・検査は午後からの予定ですが、開始時間は内視鏡室から連絡があります。
食事	・食事に制限はありません。		・朝から絶食ですが治療直前まで、水・スポーツドリンクの摂取は可能です。(お茶やコーヒーなど色のついた飲み物は避けて下さい)
排泄	・ご自由にトイレをご利用下さい。		・ご自由にトイレをご利用下さい。
入浴		・病棟の入浴時間はいつでも入浴ができます。	
薬	・現在飲んでいるお薬があればお申し出下さい。		・絶食中に内服していただきたいお薬がある場合には、事前に看護師が説明します。 ・インシュリン注射をされている方は、看護師がインシュリン量を説明します。 ・午前中に病棟で看護師が点滴の針の部分のみ留置します。
処置治療			・朝、採血(血液検査)を行う場合があります。 ・朝7時頃に検温を行います。
説明指導	・入院生活のオリエンテーションをいたします。 ・入院中は禁煙をお守り下さい。 ・主治医の診察と検査の説明があります。 ・患者誤認防止の為に手首にネームバンドをつけさせていただきます。 ・食事や薬剤にアレルギーがある方は入院時に看護師にお知らせ下さい。	・治療に関する説明が看護師からあります。	・内視鏡室から連絡があれば、義歯・ヘアピン・時計などの金属類は取り外し、タオル1本を持ってゆったりとした服装で5階内視鏡室へ降りて下さい。

膵胆管造影検査(ERCP)　309

	病棟　　　　病室	
主治医名		印
看護師名		
患者署名		印
代理署名		続柄

20　年　月　日　大阪府立成人病センター

当日(検査後)	翌日	2日目以降(退院日)
/	/	/
・検査終了後、病室まで車椅子または寝台車で帰ります。 ・帰室後はトイレ以外はベッド上で安静です。	・朝9時以降は病棟内を自由に歩行することができます。	・病院内は自由です。
・絶食です。 ・検査終了後1時間以降より水・お茶の摂取ができます。	・朝は絶食です。 ・採血の結果および腹痛などの膵炎症状がなければ、昼から膵臓食(低脂肪食)が開始になります。	・朝から膵臓食または普通食ができます。
・トイレ歩行ができます ・ふらつき等があれば看護師がトイレに付き添うか部屋で尿器を使用していただきます	・ご自由にトイレをご利用下さい。	
・安静の必要があるためシャワー・入浴ともできません。	・病棟の入浴時間はいつでもシャワー浴ができます。	・病棟の入浴時間はいつでも入浴ができます。
	・食事を摂取しても腹痛や吐き気などの症状がなければ、お昼ごろ点滴は終了となります。 ・基本的に全ての内服薬を再開していただきますが、抗凝固薬や糖尿病薬については看護師が説明いたします。 ・インシュリン注射をされている方は、看護師がインシュリン量を説明します。	
・検査室で点滴を開始し、翌日まで行います。 ・検査終了後抗生剤投与を行います。	・朝、6時頃採血(血液検査)を行います。 ・1日3回検温を行います。	・朝7時頃に検温を行います。
・検査終了後、主治医が検査結果を簡単に説明します。	・随時、主治医が検査結果について説明します。 ・退院が決定すれば、外来予約票を1階の予約受付へもって行き、次回外来予約をお取り下さい。	

クリニカルパス

オーバービュー

膵胆管造影検査(ERCP)クリニカルパス

患者名(　　　　　　　　　　　　　　　)

		入院時〜検査2日前 ／　〜　／	検査前日 ／	検査当日 ／　出診前
アウトカム	クリティカル インディケーター	・精神的・身体的に検査を受ける準備が出来る	・検査オリエンテーションが理解できる →	
	患者状態	入院目的を理解し，治療に対して同意している ─────────────→		
	生活動作（機能）	院内を自由に行動できる ─────────────→		
	知識・教育	検査の説明を受け，検査目的・方法・予定・偶発症が理解できる ・分からないことを質問できる	検査オリエンテーションを受け，検査当日から検査後の経過や偶発症が理解できる	
	合併症			
	アセスメント	・治療を行なうことに同意できている ・せん妄状態でない		絶食及び飲水制限が守れる
タスク	治療 処置	身長，体重測定（入院時） ネームバンド装着 検査の確認（心電図・レントゲン検査） バイタルサイン測定1検	同意書・問診表の確認 ネームバンドの装着確認 バイタルサイン測定1検	ネームバンドの確認 午前中に看護師にて22Gスーパーキャス留置，シュアプラグ接続しヘパリンロック（右前腕）〈朝1番のみ内視鏡室〉 バイタルサイン測定1検
	薬剤	持参薬確認 内服薬続行の確認 内服自己管理基準確認 アレルギー確認 ・抗凝固薬内服の有無確認 内服している場合は，主治医に中止の指示確認	持続点滴指示オーダー 絶食時内服薬の確認	絶食時内服確認
	検査		採血	
	清潔	入浴	入浴・洗髪	不可
	排泄	トイレ ─────────────→		
	食事	制限なし ─────────────→		絶食，検査直前まで水少量可
	安静度	院内フリー ─────────────→		
	教育・説明	・入院時オリエンテーション ・インフォームド・コンセント ・禁煙指導 ・薬剤師による薬剤指導 ・入院診療計画書説明（入院中のおよその経過について） ・絶食時の内服の有無について説明	検査前オリエンテーション	内視鏡出診時の準備について説明
	コンサルテーション	「薬剤管理指導業務」の実施 指導書提出		
	その他	転倒・転落アセスメント 日常生活自立度 栄養管理計画書		

検査当日	検査翌日	退院日
/	/	/
帰室後		
・重篤な偶発症（膵炎・胆管炎・十二指腸穿孔）を起こさず経過する	・重篤な偶発症（急性膵炎・十二指腸穿孔）をおこさず経過する ・退院の準備ができ，退院後の検査・治療方針が理解できる	→ →
発熱（37.5℃以上）がない 嘔気・嘔吐がない 治療後の絶食・安静が守れている 腹部・背部への放散痛がない	・治療後の絶食を守ることができる ・昼から食事が開始となる ・安静度の範囲内で行動できる	
トイレ以外は床上で安静にできる	9時以降は病棟内を自由に歩行できる	院内を自由に行動できる
・安静・絶食の必要性が理解でき守ることができる ・異常時知らせることができる	・退院後の検査・治療方針が理解できる ・異常症状出現時知らせることができる	→
膵炎，胆管炎 十二指腸穿孔	膵炎，胆管炎 十二指腸穿孔	→
腹痛・背部への放散痛がない 発熱（37.5℃以上）がない 嘔気・嘔吐がない	腹痛・背部への放散痛がない 食事摂取による疼痛の増強がない 発熱（37.5℃以上）がない 嘔気・嘔吐がない AMY500以下，WBC9,900以下である	→ → → →
バイタルサイン測定帰室後＋準夜帯	バイタルサイン測定2検	体温＋脈拍1検
持続点滴開始（内視鏡室にて開始．投与メニューは注射箋の内容に準じる） 内視鏡室から投与中の点滴は80mL/Hで投与して更新	絶食時内服確認 12時持続点滴抜去 昼食後から内服薬再開	
	採血（AMY, WBC, CRP）	
不可	シャワー浴	→
トイレ歩行可	トイレ	→
絶食 終了1時間後より水分摂取可	朝　絶食 AMY500以下・WBC9,900以下で腹痛など膵炎の症状なければ昼より膵臓食開始 （上記以外は主治医に指示確認する）	膵臓食
床上安静，トイレ歩行のみ可	病棟内フリー	院内フリー
安静度・絶食・水分摂取の説明 ・腹痛・嘔気出現時の対応について説明 検査結果説明（医師）	昼から食事開始の説明 嘔気・腹痛出現時の対応の説明	
転倒・転落スコア評価 日常生活自立度の評価 じょくそう診療計画書評価	転倒・転落スコアの評価 日常生活自立度の評価 退院サマリ入力 次回外来予約	

基準指示用紙

ID	【膵胆管造影検査（ERCP）クリニカルパス】 ＊指示日：20　年　月　日 ＊指示医： ＊指示受け看護師： ＊指示受け日：20　年　月　日 　　　　　　　　　　　大阪府立成人病センター

病名	□膵管拡張　□膵のう胞　□IPMN　□膵癌うたがい □胆管拡張　□胆管癌うたがい　□乳頭部癌うたがい
併存症	
入院目的	ERCP検査を行う
適応基準	上記病名
除外基準	急性膵炎，慢性膵炎増悪
退院基準	急性膵炎，胆管炎などの合併症がない
検査予定日	20　年　月　日
検査後の治療変更	□検査の結果、（　　　　　）の治療へ変更、左記パスへ移行

【基本指示】

発熱時（37.5℃以上）	①カロナール（500 mg）1包　②パラセタ坐薬　1個 ③その他（　　　　　　　　　　　　　　　　　　　）
疼痛時	①ロキソニン1T　②ボルタレン坐薬（25 mg）1個 ③ソセゴン（15 mg）1A筋肉注射（静脈内注射禁）
不眠・不安時	①常用の眠剤追加　②レンドルミンD1T ③アタラックスP（25 mg）1A＋生食50 ml　30分で点滴
便秘時	①プルゼニド1T（2Tに増量可）　②テレミン坐薬1個　③GE60 ml
嘔気時	①ナウゼリン坐薬1個 ②プリンペラン1A＋生食50 ml　30分で点滴 ③プリンペラン錠1T
高血圧時 （SBP＞180以上）	①アダラートL　20 mg　1錠 ②その他（　　　　　　　　　　　　　　　　　　　　　）
絶食時内服	□なし　□あり（　　　　　　　　　　　　　　　　　）

【退院指示】

退院日	20　年　月　日
指示者・日時（　　） 指示受け者・日時（　　）	外来予約□有□無　採血□有□無　検査予約□有□無 紹介状□有（　　通）□無　退院処方□有□無

※済はチェック　□外来予約　□採血　□検査　□紹介状　□退院処方　□ID　□残薬　□他所フィルム　□サマリ

膵胆管造影検査（ERCP）

日めくりパス（検査前日・入院日，検査当日）

患者氏名

月 日（ ）	病日 1日目			検査前日・入院日		

クリティカルインディケーター
- 精神的、身体的に検査を受ける準備ができる
- 検査オリエンテーションが理解できる

その他の担当者サイン			日勤	準夜	深夜	医師サイン
	時間		:	:	:	

観察項目：B	体温(35.0℃〜37.5℃)	℃				
	脈拍数(50〜90回／分・整)	回／分				
	血圧(収縮期血圧80 mmHg〜180 mmHg)	／				
	嘔気(無)	有・無	有・無	有・無	有・無	
	腹痛(無)	有・無	有・無	有・無	有・無	
	背部痛(無)	有・無	有・無	有・無	有・無	
	排便回数					
	食事（ ） 摂取量(5割以上摂取)	昼（ ／ ）夕（ ／ ）				
	身長	cm				
	体重	kg				

治療・処置 薬剤 検査 介入項目：A	ネームバンド装着
	持参薬確認
	絶食時内服薬の確認
	タオル1本準備
	胸部レントゲン
	心電図
	血型
	同意書の確認
	問診表の確認

機能：C	院内を自由に行動できる

言動：D	苦痛
	質問
	不安

説明 教育 指導：E	入院オリエンテーション(病棟看護師)
	検査オリエンテーション(病棟看護師)
	絶食時内服薬説明
	入院診療計画書の説明(医師)
	検査説明(医師)

知識：F	入院・検査に同意している
	病気・病態を理解している
	入院オリエンテーションの内容を理解している
	検査オリエンテーションの内容を理解している
	入院診療計画書の概要を理解している
	禁煙ができている(喫煙者)

偶発症：G	
その他 システム：H	転倒・転落アセスメント
	日常生活自立度
	リネン交換
	入院診療計画書
	栄養管理計画書

クリティカルインディケーターの達成
　　　　　出来た　　　出来ていない
　　　　　　　　　　　　　　　　医師

患者氏名

月 日（ ）	病日 日目	検査当日

クリティカルインディケーター
- 重篤な偶発症(膵炎・胆管炎・十二指腸穿孔)を起こさず経過する

その他の担当者サイン		看護師担当者サイン					医師サイン
		深夜	日勤	帰室時	準夜	深夜	
	時間	:	:	:	:	:	

観察項目：B	体温(35.0〜37.5度)	℃	℃	℃			
	脈拍数(50〜90／分・整)						
	血圧(収縮期血圧80 mmHg〜180 mmHg)	／	／	／			
	SPO₂(95%以上)			%	%		
	意識レベル(清明)						
	嘔気(無)	有・無	有・無	有・無	有・無	有・無	有・無
	嘔吐			有・無	有・無	有・無	有・無
	腹痛(鎮痛剤が有効な疼痛・無)	無効 有・無	無効 有・無	無効 有・無	無効 有・無	無効 有・無	無効 有・無
	背部痛(無)	有・無	有・無	有・無	有・無	有・無	有・無
	腹満(緊満なし)	有・無	有・無	有・無	有・無	有・無	有・無
	咽頭部痛(軽度・無)			有・軽度・無	有・軽度・無	有・軽度・無	有・軽度・無
	排便回数		回／日				
	食事(絶食)		絶食				

治療・処置 薬剤 検査 介入項目：A	絶食時内服薬（ ）確認	済□	済□		済□		
	治療後初回歩行付き添い				済□（ : ）		済□
	22Gスーパーキャス留置(右前腕)		済□				
	検査後水分摂取			可・不可			
	義歯・時計・眼鏡・ヘアピン・湿布等準備確認		済□				

機能：C	検査前：棟内を自由に行動することができる	可・不可	可・不可				
	検査後：トイレ以外は床上安静が守れる			可・不可	可・不可	可・不可	可・不可

言動：D	苦痛	有・無	有・無	有・無	有・無	有・無	有・無
	質問	有・無	有・無	有・無	有・無	有・無	有・無
	不安	有・無	有・無	有・無	有・無	有・無	有・無

説明 教育 指導：E	褥瘡予防についての説明		済□	済□			
	安静度・飲食についての説明		済□	済□			済□
	転倒・転落予防策についての説明		済□	済□			

知識：F	安静度を理解できている		可・不可	可・不可	可・不可	可・不可	可・不可
	絶食が守れている			可・不可	可・不可	可・不可	可・不可

偶発症：G	膵炎						有・無
	胆管炎						有・無
	十二指腸穿孔						有・無

その他 システム：H	転倒・転落アセスメントスコア						
	日常生活自立度						
	リネン交換						
	褥瘡診療計画書		済□				

クリティカルインディケーターの達成
　　　　　出来た　　　出来ていない
　　　　　　　　　　　　　　　　医師サイン

クリニカルパス

日めくりパス（検査後1日目，2日目以降）

検査後1日目

患者氏名

月　日（　）　病日　　日目　　検査後1日目

クリティカルインディケーター
重篤な偶発症（急性膵炎・胆管炎・十二指腸穿孔）を起こさず経過する
退院の準備ができ、退院後の検査・治療方針が理解できる

その他の担当者サイン		看護師担当者サイン				医師サイン
		深夜	日勤	準夜	深夜	
	時間	:	:	:	:	:

観察項目：B	体温（35.0～37.5度）	℃	℃			
	脈拍数（50～90／分・整）	回／分	回／分			
	血圧（収縮期血圧80 mmHg～180 mmHg）	／	／			
	嘔気（無）	有・無	有・無	有・無		有・無
	嘔吐（無）	有・無	有・無	有・無		有・無
	★腹痛（鎮痛剤が有効な疼痛・無）	無効・有・無	無効・有・無	無効・有・無		無効・有・無
	腹満（無）	有・無	有・無	有・無		有・無
	背部痛（無）	有・無	有・無	有・無		有・無
	咽頭部痛（軽度・無）	有・軽度・無	有・軽度・無	有・軽度・無		有・軽度・無
	排便回数			回／日		
	食事（膵臓食）　摂取量（5割以上）					
	★AMY（500以下）/WBC（9900以下）					

治療・処置 薬剤 検査 介入項目：A	昼より食事開始できる（★確認後）
	絶食時内服薬（　　　　　　　　）確認
	食事開始と共に内服薬再開
	持続点滴抜去（　　：　　）
	採血

機能：C	9時より病棟内歩行ができる

言動：D	苦痛
	質問
	不安

説明 教育 指導：E	9時　安静解除の説明
	安静度・飲食についての説明
	シャワー浴可能であることを説明

知識：F	指示内の安静度を守れている
	疼痛、気分不良時訴えることができる
	退院後の検査・治療の方針が理解できる

偶発症：G	膵炎
	胆管炎
	十二指腸穿孔

その他 システム：H	退院サマリ入力
	転倒・転落アセスメントスコア
	日常生活自立度
	リネン交換
	次回外来予約の確認

クリティカルインディケーターの達成
　　出来た　　　出来ていない
　　　　　　　　　　　　　　医師

検査後2日目以降

患者氏名

月　日（　）　病日　　日目　　検査後2日目以降

クリティカルインディケーター
重篤な合併症（膵炎・胆管炎）を起こさず経過できる
退院の準備ができ、退院後の検査・治療方針が理解できる

その他の担当者サイン		看護師担当者サイン				医師サイン
		深夜	日勤	準夜	深夜	
	時間	:	:	:	:	:

観察項目：B	体温（35.0～37.5度）		℃			
	脈拍数（50～90／分・整）		回／分			
	血圧（収縮期血圧80 mmHg～180 mmHg）					
	嘔気（無）	有・無	有・無	有・無	有・無	有・無
	嘔吐（無）	有・無	有・無	有・無	有・無	有・無
	腹痛（鎮痛剤が有効な疼痛・無）	無効・有・無	無効・有・無	無効・有・無		無効・有・無
	背部痛（無）	有・無	有・無	有・無	有・無	有・無
	排便回数			回／日		
	食事（　　　　）摂取量（5割以上）	朝（　／　）昼（　／　）夕（　／　）				

治療・処置 薬剤 検査 介入項目：A	

機能：C	院内を自由に行動することができる		可・不可			可・不可

言動：D	苦痛	有・無	有・無	有・無	有・無	有・無
	質問	有・無	有・無	有・無	有・無	有・無
	不安	有・無	有・無	有・無	有・無	有・無

説明 教育 指導：E	

知識：F	疼痛、気分不良時訴えることができる	可・不可	可・不可	可・不可		
	退院後の検査・治療の方針が理解できる		可・不可			

偶発症：G	膵炎					有・無
	胆管炎					有・無

その他 システム：H	転倒・転落アセスメントスコア
	日常生活自立度
	リネン交換

クリティカルインディケーターの達成
　　出来た　　　出来ていない
　　　　　　　　　　　医師サイン

索引

●備考
- 太字の頁番号(**111**)は関連情報(Ⓟ263〜)の項目を，イタリック(*222*)はワンポイントアドバイス，赤字のイタリック(*333*)はワンポイントレクチャーの記事であることを示す．
- EMR/ESD は内視鏡的粘膜切除術／内視鏡的粘膜下層剥離術を表す．

●あ

アウトカム　273
アスピリン　**264**
アセスメント　273
アゼルニジピン　**267**
アタラックス-P　147
アドレナリン　23, **269**
アナフィラキシー　5, 11, 29, 81, 93, 106, 120, 138, 152, 167, 179, 190, 196, 197, 205, 224, 234, 251
アネキセート　6, 10, 14, 28, 32, 48, 62, 81, 92, 94, 105, 137, 151, 166, 178, 191, 214, 224, 234, 249, **267**
アルゴンガス　10, 28, 80
　──の注意　**270**
　──の適応　**270**
　──の特徴　**269**
アルゴンガス用プローブ　28, 80
アルゴンプラズマ凝固法(APC)　77
アルファマット　49
暗室体験　134
暗室のセッティング　135
安心して前処置が受けられる説明の工夫
　消泡薬　**265**
　蛋白分解酵素　**265**
　鎮痙薬　**265**
安静　14, 16, 36, 53, 67, 84, 98, 112, 139, 144, 157, 169, 185, 238, 256
安静度の目安
　早期胃癌 EMR/ESD　37
　内視鏡的乳頭括約筋切開術　98
　ポリペクトミー　85
安全管理　258
アンプラーグ　**264**

●い

胃・腹腔内出血　124
イコサペント酸エチル　**264**
インジゴカルミン　23, 48, 62, 193, 195, 198, 199, 203, 206, 208, 213, 214
インジゴカルミン法　193
咽頭麻酔　11, 29, 74, 81, 93, 106, 120, 138, 147, 152, 167, 179, 190, 196, 202, 205, 224, 234, 245, 251
イントロデューサー法　115
インフォームド・コンセント　4, 42, 71, 161, 163, 189, 203, 210, 221, **268**
　消化器内視鏡　**268**
　超音波内視鏡ガイド下穿刺術　**268**

●う

ウリナスタチン　92, 101, 105, 245, 249
ウログラフィン　105, 249

●え

栄養管理の目安
　経皮内視鏡的胃瘻造設術　127
栄養剤の漏れ　128
エバデール　**264**
エピネフリン　92, 105
塩酸サルポグレラート　**264**
塩酸ジラゼプ　**264**
塩酸チクロピジン　**264**
塩酸ナロキソン　**267**
塩酸ヒドロキシジン　147
塩酸プロカイン　119
塩酸マニジピン　**267**
塩酸メキシレチン　**267**
(塩酸)リドカイン　5, 9, 11, 28, 29, 48, 62, 74, 80, 81, 92, 93, 105, 106, 118, 120, 137, 138, 151, 152, 166, 167, 178, 179, 190, 195, 196, 202, 203, 205, 214, 221, 223, 224, 229, 232, 234, 245, 249, 251, **266**
　極量　**266**
　禁忌の確認　**266**
(塩酸)リドカイン中毒　5, 11, 29, 81, 93, 106, 120, 152, 167, 179, 190, 196, 205, 224, 234, 251

●お

オーバービュー　273
　早期胃癌 EMR/ESD　278
　早期大腸癌 EMR/ESD　286
　内視鏡的逆行性膵胆管造影　310
おならを我慢するとなぜいけないのか？　*217*
オパルモン　**264**
オリエンテーション　8, 11, 24, 29, 45, 49, 63, 81, 91, 93, 104, 106, 117, 119, 133, 137, 149, 152, 164, 167, 177, 179, 196, 204, 215, 223, 231, 233, 248, 250
　説明内容　26

●か

ガスコン　5, 9, 11, 28, 29, 48, 62, 92, 105, 118, 120, 138, 151, 190, 195, 196, 202, 203, 214, 221, 223, 224, 229, 232, 233, 241, 249, **265**

カテーテル
　──の管理　128
　──の交換　128
　──の抜去　128
カプセル内視鏡検査　240
カプセル内視鏡の回収　242
カルスロット　**267**
カルブロック　**267**
看護の目標／看護のポイント
　経鼻内視鏡検査　203
　経皮内視鏡的胃瘻造設術　116, 118, 122, 125, 127
　光線力学的療法　132, 136, 140, 141
　消化管狭窄に対する拡張術　164, 166, 170, 172
　上部消化管ステント留置術　176, 178, 182, 185
　上部消化管内視鏡検査　195
　早期胃癌 EMR/ESD　24, 28, 33, 37, 38
　早期食道癌 EMR/ESD　8, 9, 15, 17, 18
　早期大腸癌 EMR/ESD　45, 48, 53, 56, 57
　大腸内視鏡検査　214
　超音波内視鏡ガイド下穿刺術　230, 232, 236, 238
　超音波内視鏡検査　222
　内視鏡的逆行性膵胆管造影　247, 248, 254, 256
　内視鏡的逆行性胆道ドレナージ／内視鏡的経鼻胆道ドレナージ　103, 105, 108, 112
　内視鏡的止血術　78, 79, 83, 85, 86
　内視鏡的静脈瘤結紮術／内視鏡的静脈瘤硬化療法　148, 151, 154, 157
　内視鏡的乳頭括約筋切開術　90, 92, 96, 97, 98
　ポリペクトミー　62
患者確認　10, 29, 49, 63, 80, 93, 106, 119, 137, 151, 166, 179, 195, 203, 214, 223, 233, 250
患者からよくある質問　25, 103, 133, 149, 164, 177, 231, 247
患者の安全　9, 27, 47, 79, 84, 91, 96, 104, 111, 118, 136, 150, 165, 172, 177, 184, 232, 248
患者の受け入れ準備　15, 33, 53, 83, 96, 108, 122, 141, 154, 170, 182, 236, 254
患者に渡す書類
　早期胃癌 EMR/ESD　25
感染　123
感染管理　260
浣腸法　64, 216

●き

義歯の除去　269
帰室後の患者の状態　83
基準指示用紙　273
　早期胃癌 EMR/ESD　280
　早期大腸癌 EMR/ESD　288
　内視鏡的逆行性膵胆管造影　312
キシロカイン　5, 9, 11, 28, 29, 48, 62, 74, 80, 81, 92, 93, 105, 106, 118, 120, 137, 138, 151, 152, 166, 167, 178, 179, 190, 195, 196, 202, 203, 205, 214, 221, 223, 224, 229, 232, 234, 245, 249, 251, **266**
　比較的安全なキシロカインビスカスの投与法　**266**
キシロカインスプレー　81
拮抗薬　14, 32, 81, 94, 191, 224, 234, **267**
　種類と使用上の注意　**267**
キャップ法　3, 21
吸引生検　235
吸引装置　73
急性膵炎　97, 110, 237, 254
　──の症状　**255**
急性胆管炎　97
狭帯域フィルター内視鏡(NBI)　5
局注　32
局注液　5, 10, 23, 28, 49, **269**
局注法　77
禁忌
　経鼻内視鏡検査　201
　経皮内視鏡的胃瘻造設術　114
　光線力学的療法　131
　小腸カプセル内視鏡検査　240
　上部消化管ステント留置術　174
　上部消化管内視鏡検査　188
　早期胃癌 EMR/ESD　20
　早期食道癌 EMR/ESD　2
　早期大腸癌 EMR/ESD　41
　大腸内視鏡検査　209
　超音波内視鏡ガイド下穿刺術　228
　超音波内視鏡検査　221
　内視鏡的逆行性膵胆管造影　243
　内視鏡的逆行性胆道ドレナージ／内視鏡的経鼻胆道ドレナージ　99
　内視鏡的静脈瘤結紮術／内視鏡的静脈瘤硬化療法　146
　内視鏡的乳頭括約筋切開術　88
　ポリペクトミー　59
金属類の除去　31, **269**

●く

偶発症
　経鼻内視鏡検査　202
　経皮内視鏡的胃瘻造設術　116, 123
　光線力学的療法　142
　消化管狭窄に対する拡張術　169, 171
　上部消化管ステント留置術　181, 183
　生検に伴う　199, 207
　早期胃癌 EMR/ESD　31, 34

早期食道癌 EMR/ESD　7, 12, 15
早期大腸癌 EMR/ESD　43, 52, 54
大腸内視鏡検査　213
超音波内視鏡ガイド下穿刺術　237
内視鏡的逆行性膵胆管造影　246, 254
内視鏡的逆行性胆道ドレナージ／内視鏡的経鼻胆道ドレナージ　102, 110
内視鏡的止血術　84
内視鏡的静脈瘤結紮術／内視鏡的静脈瘤硬化療法　148, 154, 155
内視鏡的乳頭括約筋切開術　90
内視鏡的乳頭括約筋切開術　95, 97
ポリペクトミー　61, 67
クエン酸マグネシウム　43, 62, 214
苦痛の原因　*68, 219*
クリスタルバイオレット　48, 62, 213, 214
グリセオール　5, 10, 28, 49, **269**
グリセリン　49
　──浣腸　46, 64, 216
クリップ止血法　75
クリティカルインディケーター　273
クリニカルパス
　オーバービュー
　　早期胃癌 EMR/ESD　278
　　早期大腸癌 EMR/ESD　286
　　内視鏡的逆行性膵胆管造影　310
　基準指示用紙
　　早期胃癌 EMR/ESD　280
　　早期大腸癌 EMR/ESD　288
　　内視鏡的逆行性膵胆管造影　312
　入院診療計画書
　　光線力学的療法　300, 302
　　早期胃癌 EMR/ESD　276
　　早期食道癌 EMR/ESD　274
　　早期大腸癌 EMR/ESD　284
　　超音波内視鏡ガイド下穿刺術　304, 306
　　内視鏡的逆行性膵胆管造影　308
　　内視鏡的逆行性胆道ドレナージ／内視鏡的経鼻胆道ドレナージ　296, 298
　　内視鏡的止血術　292
　　内視鏡的乳頭括約筋切開術　294
　日めくりパス
　　早期胃癌 EMR/ESD　281
　　早期大腸癌 EMR/ESD　289
　　内視鏡的逆行性膵胆管造影　313
グルカゴン　6, 10, 11, 28, 30, 43, 48, 50, 62, 65, 80, 81, 92, 105, 119, 120, 131, 137, 138, 151, 152, 166, 178, 190, 195, 197, 203, 205, 209, 212, 214, 217, 221, 223, 224, 229, 232, 234, 249, 251, **265**
グルカゴンG・ノボ　6, 10, 11, 28, 30, 48, 50, 62, 65, 80, 81, 92, 105, 119, 120, 131, 137, 138, 151, 152, 166, 178, 190, 195, 197, 203, 205, 209, 212, 214, 217, 221, 223, 224, 229, 232, 234, 249, 251, **265**

●け

蛍光法　192, **271**
継続看護のポイント　19, 39, 58, 113, 145, 158, 173, 186, 239, 256
経皮経肝胆道ドレナージ術(PTCD, PTBD)　99
経皮経管胆嚢ドレナージ術(PTGBD)　99
経鼻内視鏡検査　201
　──の短所　*204*
　──の長所　*204*
経皮内視鏡的胃瘻造設術(PEG)　114
　栄養管理の目安　127
　自己管理チェック表　128
　PEGからの栄養管理開始までの看護　125
　PEGからの栄養管理確立から退院までの看護　127
　PEGからの栄養剤の注入　126
　PEG周囲のスキンケア　125
下剤　46, 64, 216
血管内投与法　**271**
検査食　63, 216
検査直後から食事開始までの看護
　超音波内視鏡ガイド下穿刺術　236
　内視鏡的逆行性膵胆管造影　254
検査前(入院時から検査まで)の看護
　超音波内視鏡ガイド下穿刺術　230
　内視鏡的逆行性膵胆管造影　247
検体採取の介助　235
検体の取り扱い　258

●こ

抗凝固薬・抗血小板薬　258
　休薬期間　**264**
　作用持続時間　**264**
　内服中止　8, 27, 43, 46, 60, 91, 104, 117, 135, 147, 150, 165, 177, 190, 202, 211, 231, 248
　内服の確認　**264**
　内服の中止・再開の基準　**264**
口腔ケア　129
高周波凝固法　76
高周波スネア　23, 60
　──の種類　**269**
高周波ナイフ　23
　──の種類　**268**
高周波(発生)装置　5, 23, 60, 73
硬性ブジー法　160
光線過敏症　142
光線力学的療法　130
高張液　**269**
高張ナトリウムエピネフリン液局注法　77
声かけ　51, 66, 82, 194, 213, 217, 235
誤嚥防止　36, 121, 199, 207, 225
呼吸状態悪化の要因　*13, 31*
呼吸法　212

索引

コメリアン　264
コントラスト法　192, **271**

● さ

サアミオン　**264**
再出血　84
細胞診　235
　　——の介助　252, 253
擦過細胞診の介助　253

● し

ジアゼパム　147
色素検査法　192, 213
色素散布の介助　198, 206, 218
　散布の仕方　*198*
　病変のみに散布する場合　*198*
色素内視鏡（検査法）　4, **271**
自己拡張型金属ステント(SEMS)　159, 174
ジゴキシン　**267**
自己抜去
　経皮内視鏡的胃瘻造設術　124
自然抜去
　内視鏡的逆行性胆道ドレナージ／内視鏡的経鼻胆道ドレナージ　111
ジソピラミド　**267**
室内照明の調節　145
ジピリダモール　**264**
ジメチコン　5, 9, 11, 28, 29, 48, 62, 92, 105, 118, 120, 138, 151, 190, 195, 196, 202, 203, 214, 221, 223, 224, 229, 232, 233, 241, 249, **265**
遮光介助　145
臭化ブチルスコポラミン　6, 10, 11, 28, 30, 43, 48, 49, 62, 65, 80, 81, 92, 105, 119, 120, 131, 137, 138, 147, 151, 152, 166, 178, 190, 195, 197, 203, 205, 209, 212, 214, 217, 221, 223, 224, 229, 232, 234, 249, 251, **265**
　禁忌の確認　**265**
十二指腸内視鏡　243
酒石酸イフェンプロジル　**264**
出血　34, 43, 52, 55, 61, 67, 95, 97, 143, 169, 171, 181, 183, 237
出血予防　207
術後出血　7
純エタノール局注法　77
消化管拡張術　159
消化管狭窄に対する拡張術　159
硝酸イソソルビド　12, 30, 59, 121, 153, 168, 180
硝酸ナファゾリン　202, 203, 205
小腸カプセル内視鏡検査　240
　カプセル内視鏡の回収　242
　検査中患者が院外に出る場合　*241*
　データレコーダセットの取り外し　242
照度の設定・確認　140
上部消化管ステント留置術　174

上部消化管内視鏡検査　188
情報の伝達　14, 53, 82, 95, 108, 122, 139, 154, 182, 235, 253
消泡薬　5, 11, 29, 120, 138, 190, 196, 202, 224, 233, **265**
　安心して前処置が受けられる説明の工夫　265
食事開始から治療後3日目までの看護
　早期胃癌 EMR/ESD　37
　早期食道癌 EMR/ESD　17
　早期大腸癌 EMR/ESD　56
食事開始後から退院までの看護
　消化管狭窄に対する拡張術　172
　上部消化管ステント留置術　185
　超音波内視鏡ガイド下穿刺術　238
　内視鏡的逆行性膵胆管造影　256
　内視鏡的逆行性胆道ドレナージ／内視鏡的経鼻胆道ドレナージ　112
　内視鏡的止血術　85
　内視鏡的静脈瘤結紮術／内視鏡的静脈瘤硬化療法　157
　内視鏡的乳頭括約筋切開術　97
食事の形態　17, 37, 56, 85
食道潰瘍　182
食道狭窄　7
食道静脈瘤　146
食道穿孔　7
食道粘膜癌　2
処置具の受け渡し　14, 32, 51
シロスタゾール　**264**
診断
　内視鏡的止血術　71

● す

膵液細胞診の介助　252
スコープ
　——の特徴　270
　——の名称の意味　270
スタンダードプリコーション　260
ステントの併存期間の目安　*113*
スポルディングの分類　260
　——と内視鏡機器の処理法　260
スポンジ枕　94, 107, 252

● せ

生活面での援助　91
生活面での指導　136
生活面での準備　9, 27, 48, 118, 165, 178
清潔　16, 37, 85, 91, 98, 150, 165, 178
生検鉗子
　——の種類　270
生検の仕方　270
生検法　193
生理食塩液　269
セクレチン　105, 249
絶飲・絶食　27, 92, 96, 105, 150, 165, 178, 232, 248
絶食時も内服を続ける薬剤　**267**

セデーション　6, 12, 50, 65, 115, 120, 138, 152, 167, 180, 191, 197, 224, 234, 251, **266**
全身管理　258
セルシン　147
セレネース　6, 30, 48, 62, 74, 92, 105, 137, 166, 178, 214, 249, **266**
セロクラール　**264**
穿孔　15, 35, 44, 52, 55, 61, 67, 111, 143, 156, 169, 172, 181, 184, 237, 255
　——が起こったら　*56*
洗浄・消毒の実際　260
染色法　192, **271**
全身状態の把握　8, 12, 14, 15, 24, 30, 32, 33, 45, 50, 52, 53, 65, 67, 69, 78, 81, 82, 83, 90, 94, 95, 96, 103, 107, 108, 109, 116, 120, 122, 132, 138, 139, 141, 148, 152, 154, 155, 164, 168, 169, 171, 176, 180, 182, 183, 197, 199, 205, 207, 217, 219, 225, 230, 234, 235, 236, 247, 251, 253, 254
先端キャップ（フード）　23
先端透明フード　73
センナ　46, 64, 211
せん妄　*134*, 143

● そ

造影検査の運用方法　250
早期胃癌内視鏡的粘膜下層剥離術(ESD)　20
早期胃癌内視鏡的粘膜切除術(EMR)　20
早期食道癌内視鏡的粘膜下層剥離術(ESD)　2
早期食道癌内視鏡的粘膜切除術(EMR)　2
早期大腸癌内視鏡的粘膜下層剥離術(ESD)　40
早期大腸癌内視鏡的粘膜切除術(EMR)　40

● た

体圧分散マット　94, 107, 252
体位の工夫　13, 31, 82, 94, 107, 121, 139, 153, 168, 180, 197, 206, 225, 234, 252
体位変換　212
　——の介助　52, 66, 218, **272**
退院指導
　光線力学的療法　144
　消化管狭窄に対する拡張術　173
　上部消化管ステント留置術　185
　早期胃癌 EMR/ESD　38
　早期食道癌 EMR/ESD　18
　早期大腸癌 EMR/ESD　57
　超音波内視鏡ガイド下穿刺術　239
　内視鏡的逆行性膵胆管造影　256
　内視鏡的逆行性胆道ドレナージ／内視鏡的経鼻胆道ドレナージ　113

内視鏡的止血術　86
　　内視鏡的静脈瘤結紮術／内視鏡的静脈瘤
　　　硬化療法　158
　　内視鏡的乳頭括約筋切開術　98
退院準備期の看護
　　消化管狭窄に対する拡張術　173
　　上部消化管ステント留置術　185
　　内視鏡的止血術　86
　　内視鏡的静脈瘤結紮術／内視鏡的静脈瘤
　　　硬化療法　158
　　内視鏡的乳頭括約筋切開術　98
退院パンフレット
　　経皮内視鏡的胃瘻造設術　117
　　光線力学的療法　144
　　早期胃癌 EMR/ESD　38
　　早期大腸癌 EMR/ESD　57
対極板　10, 11, 14, 28, 31, 51, 52, 61, 66, 67, 80, 93
大腸癌　40
大腸腺腫　40
大腸内視鏡検査　209
ダイレクト法　115
タスク　273
多臓器疾患の確認　42, 210
脱気水　**223**
タッチング　13, 31, 51, 65, 82, 94, 121, 139, 153, 169, 181, 198, 206, 217, 225, 235, 252
胆管炎　110
胆管狭窄　97
炭酸ガス送気　51
単純細胞診の介助　252
蛋白分解酵素　5, 11, 29, 120, 138, 190, 196, 224, 233
　　安心して前処置が受けられる説明の工夫　**265**
蛋白分解酵素阻害薬　101, 245

● ち
チオ硫酸ナトリウム　10, 193, 198, 206
超音波内視鏡ガイド下穿刺術(EUS-FNA)　227
超音波内視鏡検査(EUS)　220
腸管洗浄　42, 46, 211
　　──時の留意点　*47*
　　なぜ，──を徹底的にするのか？　*47*
腸管洗浄液　46, 64, 216
腸管洗浄法
　　比較　**271**
直視下生検の介助　198, 206, 218, 253
治療後3日目～退院までの看護：退院準備
　　早期胃癌 EMR/ESD　38
　　早期食道癌 EMR/ESD　18
　　早期大腸癌 EMR/ESD　57
治療後の安静度
　　上部消化管ステント留置術　185
　　内視鏡的静脈瘤結紮術／内視鏡的静脈瘤
　　　硬化療法　157
治療室の環境管理のポイント　*10, 32*

治療直後から経腸栄養開始までの看護　122
治療直後から食事開始までの看護
　　消化管狭窄に対する拡張術　170
　　上部消化管ステント留置術　182
　　早期胃癌 EMR/ESD　33
　　早期食道癌 EMR/ESD　15
　　早期大腸癌 EMR/ESD　53
　　内視鏡的逆行性胆道ドレナージ／内視鏡
　　　的経鼻胆道ドレナージ　108
　　内視鏡的止血術　83
　　内視鏡的静脈瘤結紮術／内視鏡的静脈瘤
　　　硬化療法　154
　　内視鏡的乳頭括約筋切開術　96
治療前(入院から治療まで)の看護
　　経皮内視鏡的胃瘻造設術　116
　　光線力学的療法　132
　　早期胃癌 EMR/ESD　24
　　早期食道癌 EMR/ESD　8
　　早期大腸癌 EMR/ESD　45
　　内視鏡的逆行性胆道ドレナージ／内視鏡
　　　的経鼻胆道ドレナージ　103
　　内視鏡的止血術　78
　　内視鏡的静脈瘤結紮術／内視鏡的静脈瘤
　　　硬化療法　148
　　内視鏡的乳頭括約筋切開術　90
　　消化管狭窄に対する拡張術　164
　　上部消化管ステント留置術　176
鎮痙薬　6, 11, 30, 43, 49, 65, 81, 120, 138, 147, 152, 190, 197, 205, 212, 217, 224, 234, 251, **265**
　　安心して前処置が受けられる説明の工夫　**265**
鎮静薬　30, 43, 74, 81, 94, 107, 120, 138, 167, 180, **266**
　　使用患者の帰宅条件評価基準　**267**
　　拮抗薬　**267**
鎮痛薬　30, 43, 81, 94, 107, 120, 138, 167, 180, **266**
　　使用患者の帰宅条件評価基準　**267**

● て
データレコーダセットの取り外し　242
適応
　　経鼻内視鏡検査　201
　　経皮内視鏡的胃瘻造設術　114
　　光線力学的療法　131
　　消化管狭窄に対する拡張術　159
　　小腸カプセル内視鏡検査　240
　　上部消化管ステント留置術　174
　　上部消化管内視鏡検査　188
　　早期胃癌 EMR/ESD　20
　　早期食道癌 EMR/ESD　2
　　早期大腸癌 EMR/ESD　40
　　大腸内視鏡検査　209
　　超音波内視鏡ガイド下穿刺術　227
　　超音波内視鏡検査　220
　　内視鏡的逆行性膵胆管造影　243
　　内視鏡的逆行性胆道ドレナージ／内視鏡

　　　的経鼻胆道ドレナージ　99
　　内視鏡的静脈瘤結紮術／内視鏡的静脈瘤
　　　硬化療法　146
　　内視鏡的乳頭括約筋切開術　88
　　ポリペクトミー　59
適応外
　　消化管狭窄に対する拡張術　159
滴下不良　128
手順
　　経鼻内視鏡検査　201
　　経皮内視鏡的胃瘻造設術　115
　　光線力学的療法　131
　　消化管狭窄に対する拡張術
　　　下部消化管　162
　　　上部消化管　160
　　小腸カプセル内視鏡検査　241
　　上部消化管ステント留置術　175
　　上部消化管内視鏡検査　188
　　早期胃癌 EMR/ESD　21
　　早期食道癌 EMR/ESD　3
　　早期大腸癌 EMR/ESD　42
　　大腸内視鏡検査　209
　　超音波内視鏡ガイド下穿刺術　228
　　超音波内視鏡検査　221
　　内視鏡的逆行性膵胆管造影　244
　　内視鏡的逆行性胆道ドレナージ／内視鏡
　　　的経鼻胆道ドレナージ　99
　　内視鏡的静脈瘤結紮術／内視鏡的静脈瘤
　　　硬化療法　146
　　内視鏡的乳頭括約筋切開術　88
ポリペクトミー　59
デトキソール　10, 193, 198, 206
デバイスの管理　66
転倒・転落　136
　　──の可能性　259
　　──の防止　16, 36, 96, 111, 121, 124, 139, 144, 153, 156, 169, 172, 181, 184, 235
転倒・転落アセスメントスコア　26
点墨　218
転落(の)防止　13, 31, 197, 225

● と
同意書の確認　11, 29, 49, 63, 81, 93, 106, 119, 137, 152, 167, 179, 196, 204, 215, 223, 233, 250
同一体位による皮膚損傷　259
同意の確認　8, 24, 45, 79, 91, 104, 116, 132, 149, 164, 177, 231, 247
等張マグコロールＰ法　43, **271**
疼痛　155, 171, 183
吐下血　15, 156
トラビジル　**264**
ドルナー　**264**
ドルミカム　6, 10, 12, 28, 30, 43, 48, 50, 59, 62, 74, 80, 81, 88, 92, 94, 105, 107, 115, 119, 121, 131, 137, 151, 152, 153, 166, 168, 178, 180, 191, 195, 197, 214, 222, 223, 224, 229, 232, 234, 245, 249,

● な

内視鏡室での看護
　経鼻内視鏡検査　203
　経皮内視鏡的胃瘻造設術　118
　光線力学的療法　136
　消化管狭窄に対する拡張術　166
　上部消化管ステント留置術　178
　上部消化管内視鏡検査　195
　早期胃癌 EMR/ESD　28
　早期食道癌 EMR/ESD　9
　早期大腸癌 EMR/ESD　48
　大腸内視鏡検査　214
　超音波内視鏡ガイド下穿刺術　232
　超音波内視鏡検査　222
　内視鏡的逆行性膵胆管造影　248
　内視鏡的逆行性胆道ドレナージ／内視鏡
　　的経鼻胆道ドレナージ　105
　内視鏡的止血術　79
　内視鏡的静脈瘤結紮術／内視鏡的静脈瘤
　　硬化療法　151
　内視鏡的乳頭括約筋切開術　92
　ポリペクトミー　62
内視鏡室の環境整備　262
内視鏡的拡張術　159
内視鏡的逆行性膵胆管造影（ERCP）
　　243
内視鏡的逆行性胆道ドレナージ（ERBD）
　　99, 100
内視鏡的経鼻胆道ドレナージ（ENBD）
　　99, 101
内視鏡的止血術　69
　──の種類　75
　止血術の際の注意するポイント　72
内視鏡的静脈瘤結紮術（EVL）　146
　以下の場合は EVL 不適応　149
内視鏡的静脈瘤硬化療法（EIS）　146
内視鏡的乳頭括約筋切開術（EST）　88
内視鏡的粘膜下層剥離術（ESD）
　早期胃癌　20
　早期食道癌　2
　早期大腸癌　40
内視鏡的粘膜切除術（EMR）
　早期胃癌　20
　早期食道癌　2
　早期大腸癌　40
内視鏡の基本構成　261
内視鏡の内部管路構成　261
ナロキソン　6

● に

ニカルジピン塩酸塩　12, 30, 59, 121,
　　153, 168, 180
ニセルゴリン　264
日常生活動作　26
ニフレック　46, 62, 64, 214, 216,
　　251, 266
ドレナージチューブの管理　112

入院時の患者の心理　247
入院診療計画書　273
　光線力学的療法　300, 302
　早期胃癌 EMR/ESD　276
　早期食道癌 EMR/ESD　274
　早期大腸癌 EMR/ESD　284
　超音波内視鏡ガイド下穿刺術　304, 306
　内視鏡的逆行性膵胆管造影　308
　内視鏡的逆行性胆道ドレナージ／内視鏡
　　的経鼻胆道ドレナージ　296, 298
　内視鏡的止血術　292
　内視鏡的乳頭括約筋切開術　294

● ね

熱傷　259
粘膜下層剥離法　4

● の

ノルバスク　267

● は

バイアスピリン　264
排泄　85
バナルジン　264
パピロトミーナイフとは　93
バリアンス　273
バルーン拡張法　160
ハロペリドール　6, 12, 30, 48, 62, 74, 92,
　　105, 137, 166, 178, 214, 249, 266
　追加するタイミング　266
反応法　192, 271
パンフレット
　光線力学的療法　133
　大腸内視鏡検査　215

● ひ

ヒアルロン酸ナトリウム　5, 49, 269
ピオクタニン　48, 62, 213, 214
比較的安全なキシロカインビスカスの投
　　与法　266
鼻腔粘膜の拡張　205
鼻腔麻酔　205
ビジクリア　212
鼻出血　202
　──予防　205
必要物品
　経鼻内視鏡検査　203
　経皮内視鏡的胃瘻造設術　118
　光線力学的療法　134, 137
　消化管狭窄に対する拡張術　166
　上部消化管ステント留置術　178
　上部消化管内視鏡検査　195
　早期胃癌 EMR/ESD　28
　早期食道癌 EMR/ESD　9
　早期大腸癌 EMR/ESD　48
　大腸内視鏡検査　214

超音波内視鏡ガイド下穿刺術　232
超音波内視鏡検査　223
内視鏡的逆行性膵胆管造影　249
内視鏡的逆行性胆道ドレナージ／内視鏡
　的経鼻胆道ドレナージ　105
内視鏡的止血術　80
内視鏡的静脈瘤結紮術／内視鏡的静脈瘤
　硬化療法　151
内視鏡的乳頭括約筋切開術　92
ポリペクトミー　62
夜間緊急内視鏡　74
皮膚損傷
　同一体位による──　259
日めくりパス　273
　早期胃癌 EMR/ESD　281
　早期大腸癌 EMR/ESD　289
　内視鏡的逆行性膵胆管造影　313
日焼け止めクリーム　135
病棟看護師と情報を共有　26

● ふ

フォトフリン注射　140
フォトフリン注射日からレーザー照射日
　までの看護　140
フォトフリン注射日からレーザー照射日
　までの流れ　14
複合ヨードグリセリン　193, 195, 203
腹壁圧迫の介助　52, 66, 218
フサン　92, 101, 105, 245, 249
ブスコパン　6, 10, 11, 30, 48, 49, 62, 65,
　80, 81, 92, 105, 119, 120, 131, 137, 138,
　147, 151, 152, 166, 178, 190, 195, 197,
　203, 205, 209, 212, 214, 217, 221, 223,
　224, 229, 232, 234, 249, 251, 265
プラビックス　264
フランドルテープ　12, 30, 59, 121, 153,
　168, 180
プリビナ　202, 203, 205
フルクトース　49
フルマゼニル　10, 14, 28, 32, 48, 62, 92,
　94, 105, 137, 151, 166, 178, 191, 214,
　224, 232, 234, 249, 267
プレタール　264
プロトンポンプ阻害薬（PPI）　27, 77
プロナーゼ　5, 9, 11, 28, 29, 118, 120,
　138, 151, 190, 195, 196, 203, 224, 233,
　265
プロナーゼ MS　5, 9, 11, 28, 29, 118,
　120, 138, 151, 190, 195, 196, 203, 224,
　233, 265

● へ

閉塞性黄疸　99
併用法　192
ベシル酸アムロジピン　267
ベッド周囲の環境整備　36, 156, 172,
　184
ベラプロストナトリウム　264

ペルサンチン　264
ペルジピン　12, 30, 59, 121, 153, 168, 180
ペンタジン　6, 12, 28, 30, 43, 48, 59, 62, 74, 80, 81, 88, 94, 105, 107, 115, 121, 131, 137, 147, 151, 153, 166, 168, 178, 180, 232, 245, 249, 251, 266
ペンタゾシン　6, 12, 28, 30, 43, 48, 59, 62, 74, 80, 81, 88, 94, 105, 107, 115, 121, 131, 137, 147, 151, 153, 166, 168, 178, 180, 232, 245, 249, 251, 266
　追加するタイミング　266
便の性状表　47, 64, 216

●ほ

保温　51, 66, 217
ボスミン　23, 49, 92, 105, **269**
ポリペクトミー　59

●ま

マーキングクリップ　218
マグコロールＰ　43, 46, 62, 64, 211, 214, 216
麻薬の内服確認　266

●み

ミダゾラム　6, 10, 12, 28, 30, 43, 48, 50, 59, 62, 74, 80, 81, 88, 92, 94, 105, 107, 115, 119, 121, 131, 137, 151, 152, 153, 166, 168, 178, 180, 191, 195, 197, 214, 222, 223, 224, 229, 232, 234, 245, 249, 251, **266**
ミラクリッド　92, 101, 105, 245, 249

●む

ムコアップ　5, 10, 28, 49, **269**

●め

メキシチール　267
メシル酸ガベキサート　92, 101, 105, 245, 249
メシル酸ナファモスタット　92, 101, 105, 245, 249

●も

申し送り　15, 33, 53, 83, 96, 109, 122, 141, 155, 171, 183, 236, 254
モニタリング　6, 12, 43, 50, 65, 115, 120, 138, 152, 180, 191, 197, 212, 224, 234, 245, 251
問診表
　大腸内視鏡検査　210

●や

夜間緊急内視鏡用の必要物品　74
薬剤禁忌　258
　（塩酸）リドカイン　266
　臭化ブチルスコポラミン　265
薬剤散布法　77

●よ

用手圧迫　212
　——が有効な部位と状況　272
ヨーデルＳ　46, 64, 211, 216
ヨード　198, 200, 206, 208
　——の使用量を少なくするひと工夫　198
ヨード染色　4
ヨード染色法　2
ヨード法　193
抑制帯　252

●り

リカバリールームからの退出基準　267
リスモダン　267
リマプロストアルファデクス　264
硫酸クロピドグレル　264
留置スネア　60
リラクゼーション　169, 181
リン酸二水素ナトリウム　212

●れ

レーザー照射日から退院までの看護　141
レーザー内視鏡治療　130
レントゲン被爆　252
　——を避けるために　272

●ろ

瘻孔周囲炎　124
瘻孔の清潔管理　127
ロコルナール　264

●わ

ワーファリン　264
ワンポイントアドバイス
　Ｍチューブを鼻で固定する時のポイント　36
　帰室後の患者の状態　83
　急性膵炎の症状　255
　検査中患者が院外に出る場合　241
　治療室の環境管理のポイント　10, 32
　なぜ，腸管洗浄を徹底的にするのか？　47
　入院時の患者の心理　247
　パピロトミーナイフとは　93
　ヨードの使用量を少なくするひと工夫　198
ワンポイントレクチャー
　以下の場合はEVL不適応　149
　おならを我慢するとなぜいけないのか？　217
　苦痛の原因　68, 219
　経鼻内視鏡の短所　204
　経鼻内視鏡の長所　204
　呼吸状態悪化の要因　13, 31
　散布の仕方　198
　ステントの併存期間の目安　113
　穿孔が起こったら　56
　せん妄　134
　腸管洗浄時の留意点　47
　病変のみに散布する場合　198
　フォトフリン注射日からレーザー照射日までの流れ　140
ワルファリンカリウム　264

●欧文・その他

２チャンネル法　3, 21
ADL（activities of daily living）　26
APC（argon plasma coagulation）　77
APCプローブ　10

EIS（endoscopic injection sclerotherapy）　146
EMR（endoscopic mucosal resection）　2, 20, 21, 40, 42, **268**
EMRC（endoscopic mucosal resection with cap-fitted panendoscope）　3
EMRC法　21
ENBD（endoscopic nasal biliary drainage）　99, 101
ERBD（endoscopic retrograde biliary drainage）　99, 100
ERCP（endoscopic retrograde cholangiopancreatography）　243
ESD（endoscopic submucosal dissection）　2, 4, 20, 22, 40, 42, **268**
ESD用ナイフ　5
EST（endoscopic sphincterotomy）　88
EUS（endoscopic ultrasonography）　220
EUS-FNA（EUS-guided fine needle aspiration）　227
EVL（endoscopic variceal ligation）　146
　以下の場合はEVL不適応　149

Forrest分類　71
FOY　92, 101, 105, 245, 249

Golytely 液　62, 214
Golytely 法　43, **271**

HSE(hypertonic saline-epinephrine)局注法　77

KY ゼリー　48, 62, 92, 105, 137, 151, 166, 178, 214, 249

M チューブを鼻で固定する時のポイント　*36*

NBI(narrow band imaging)　5
NSAIDs(nonsteroidal anti-inflammatory drugs)　155, 171, 183, 237

OTW(over-the-wire)バルーン拡張　162

PDT(photodynamic therapy)　130
PEG(percutaneous endoscopic gastrostomy)　114
　──からの栄養管理開始までの看護　125
　──からの栄養管理確立から退院までの看護　127
　──からの栄養剤の注入　126
　──周囲のスキンケア　125
pit pattern 診断　40

PPI(proton pump inhibitor)　27, 39, 77
PTBD(percutaneous transhepatic biliary drainage)　99
PTCD(percutaneous transhepatic cholangio-drainage)　99
PTGBD(percutaneous transhepatic gallbladder drainage)　99

SEMS(self-expandable metallic stent)　159, 174
Strip Biopsy　3

TTS(through-the-scope)バルーン拡張　162

手にとるように流れがつかめる！消化器内視鏡看護
検査・治療の開始前から終了・退院まで

2011年8月15日　第1版第1刷 ©
2016年5月25日　第1版第5刷

監　修	竜田正晴	TATSUTA, Masaharu
	若林榮子	WAKABAYASHI, Eiko
	戸根妙子	TONE, Taeko
発行者	宇山閑文	
発行所	株式会社金芳堂	
	〒606-8425 京都市左京区鹿ケ谷西寺ノ前町34番地	
	振替　01030-1-15605	
	電話　075-751-1111(代)	
	http://www.kinpodo-pub.co.jp/	
組　版	山口美徳	
印　刷	亜細亜印刷株式会社	
製　本	新日本製本株式会社	

落丁・乱丁本は直接小社へお送りください．お取替え致します．

Printed in Japan
ISBN978-4-7653-1494-7

JCOPY <(社)出版者著作権管理機構 委託出版物>
本書の無断複写は著作権法上での例外を除き禁じられています．複写される場合は，そのつど事前に，(社)出版者著作権管理機構(電話 03-3513-6969, FAX 03-3513-6979, e-mail: info@jcopy.or.jp)の許諾を得てください．

●本書のコピー，スキャン，デジタル化等の無断複製は著作権法上での例外を除き禁じられています．本書を代行業者等の第三者に依頼してスキャンやデジタル化することは，たとえ個人や家庭内の利用でも著作権法違反です．